U0291111

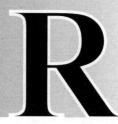

# 睡眠研究丛书
## SLEEP RESEARCH SERIES

# 中国睡眠研究报告
ANNUAL SLEEP REPORT OF CHINA 2022

## 2022

喜临门睡眠研究院　主编

王俊秀　张衍　刘洋洋　等／著

社会科学文献出版社
SOCIAL SCIENCES ACADEMIC PRESS (CHINA)

# "睡眠研究丛书" 指导委员会

# 编辑委员会

# 目　录

# IV 附录

# I

# 社会变迁与睡眠质量

# 2021 年中国睡眠指数报告

**摘　要：**本研究的睡眠指数包括主体指标和客体指标两部分；前者包括睡眠质量、睡眠信念和行为，后者包括睡眠环境，即与睡眠相关的社会环境、家庭环境和居住环境。本研究数据来自中国社会科学院社会学研究所于 2021 年 11 月进行的中国居民睡眠状况线上调查，调查样本量为 6037。研究发现，2021 年民众睡眠指数为 64.78 分（百分制），其中睡眠质量指标得分为 71.51 分，睡眠环境指标得分为 68.54 分，睡眠信念和行为指标得分为 54.73 分。民众每天平均睡眠时长为 7.06 小时，64.75% 的被调查者每天实际睡眠时长不足 8 个小时，超过 8 个小时的被调查者比例仅为 7.97%。影响睡眠时长的因素分别是：看手机或上网导致睡眠拖延，工作或学习时长挤占了睡眠时间，以及失眠等睡眠障碍。研究还发现，睡眠指数及其三个一级指标能显著正向预测样本总体心理健康水平，在一定程度上也能显著预测社会心态的一些指标，如社会公平感、社会信任、流动感知和地位焦虑。

**关键词：**睡眠指数　睡眠质量　睡眠环境　睡眠信念和行为　心理健康

## 一　睡眠与社会发展

睡眠是每个人日常生活中的一部分，中国人把日常生活概括为"吃喝拉撒睡"，强调的是其平常性，似乎并未强调睡眠在生活中的重要性。在传统社会中睡眠没有成为一个突出的问题，人们"日出而作，日落而息"。但是，在现代社会，睡眠却成为一个重要的问题，不仅是关乎个人身心健康的问题，而且是一个社会问题。

人们常说，人的一生中有 1/3 的时间是在睡眠中度过的，但是越来越多的数据显示，人们的平均睡眠时间在减少。英国睡眠协会的数据显示，当代人比 20 世纪 50 年代的人每天平均少睡 1~2 小时（利特尔黑尔斯，2020：7）。如今北美成年人每晚平均睡眠时间约为 6.5 小时，上一代人是 8 小时，20 世纪初的人则是 10 小时（克拉里，2021：18）。2013 年美国国家睡眠基金会在 6 个国家进行了睡眠调查，调查显示，在工作日时美国成年人每晚平均睡眠时间为 6 小时 31 分钟，日本成年人为 6 小时 22 分钟，英国成年人为 6 小时 49 分钟。53% 的美国人、39% 的英国人、66% 的日本人、30% 的加拿大人、29% 的墨西哥人、36% 的德国人睡眠时间少于 7 小时。[①] 在所有发达国家，有 2/3 的成年人每晚平均睡眠时间少于世界卫生组织倡导的 8 小时（沃克，2021：1）。整体而言，中国居民每天平均睡眠时长是在逐渐缩短的。课题组对中国家庭追踪调查（China Family Panel Studies，CFPS）数据进行分析发现，2010 年、2014 年、2016 年和 2018 年中国居民的每天平均睡眠时长分别为 8.25、7.78、7.69 和 7.61 小时，睡眠时长逐年缩短。另一方面，中国居民的睡眠质量在不断下降。调查中受访者认为自己"几乎没有"睡眠不好情况的比例在逐年下降，从 2012 年的 51.89% 下降到 2018 年的 45.80%；而"经常有"和"大多时候有"睡眠不好情况的比例均呈现上升趋势，"经常有"睡眠不好情况的比例从 2012 年的 11.09% 上升至 2018 年的 13.88%，而"大多时候有"睡眠不好情况的比例则从 2012 年的 5.17% 上升到 2018 年的 8.62%。睡眠质量问题自评均值已经从 2012 年的 1.69 增加至 2018 年的 1.85（见本书刘洋洋《中国居民睡眠状况的变化（2010～2018 年）》一文）。

已有研究提到导致睡眠时间减少的原因很多，有生理上的原因，有生活习惯改变的原因，也有社会的原因。失眠等睡眠障碍越来越成为常见的问题，咖啡、灯光及 iPad 和手机等电子产品的使用改变了睡眠的生理机能（沃克，2021：325），手机依赖、网络依赖变得越来越普遍，改变了人们的生活节奏，人们的睡眠时间被压缩。克拉里（2021：16）批判了当代社会的 24/7 体制（每周 7 天、每天 24 小时），这一体制导致人们越来越没有睡眠的

---

① "2013 International Bedroom Poll"，https://www.sleepfoundation.org/professionals/sleep-american-polls/2013-international-bedroom-poll.

时间，睡眠不再是必要的和必然的事情。

越来越多的人认识到睡眠问题的严重性，因为越来越多的研究发现睡眠与健康之间关系密切。每晚的规律睡眠时间少于 6～7 小时可能破坏人的免疫系统，使人罹患癌症的风险增加 1 倍以上；睡眠障碍会加剧抑郁、焦虑和自杀倾向等精神疾病病症，睡眠不足甚至会导致体重增加。世界卫生组织指出，在工业国家睡眠不足已经成为一种流行病，睡眠、饮食和运动被认为是健康的三要素，而睡眠是这三个要素中最重要的（沃克，2021：1）。因此，从个体角度看，睡眠质量是个人生活质量的重要内容；从社会角度看，大众的睡眠质量也是社会质量的重要指标之一；从社会发展的角度看，民众的健康无疑是至关重要的。

睡眠问题也会直接影响公司的效益和整个社会的经济效益，直接影响社会发展。一项针对美国四大公司的研究发现，每个员工因睡眠不足损失的生产力成本为 2000 美元，严重缺乏睡眠的员工的这一损失是 3500 美元，一些公司每年因此会亏损 5400 万美元。美国兰德公司一项关于睡眠不足的经济成本的研究指出，每晚平均睡眠时间少于 7 小时的人会导致国家付出巨大的财政成本。他们估算美国每年因此损失 4110 亿美元，日本是 1380 亿美元，德国是 600 亿美元，英国是 400 亿美元，加拿大是 210 亿美元，因睡眠不足使得国内生产总值损失 2% 左右（沃克，2021：367～369）。

对于睡眠问题，仅从生活习惯或健康角度讨论和研究是不够的，必须把睡眠研究的重要性提升到衡量民众生活质量、衡量社会质量的高度。睡眠改善应该是衡量人们生活质量提高的一个重要指标，也是衡量社会发展的重要指标，因此，本研究试图构建睡眠指数，来测定和评价个体、群体和地区的睡眠状况，也希望借此引起全社会关注睡眠问题。

## 二　作为生活质量指标的睡眠

从 20 世纪 60 年代开始，生活质量的研究广受重视，但对生活质量内涵的理解却存在很大争议。1964 年美国时任总统林登·约翰逊曾说，"评价一个美好社会并不是看它有多少财富，而是在其品质——不是商品的数量，而是人们生活的质量"（拉普勒，2012：5）。对生活质量的界定和测量存在两种模式：北欧的把社会当作整体、强调社会福利的模式和美国的个体倾向的模式；前者更多的是通过社会客观指标来测量生活质量，后者则是通过个体主观评价来测量生活质量（拉普勒，2012：5~6），因此，不同的模式对应不同的指标体系。在多数生活质量指标体系中，健康都是一个重要的指标。比较有代表性的是《世界卫生组织生存质量测定量表简表（WHOQOL-BREF)》，包括4个领域24个方面。这4个领域分别是：生理健康、心理健康、社会关系和环境。其中生理健康包括7个方面：日常生活活动、对医药物品与医疗帮助的依赖、精力和疲劳、流动性、痛苦与不适感、睡眠与休息和工作能力。睡眠与休息是生活质量的重要方面之一（拉普勒，2012：111)。人们的生活质量受健康和疾病的影响，因此，从医学和卫生政策角度对生活质量进行测量非常重要。玛丽莲·伯格纳（Marilyn Bergner）编制了《疾病影响程度量表》来测量不健康的多种形式对生活质量的影响。这个量表把影响生活质量的不健康因素分为独立活动类型、生理类型和社会心理类型三种，其中独立活动类型包括睡眠与休息、进食、工作、家政管理、娱乐和消遣（伯罗克，2008：127~136)。本研究的重点是：通过构建睡眠指数来测度民众睡眠状况，进而考察睡眠指数对心理健康和社会心态的影响。

## 三 睡眠指数的指标体系

### （一）睡眠指数

本研究的睡眠指数包括主体指标和客体指标两部分：主体指标包括睡眠质量、睡眠信念和行为；客体指标包括睡眠环境，即与睡眠相关的社会环境、家庭环境和居住环境（见图1)。

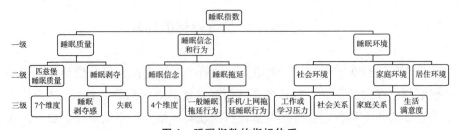

图 1　睡眠指数的指标体系

**（二）指标体系**

睡眠指数的指标体系由三个一级指标构成，分别是睡眠质量、睡眠信念和行为、睡眠环境。睡眠质量指标由匹兹堡睡眠质量和睡眠剥夺两个二级指标构成，其中匹兹堡睡眠质量通过《匹兹堡睡眠质量指数量表（PSQI）》进行测量，包括 7 个维度，分别是主观睡眠质量、睡眠潜伏期、睡眠持续性、习惯性睡眠效率、睡眠紊乱、使用睡眠药物和白天功能紊乱。睡眠剥夺通过睡眠剥夺感和失眠进行测量。睡眠剥夺感由"过去一个月，您有几天晚于凌晨 2 点才上床睡觉""过去一个月，您认为自己睡眠时间够长吗""您在睡眠后是否已觉得充分休息过了""过去一个月，您大约有多长时间感觉自己睡眠不足"四道题组成；失眠由"过去一个月，您大约有几天失眠""您失眠后心情（心境）如何"两道题组成。

睡眠信念和行为指标包括两个二级指标，分别是睡眠信念和睡眠拖延。睡眠信念通过《睡眠信念与态度量表》进行测量，包括 4 个维度，分别是睡眠期望、睡眠担忧、对失眠的信念和对使用药物的信念。睡眠拖延包括一般睡眠拖延行为和手机拖延睡眠行为、上网拖延睡眠行为；前者通过《睡眠拖延行为量表》进行测量，后者通过四道题测量："因花时间在手机上而导致失眠"和"每天睡觉前我都看一会儿手机"测量的是手机拖延睡眠行为；"我曾不止一次因上网的关系而睡不到 4 个小时"和"我曾因熬夜上网而导致白天精神不济"测量的是上网拖延睡眠行为。

睡眠环境指标包括三个二级指标，分别是社会环境、家庭环境和居住环境。社会环境包括工作或学习压力和社会关系两个三级指标，其中工作或学习压力用"工作或学习压力太大导致我经常失眠""工作或学习让我有快要崩溃的感觉"进行测量，社会关系使用《世界卫生组织生存质量测定量表简表（WHOQOL-BREF）》的社会关系领域进行测量。家庭环境包括家庭关系和生活满意度两个三级指标，其中家庭关系用《美好生活体验量表》中的"我和家人相亲相爱"一题测量，生活满意度使用 Diener（1985）编制的《生活满意度量表》进行测量。居住环境没有三级指标，用《世界卫生组织生存质量测定量表简表（WHOQOL-BREF）》中的环境领域进行测量。

**（三）数据来源**

本研究所用数据源于中国社会科学院社会学研究所于 2021 年 11 月开展

的中国居民睡眠状况线上调查。课题组采用 PPS 抽样法，根据《中国统计年鉴（2021）》（国家统计局，2021）中的各省份人口和经济发展水平，确定各省份抽样配额。调查样本为 18~71 岁成年人，最终样本覆盖除西藏、宁夏、青海、海南和港澳台外的 27 个省（自治区、直辖市）。剔除无效问卷后，获得有效样本 6037 个。样本平均年龄为 29.66 ± 9.09 岁，其中男性3087 人（51.13%），女性 2950 人（48.87%），各变量情况见表 1。根据"七普"数据，对省份和性别进行加权①，使用加权后的样本进行分析。

**表 1　样本特征（N = 6037）**

| 变量 | | 频数 | % | 变量 | | 频数 | % |
|---|---|---|---|---|---|---|---|
| 年龄 | | 29.66 ± 9.09 | | 受教育程度 | 高中 | 302 | 5.00 |
| 年龄段 | 18~19 岁 | 417 | 6.91 | | 中专/职高/技校 | 400 | 6.63 |
| | 20~29 岁 | 2966 | 49.13 | | 大学专科 | 1288 | 21.34 |
| | 30~39 岁 | 1895 | 31.39 | | 大学本科 | 3394 | 56.22 |
| | 40~49 岁 | 523 | 8.66 | | 研究生 | 467 | 7.74 |
| | 50~59 岁 | 170 | 2.82 | 城市分级 | 北上广深 | 1012 | 16.76 |
| | 60~71 岁 | 66 | 1.09 | | 新一线城市 | 1521 | 25.19 |
| 性别 | 男 | 3087 | 51.13 | | 二线城市 | 1336 | 22.13 |
| | 女 | 2950 | 48.87 | | 三线城市 | 1003 | 16.61 |
| 宗教信仰 | 无 | 4912 | 81.36 | | 四线城市 | 688 | 11.40 |
| | 有 | 1125 | 18.64 | | 五线城市 | 427 | 7.07 |
| 民族 | 汉族 | 5601 | 92.78 | 居住地 | 城市 | 4449 | 73.70 |
| | 少数民族 | 436 | 7.22 | | 乡镇 | 969 | 16.05 |
| 婚姻状况 | 未婚 | 2681 | 44.40 | | 农村 | 619 | 10.25 |
| | 初婚有配偶 | 3019 | 50.01 | 户口 | 本地非农户口 | 2789 | 46.20 |
| | 再婚有配偶 | 96 | 1.58 | | 本地农业户口 | 1721 | 28.51 |
| | 离婚 | 76 | 1.26 | | 外地非农户口 | 580 | 9.61 |
| | 丧偶 | 20 | 0.33 | | 外地农业户口 | 868 | 14.38 |
| | 同居 | 106 | 1.76 | 是否有工作 | 无 | 1635 | 27.08 |
| 受教育程度 | 小学及以下 | 40 | 0.66 | | 有 | 4323 | 71.61 |
| | 初中 | 144 | 2.39 | 个人月收入 | 1000 元及以下 | 397 | 6.58 |

① 权重 = "七普"中各省份男性或女性的比例除以调查样本中对应的比例。

续表

| 变量 | | 频数 | % | 变量 | | 频数 | % |
|---|---|---|---|---|---|---|---|
| 个人月收入 | 1000~3000 元 | 979 | 16.22 | 家庭月收入 | 1.5 万~3 万元 | 1294 | 21.43 |
| | 3000~5000 元 | 1080 | 17.89 | | 3 万~4.5 万元 | 512 | 8.48 |
| | 5000~7000 元 | 1206 | 19.98 | | 4.5 万~6 万元 | 247 | 4.09 |
| | 7000~10000 元 | 1036 | 17.16 | | 6 万~10 万元 | 334 | 5.53 |
| | 1 万~1.5 万元 | 678 | 11.23 | | 10 万元以上 | 527 | 8.72 |
| | 1.5 万~3 万元 | 319 | 5.28 | 地区 | 华东 | 2033 | 33.68 |
| | 3 万~5 万元 | 95 | 1.57 | | 华南 | 575 | 9.52 |
| | 5 万~10 万元 | 126 | 2.09 | | 华中 | 847 | 14.03 |
| | 10 万元以上 | 121 | 2.00 | | 华北 | 1181 | 19.56 |
| 家庭月收入 | 2000 元及以下 | 302 | 5.00 | | 西北 | 317 | 5.25 |
| | 2000~6000 元 | 699 | 11.58 | | 西南 | 680 | 11.26 |
| | 6000~10000 元 | 954 | 15.81 | | 东北 | 380 | 6.29 |
| | 1 万~1.5 万元 | 1168 | 19.35 | | | | |

注：部分变量有缺失值，缺失值未列出。

## （四）睡眠指数生成过程

三级指标基于所包含题目的均分合成，之后根据公式[①] $Y = (B - A) \times (x - a)/(b - a) + A$ 将所有三级指标转换为五级量纲，并且将所有反向题进行反转，以使每个指标的含义都为：分数越高，指标所代表的睡眠状况越好。此后，根据韩小孩等（2012）基于主成分分析的指标权重确定方法，计算三级、二级和一级指标的权重（见表2）。公式为：指标权重＝指标载荷/指标所属上级指标的总载荷。以匹兹堡睡眠质量下的三级指标主观睡眠质量为例，其权重 $= 0.76/(0.76 + 0.58 + 0.38 + 0.28 + 0.57 + 0.36 + 0.62) = 0.76/3.55 = 0.21$[②]。因此，载荷值较小的指标，其权重也更小。最后，为方便理解，我们将睡眠指数和三个一级指标转换为百分制。

---

[①] 公式来源："Transforming different Likert scales to a common scale"，https://www.ibm.com/support/pages/node/422073。

[②] 权重的计算采用的是因子载荷的原始数据，非四舍五入后的载荷数据，此示例和表2为省略篇幅，仅给出了四舍五入后的载荷值。

**表 2　各级指标载荷和权重结果**

| | 指标 | 所属上级指标 | 总载荷 | 因子载荷 | 权重 |
|---|---|---|---|---|---|
| 三级 | 主观睡眠质量 | 匹兹堡睡眠质量 | 3.55 | 0.76 | 0.21 |
| | 睡眠潜伏期 | | | 0.58 | 0.16 |
| | 睡眠持续性 | | | 0.38 | 0.11 |
| | 习惯性睡眠效率 | | | 0.28 | 0.08 |
| | 睡眠紊乱 | | | 0.57 | 0.16 |
| | 使用睡眠药物 | | | 0.36 | 0.10 |
| | 白天功能紊乱 | | | 0.62 | 0.18 |
| | 睡眠剥夺感 | 睡眠剥夺 | 1.30 | 0.72 | 0.56 |
| | 失眠 | | | 0.58 | 0.44 |
| | 睡眠期望 | 睡眠信念 | 2.77 | 0.48 | 0.18 |
| | 睡眠担忧 | | | 0.90 | 0.33 |
| | 对失眠的信念 | | | 0.80 | 0.29 |
| | 对使用药物的信念 | | | 0.58 | 0.21 |
| | 一般睡眠拖延行为 | 睡眠拖延 | 1.59 | 0.85 | 0.54 |
| | 手机/上网拖延睡眠行为 | | | 0.74 | 0.46 |
| | 工作或学习压力 | 社会环境 | 0.84 | 0.32 | 0.38 |
| | 社会关系 | | | 0.52 | 0.62 |
| | 家庭关系 | 家庭环境 | 1.35 | 0.55 | 0.41 |
| | 生活满意度 | | | 0.80 | 0.59 |
| 二级 | 匹兹堡睡眠质量 | 睡眠质量 | 1.66 | 0.81 | 0.49 |
| | 睡眠剥夺 | | | 0.85 | 0.51 |
| | 睡眠信念 | 睡眠信念和行为 | 0.94 | 0.26 | 0.28 |
| | 睡眠拖延 | | | 0.68 | 0.72 |
| | 社会环境 | 睡眠环境 | 2.41 | 0.78 | 0.32 |
| | 家庭环境 | | | 0.80 | 0.33 |
| | 居住环境 | | | 0.84 | 0.35 |
| 一级 | 睡眠质量 | 睡眠指数 | 2.03 | 0.74 | 0.37 |
| | 睡眠信念和行为 | | | 0.71 | 0.35 |
| | 睡眠环境 | | | 0.58 | 0.28 |

# 四 睡眠指数结果

## （一）睡眠指数总体情况

2021 年民众睡眠指数为 64.78 分（百分制），仅略高于及格线，可见我国民众的总体睡眠状况一般。其中，睡眠质量指标得分最高（71.51 分），其次是睡眠环境指标（68.54 分），睡眠信念和行为指标得分最低（仅为 54.73 分），说明居民有较多不良的睡眠信念和行为，反映出人们一方面对睡眠状况较为焦虑，另一方面却又不断拖延入睡时间。这可能与近年来互联网的发展有关，许多居民习惯性地在睡觉之前看手机或上网，影响了睡眠质量。此外，睡眠指数和三个一级指标间的相关均较高，说明指数的结构良好（见表 3）。

**表 3　睡眠指数总体情况及其与三个一级指标的相关**

| | 均值 | 标准差 | 睡眠指数 | 睡眠质量指标 | 睡眠信念和行为指标 | 睡眠环境指标 |
|---|---|---|---|---|---|---|
| 睡眠指数 | 64.78 | 9.53 | 1 | | | |
| 睡眠质量指标 | 71.51 | 11.44 | 0.831 *** | 1 | | |
| 睡眠信念和行为指标 | 54.73 | 12.39 | 0.833 *** | 0.529 *** | 1 | |
| 睡眠环境指标 | 68.54 | 11.80 | 0.728 *** | 0.430 *** | 0.413 *** | 1 |

*** $p < 0.001$。

## （二）睡眠指数 27 个省（自治区、直辖市）排序

除西藏、宁夏、青海、海南及港澳台外，睡眠指数得分排名前五的省份分别是上海、河北、山西、辽宁和内蒙古，排名最后的 5 个省份分别是陕西、甘肃、贵州、广东和湖北（见表 4）。从一级指标来看，上海的睡眠质量指标得分最高，辽宁的睡眠信念和行为指标得分最高，而黑龙江的睡眠环境指标得分最高。陕西的睡眠质量指标得分及睡眠信念和行为指标得分最低，甘肃的睡眠环境指标得分最低。然而，从 27 个省（自治区、直辖市）的睡眠指数及其三个一级指标的得分差异来看，得分最高的省份和最低的省份相差均不超过 6 分，排名前五的省份得分相差均不超过 1 分，说明睡眠指数及其三个一级指标的集中度较高，各省份居民的睡眠状况表现出一定的趋同性。

**表4 睡眠指数及其一级指标的27个省（自治区、直辖市）排序**

单位：分

| 排序 | 省份 | 睡眠指数 | 省份 | 睡眠质量指标 | 省份 | 睡眠信念和行为指标 | 省份 | 睡眠环境指标 |
|---|---|---|---|---|---|---|---|---|
| 1 | 上海 | 66.78 | 上海 | 73.74 | 辽宁 | 56.85 | 黑龙江 | 70.68 |
| 2 | 河北 | 66.60 | 山西 | 73.73 | 河北 | 56.68 | 内蒙古 | 70.61 |
| 3 | 山西 | 66.53 | 河北 | 73.54 | 上海 | 56.58 | 上海 | 70.40 |
| 4 | 辽宁 | 66.45 | 山东 | 73.29 | 天津 | 56.38 | 山西 | 70.24 |
| 5 | 内蒙古 | 66.14 | 浙江 | 73.24 | 山西 | 56.19 | 山东 | 70.17 |
| 6 | 山东 | 66.14 | 辽宁 | 72.88 | 北京 | 55.89 | 河北 | 70.02 |
| 7 | 浙江 | 65.87 | 北京 | 72.77 | 重庆 | 55.81 | 辽宁 | 70.00 |
| 8 | 天津 | 65.78 | 天津 | 72.65 | 内蒙古 | 55.75 | 江西 | 69.67 |
| 9 | 北京 | 65.67 | 内蒙古 | 72.62 | 吉林 | 55.53 | 四川 | 69.49 |
| 10 | 吉林 | 65.40 | 江苏 | 72.31 | 浙江 | 55.47 | 吉林 | 69.21 |
| 11 | 黑龙江 | 65.25 | 云南 | 72.25 | 山东 | 55.40 | 浙江 | 69.21 |
| 12 | 福建 | 65.20 | 福建 | 72.22 | 江西 | 55.18 | 陕西 | 69.13 |
| 13 | 江西 | 65.10 | 吉林 | 71.91 | 云南 | 54.92 | 福建 | 69.10 |
| 14 | 江苏 | 65.07 | 黑龙江 | 71.10 | 江苏 | 54.87 | 广西 | 68.74 |
| 15 | 重庆 | 64.74 | 江西 | 71.05 | 黑龙江 | 54.73 | 北京 | 68.64 |
| 16 | 云南 | 64.67 | 新疆 | 70.94 | 福建 | 54.72 | 天津 | 68.53 |
| 17 | 四川 | 64.46 | 甘肃 | 70.78 | 湖南 | 54.68 | 江苏 | 68.48 |
| 18 | 安徽 | 64.21 | 湖北 | 70.77 | 新疆 | 54.67 | 重庆 | 68.28 |
| 19 | 河南 | 64.05 | 四川 | 70.72 | 安徽 | 54.54 | 安徽 | 67.84 |
| 20 | 新疆 | 63.93 | 安徽 | 70.64 | 河南 | 54.28 | 河南 | 67.72 |
| 21 | 湖南 | 63.83 | 广东 | 70.57 | 广西 | 54.22 | 湖南 | 67.01 |
| 22 | 广西 | 63.82 | 河南 | 70.56 | 湖北 | 53.90 | 广东 | 66.99 |
| 23 | 湖北 | 63.75 | 重庆 | 70.54 | 四川 | 53.83 | 云南 | 66.96 |
| 24 | 广东 | 63.62 | 贵州 | 70.46 | 广东 | 53.63 | 湖北 | 66.74 |
| 25 | 贵州 | 62.95 | 湖南 | 70.12 | 甘肃 | 52.37 | 贵州 | 66.50 |
| 26 | 甘肃 | 62.71 | 广西 | 69.31 | 贵州 | 52.16 | 新疆 | 66.38 |
| 27 | 陕西 | 62.68 | 陕西 | 67.83 | 陕西 | 52.07 | 甘肃 | 65.11 |

注：在保留小数点后三位有效数字的情况下，内蒙古的睡眠指数得分为66.138分，排在第5位；山东的睡眠指数得分为66.137分，排在第6位。

### （三） 睡眠指数地区排序

在七大地区的排序中，华北地区的睡眠指数得分最高，且在一级指标中，华北地区的睡眠质量指标得分与睡眠信念和行为指标得分也是最高的，但东北地区的睡眠环境指标得分最高（见表5）。睡眠指数及其三个一级指标得分最低的均是西北地区，这主要是甘肃和陕西的睡眠指数得分较低所致，因而，应关注陕西、甘肃民众的睡眠状况。

表5　睡眠指数及其一级指标的地区排序

单位：分

| 排序 | 地区 | 睡眠指数 | 地区 | 睡眠质量指标 | 地区 | 睡眠信念和行为指标 | 地区 | 睡眠环境指标 |
|---|---|---|---|---|---|---|---|---|
| 1 | 华北地区 | 66.33 | 华北地区 | 73.27 | 华北地区 | 56.32 | 东北地区 | 70.03 |
| 2 | 东北地区 | 65.80 | 华东地区 | 72.39 | 东北地区 | 55.85 | 华北地区 | 69.85 |
| 3 | 华东地区 | 65.44 | 东北地区 | 72.07 | 华东地区 | 55.16 | 华东地区 | 69.20 |
| 4 | 西南地区 | 64.27 | 西南地区 | 71.00 | 华中地区 | 54.30 | 西南地区 | 68.13 |
| 5 | 华中地区 | 63.91 | 华中地区 | 70.48 | 西南地区 | 54.08 | 华南地区 | 67.49 |
| 6 | 华南地区 | 63.68 | 华南地区 | 70.21 | 华南地区 | 53.80 | 华中地区 | 67.26 |
| 7 | 西北地区 | 63.04 | 西北地区 | 69.53 | 西北地区 | 52.90 | 西北地区 | 67.23 |

### （四） 睡眠指数城市分级排序

根据《第一财经》的城市分级标准，对睡眠指数及其一级指标进行城市分级排序（见表6）。北上广深的睡眠指数得分处于中等水平，但在睡眠信念和行为指标上得分最低，表明北上广深居民在睡眠上有较多不合理信念和行为；新一线城市的睡眠指数得分最低，在睡眠质量指标和睡眠环境指标上得分也最低；二线城市的睡眠指数得分最高且在睡眠环境指标上得分最高；五线城市在睡眠质量指标、睡眠信念和行为指标上得分最高；三、四线城市的睡眠指数得分处于中等水平。可见，从五线城市到北上广深，随着城市发展水平的提高，睡眠指数呈现为上升-下降-上升的 N 形曲线。

**表 6　睡眠指数及其一级指标的城市分级排序**

单位：分

| 排序 | 城市分级 | 睡眠<br>指数 | 城市分级 | 睡眠质<br>量指标 | 城市分级 | 睡眠信<br>念和行<br>为指标 | 城市分级 | 睡眠<br>环境<br>指标 |
|---|---|---|---|---|---|---|---|---|
| 1 | 二线城市 | 72.30 | 五线城市 | 55.34 | 五线城市 | 69.30 | 二线城市 | 65.27 |
| 2 | 三线城市 | 72.14 | 北上广深 | 55.23 | 二线城市 | 68.86 | 五线城市 | 65.06 |
| 3 | 北上广深 | 71.88 | 二线城市 | 55.04 | 四线城市 | 68.49 | 三线城市 | 65.02 |
| 4 | 四线城市 | 71.27 | 四线城市 | 54.97 | 新一线城市 | 68.29 | 北上广深 | 64.92 |
| 5 | 五线城市 | 71.07 | 三线城市 | 54.97 | 三线城市 | 68.28 | 四线城市 | 64.76 |
| 6 | 新一线城市 | 70.50 | 新一线城市 | 53.83 | 北上广深 | 67.94 | 新一线城市 | 64.03 |

# 五　睡眠调查结果分析

## （一）睡眠质量

### 1. 睡眠质量的总体情况

从表 7 可以看出，多数被调查者在 22～24 点上床睡觉，在 6～8 点间起床，多数被调查者能在半小时左右入睡。64.75% 的被调查者每天实际睡眠时长不足 8 个小时，超过 8 个小时的比例仅为 7.97%，每天平均睡眠时长为 7.06±1.32 小时。相反，每天平均工作或学习时长不到 8 个小时的被调查者比例仅为 27.87%，有 42.35% 的被调查者每天平均工作或学习时长超过 8 个小时，其中 3.54% 的被调查者每天平均工作或学习时长在 12 个小时以上，被调查者每天平均工作或学习时长为 8.15±2.68 小时。可见，我国多数居民睡眠时间不足，而工作或学习时间较长。从工作或学习压力的情况来看，同意"工作或学习压力太大导致我经常失眠"的被调查者比例为 32.14%，不同意的比例为 24.84%；同意"工作或学习让我有快要崩溃的感觉"的被调查者比例为 26.40%，不同意的比例为 35.94%。可见，工作或学习时间较长虽然未使多数民众感觉崩溃，但却可能引起失眠等睡眠问题。从本次调查结果来看，过去一个月，有 1～7 天失眠的被调查者比例为 57.41%，另有 2.96% 的被调查者大部分时间失眠。

表 7　睡眠质量项目分析

| 变量 | | % | 变量 | | % |
|---|---|---|---|---|---|
| 上床睡觉时间 | 20 点及以前 | 1.58 | 过去一个月的失眠天数 | 没有 | 31.53 |
| | 21 点 | 7.24 | | 1～7 天 | 57.41 |
| | 22 点 | 25.69 | | 8～14 天 | 5.98 |
| | 23 点 | 38.40 | | 15～21 天 | 2.12 |
| | 24 点 | 17.86 | | 超过 21 天 | 2.96 |
| | 1 点 | 5.98 | 工作或学习时长 | 少于 6 个小时 | 14.30 |
| | 2 点及以后 | 3.26 | | 6 个小时 | 6.70 |
| 睡眠时长 | 少于 6 个小时 | 7.91 | | 7 个小时 | 6.87 |
| | 6 个小时 | 20.31 | | 8 个小时 | 29.76 |
| | 7 个小时 | 36.53 | | 9 个小时 | 14.12 |
| | 8 个小时 | 27.29 | | 10 个小时 | 14.89 |
| | 多于 8 个小时 | 7.97 | | 11 个小时 | 3.49 |
| 起床时间 | 5 点及以前 | 2.92 | | 12 个小时 | 6.31 |
| | 6 点 | 25.67 | | 多于 12 个小时 | 3.54 |
| | 7 点 | 38.50 | "工作或学习压力太大导致我经常失眠" | 非常不同意 | 5.94 |
| | 8 点 | 19.28 | | 不同意 | 18.90 |
| | 9 点 | 5.99 | | 中立 | 43.01 |
| | 10 点 | 2.99 | | 同意 | 25.51 |
| | 11 点及以后 | 4.65 | | 非常同意 | 6.63 |
| 入睡时间 | 几乎上床就能睡着 | 19.39 | "工作或学习让我有快要崩溃的感觉" | 非常不同意 | 10.76 |
| | 半小时左右 | 58.24 | | 不同意 | 25.18 |
| | 1 小时左右 | 16.80 | | 中立 | 37.66 |
| | 2 小时左右 | 3.68 | | 同意 | 20.57 |
| | 2 小时以上 | 1.88 | | 非常同意 | 5.83 |

**2. 睡眠质量在年龄上的差异**

综合每天平均睡眠时长和每天平均工作或学习时长来看，年龄与每天平均睡眠时长和每天平均工作或学习时长的关系呈现三种类型（见图 2）：一是 18～19 岁青年群体的每天平均睡眠时长较短（6.87 小时），每天平均工作或学习时长也不长（7.87 小时）。二是 50～71 岁中老年群体的每天平均睡眠时长和每天平均工作或学习时长同步缩短。50～59 岁中年群体的每天平

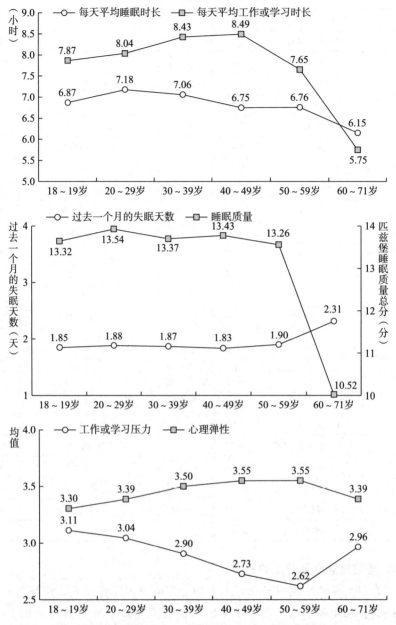

**图 2　年龄与睡眠质量、工作或学习压力和心理弹性的关系**

注：过去一个月的失眠天数的赋值含义为：0 = 没有，1 = 1 ~ 7 天，2 = 8 ~ 14 天，3 = 15 ~ 21 天，4 = 超过 21 天。

均睡眠时长为 6.76 小时，每天平均工作或学习时长为 7.65 小时；而 60～71 岁老年人群体的每天平均睡眠时长在所有年龄段中最短，仅 6.15 小时，其每天平均工作或学习时长也最短，为 5.75 小时。三是对 20～49 岁中青年群体而言，每天平均睡眠时长最短的是 40～49 岁群体，为 6.75 小时，但他们的每天平均工作或学习时长最长，为 8.49 小时；其次是 30～39 岁的群体，其每天平均睡眠时长为 7.06 小时，每天平均工作或学习时长为 8.43 小时；最后是 20～29 岁的群体，其每天平均睡眠时长为 7.18 小时，每天平均工作或学习时长为 8.04 小时。可见，18～19 岁青年群体和 50～71 岁中老年群体的睡眠时长呈现出更多的生理特点，而中青年群体的睡眠时长与工作或学习时长呈相反的关系，工作或学习时长增加，睡眠时长缩短，呈现出工作或学习时长挤占睡眠时间的现象。

从过去一个月的失眠天数和睡眠质量来看，60～71 岁老年群体过去一个月的失眠天数最多、睡眠质量最差，也呈现出更多的生理特点；其他年龄段群体差异不明显。可见，睡眠质量一方面与年龄相关的生理功能有关；另一方面，对于中青年群体来说，整体上每天平均睡眠时长还受到工作或学习时长的影响，且年龄越大，每天平均工作或学习时长越长，睡眠时长越短。在本次调查中，20～29 岁、30～39 岁和 40～49 岁群体目前在工作的比例分别为 60.37%、87.78% 和 82.00%，他们的睡眠时长主要受到工作或学习时长的影响。然而，尽管睡眠时长较短，中青年群体的睡眠质量却没有受到工作或学习压力的影响。18～59 岁中青年群体中，年龄越大，感受到的工作或学习压力反而越小，这可能与心理弹性的保护作用有关。随着年龄的增长，心理弹性也有所提高。

**3. 睡眠质量在职业上的差异**

在控制了年龄和性别后，对有工作的这部分群体分职业进行分析。由表 8 可知，农业生产者的每天平均睡眠时长最短（6.76 小时），其次是生产工人（6.91 小时）；不便分类的其他人员（以自由职业者为主）的每天平均睡眠时长最长（7.15 小时），其次是单位负责人和服务人员（均为 7.01 小时）。在每天平均工作或学习时长上，生产工人的每天平均工作或学习时长最长（8.69 小时），其次是专业技术人员（8.22 小时）；单位负责人的每天平均工作或学习时长最短（7.55 小时），其次是农业生产者（7.79 小时）。在睡眠质量上，商业人员过去一个月的失眠天数最多，睡眠质量最差，他们的工作或学习压力也最大，但是心理弹性较小，保护作用有限。可见，每天平均睡眠时长较短的是农业生产者和生产工人，因工作或学习压力较大导致睡眠质量较差的是商业人员。

**表 8　职业与睡眠质量和工作或学习压力**

| 职业分类 | 每天平均睡眠时长（小时） | 每天平均工作或学习时长（小时） | 过去一个月的失眠天数（天） | 匹兹堡睡眠质量 | 工作或学习压力 | 心理弹性 | *N* |
|---|---|---|---|---|---|---|---|
| 单位负责人 | 7.01 | 7.55 | 1.82 | 14.06 | 2.90 | 3.56 | 177 |
| 专业技术人员 | 7.00 | 8.22 | 1.75 | 13.90 | 2.92 | 3.48 | 902 |
| 办事人员 | 6.96 | 8.00 | 1.79 | 13.58 | 3.00 | 3.43 | 391 |
| 商业人员 | 6.94 | 8.04 | 1.94 | 13.23 | 3.11 | 3.43 | 380 |
| 服务人员 | 7.01 | 8.21 | 1.79 | 13.58 | 3.08 | 3.39 | 340 |
| 生产工人 | 6.91 | 8.69 | 1.69 | 13.76 | 2.84 | 3.47 | 239 |
| 农业生产者 | 6.76 | 7.79 | 1.67 | 13.42 | 2.94 | 3.66 | 33 |
| 不便分类的其他人员 | 7.15 | 7.89 | 1.80 | 13.45 | 2.99 | 3.21 | 176 |
| 总计 | 6.99 | 8.13 | 1.79 | 13.68 | 2.98 | 3.44 | 2638 |

注：过去一个月的失眠天数的赋值含义为：0＝没有，1＝1～7 天，2＝8～14 天，3＝15～21 天，4＝超过 21 天。

### （二）睡眠信念和不良睡眠行为

**1. 睡眠信念和不良睡眠行为的总体情况**

睡眠信念采用《睡眠信念与态度量表》进行测量，得分越低表示不合理的睡眠信念越多。该量表为 1～5 级量纲，中值为 3。从均值看，被调查者对睡眠的不合理信念较多，仅"对使用药物的信念"这一维度的均值大于中值（见图 3），均值最大的一道题为"安眠药物很可能是解决睡眠问题的唯一办法"（3.72），说明民众在使用药物来解决睡眠问题上较为理性。均值最小的维度为睡眠期望，它包括两道题，分别是"我需要睡足 8 小时白天才能够精力充沛和状态良好"（1.98）和"当我一个晚上没有充足的睡眠时，第二天我需要午睡或打盹，或晚上睡更长的时间"（2.01），这说明对睡眠时长持有不合理信念的民众较多。均值较小的维度为对失眠的信念和睡眠担忧，这两个维度下均值小于 2 的题分别是"我认为一晚上糟糕的睡眠经历会影响我第二天白天的活动"（1.86）和"我担心慢性失眠会对我的身体健康产生严重影响"（1.91），这表明较多民众担心失眠及其带来的消极后果。在失眠后的心境这道题上，有 60.41% 的被调查者选择了心慌急躁，有 53.26% 的被调查者选择了乏力、没精神和做事效率低，还有 18.45% 的被调查者选择了心慌气短。

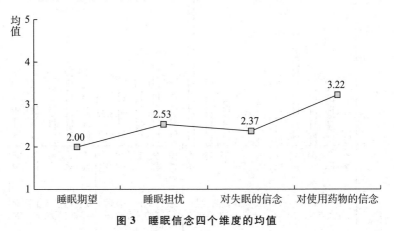

**图 3　睡眠信念四个维度的均值**

　　睡眠信念的分析结果体现出民众对睡眠时长和失眠的担忧，然而多数民众的每天平均睡眠时长却达不到 8 个小时，这除了与工作或学习时长对睡眠时间的挤占有关外，不良睡眠行为可能也是一个原因。《睡眠拖延行为量表》为 1~5 级评分，得分越高表示越拖延。本研究中睡眠拖延的均值为 3.1，大于中值（3），表明民众在睡眠上较为拖延。其中，均值较大的三道题为"我睡得比自己预想的晚"（3.40）、"我经常在应该睡觉的时候还在做其他事情"（3.35）和"我想按时上床睡觉，但就是做不到"（3.24），表明虽然民众在信念上认为自己应该早睡，但实际睡觉的时间却较晚。本研究还测量了手机/上网拖延睡眠行为，结果显示，在"因花时间在手机上而导致失眠"上，31.19% 的被调查者选择了"有时"，18.73% 的被调查者选择了"总是"，仅 7.98% 的被调查者选择了"几乎从不"；在"每天睡觉前我都看一会儿手机"上，20.15% 的被调查者选择了"有时"，53.65% 的被调查者选择了"总是"，仅 2.61% 的被调查者选择了"几乎从不"；在"我曾不止一次因上网的关系而睡不到 4 个小时"上，21.62% 的被调查者选择了"有时"，8.77% 的被调查者选择了"总是"，20.86% 的被调查者选择了"几乎从不"；在"我曾因熬夜上网而导致白天精神不济"上，30.02% 的被调查者选择了"有时"，10.61% 的被调查者选择了"总是"，13.72% 的被调查者选择了"几乎从不"（见图 4）。可见，看手机和上网可能是导致民众睡眠拖延与失眠的一个重要原因。

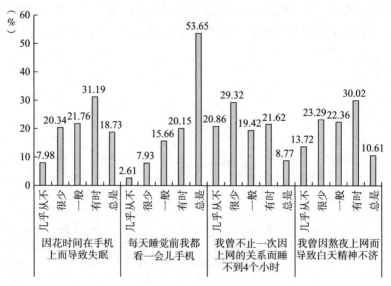

**图4　手机/上网拖延睡眠行为的比例**

**2. 睡眠信念和不良睡眠行为在年龄上的差异**

分年龄的分析结果显示（见图5和图6），18～59岁中青年群体中，年龄越大，睡眠信念得分越高，即合理的睡眠信念越多，一般睡眠拖延行为越少，手机拖延睡眠行为和上网拖延睡眠行为也越少。但是60～71岁老年群体有些特殊，他们的一般睡眠拖延行为较少，因看手机或上网而导致睡眠拖延的行为最少，但睡眠信念得分较低，表示不合理的睡眠信念较多。分项目分析结果显示，60～71岁老年群体的不合理睡眠信念主要表现为睡眠担忧和对使用药物的信念，这可能是因为随着生理功能下降，这一人群更需要依赖药物来促进睡眠。

**3. 睡眠信念和不良睡眠行为在受教育程度上的差异**

分受教育程度的分析结果显示（见图7），受教育程度越高，合理的睡眠信念越多，在控制了年龄、性别、居住地、户口、个人月收入等因素后，受教育程度仍然是显著预测睡眠信念的因素（$B = 0.910$，$p < 0.001$）。除受教育程度外，工作或学习压力也是显著预测睡眠信念的因素，且压力越大，合理睡眠信念越少（$B = -3.381$，$p < 0.001$），即使进一步控制了受教育程度，工作或学习压力的预测作用仍然显著（$B = -3.353$，$p < 0.001$）。在一般睡眠拖延行为方面，高中受教育程度被调查者最少，而小学及以下受教育

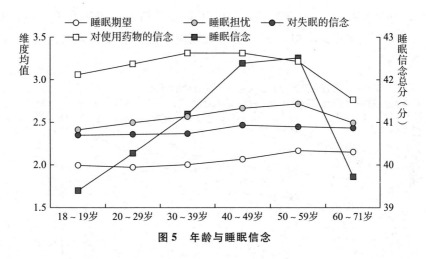

图 5  年龄与睡眠信念

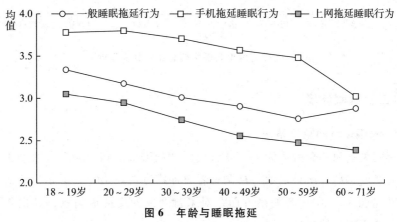

图 6  年龄与睡眠拖延

程度被调查者最多。在手机拖延睡眠行为方面，本专科学历被调查者最多，小学及以下受教育程度被调查者最少。在上网拖延睡眠行为方面，高中受教育程度被调查者最多，小学及以下受教育程度被调查者较少。这可能是因为小学及以下受教育程度被调查者的年龄偏大，受生理因素影响，他们更容易睡不着，因而比预期的入睡时间更晚，表现为一般睡眠拖延行为最多，但是他们较少使用手机和上网，表现为手机/上网拖延睡眠行为较少。此外，也可以看到，受教育程度对睡眠拖延的线性预测作用较弱且不显著。然而在控制了年龄、性别、居住地、户口、个人月收入和受教育程度等因素后，工作或学习压力越大的被调查者的一般睡眠拖延行为（$B = 0.318$，$p < 0.001$）、手机拖延睡眠行为（$B = 0.235$，$p < 0.001$）和上网拖延睡眠行为（$B = $

0.452，$p < 0.001$）均显著较多。这有可能是受到工作或学习压力的影响，人们为睡眠质量焦虑，但在行为上却又倾向于通过睡眠拖延来缓解压力和焦虑。

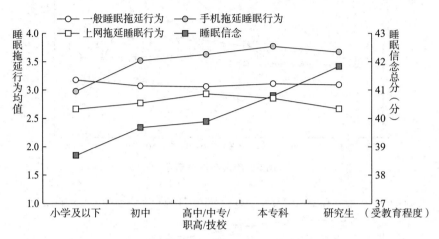

图7 受教育程度与睡眠信念和睡眠拖延行为

### （三）睡眠环境

**1. 睡眠环境的总体情况**

家庭关系和社会关系为1~5级评分，中值为3，得分越高，表明关系越好或满意度越高。结果显示，被调查者自评家庭关系最好，但是生活满意度最低（见图8）。在社会关系方面，对来自朋友的支持最满意，其次是人际关系，最不满意的是性生活。

居住环境为1~5级评分，中值为3，得分越高，表明居住环境越好。结果显示，被调查者对居住环境较为满意（见图9），其中安全感均值最大，但是感到钱较不够用。可见，民众仍然有一定的经济压力，这有可能是导致工作压力和睡眠问题的一个原因。

**2. 睡眠环境在年龄和家庭月收入上的差异**

分年龄的分析结果显示（见图10），随着年龄的增长，社会关系得分越来越高，但是差异不显著。年龄与家庭关系、生活满意度和居住环境的关系均呈倒U形，表现为18~19岁青年群体和60~71岁老年群体的家庭关系和居住环境较差、生活满意度较低。考虑到社会资本对睡眠环境的影响，本研究也对家庭月收入进行分析，结果显示（见图11），在控制了年龄和性别

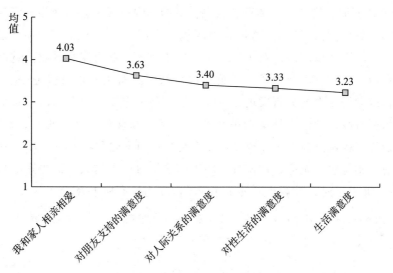

**图 8　家庭关系和社会关系均值**

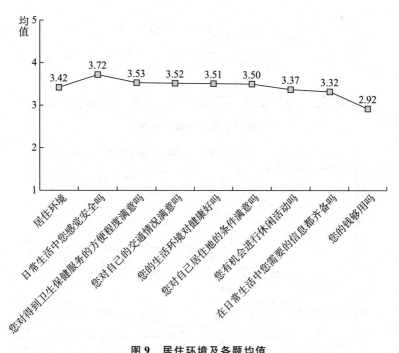

**图 9　居住环境及各题均值**

后，家庭月收入与睡眠环境的关系呈现为三次曲线的形态：当家庭月收入低于 3 万元时，收入越高，被调查者的睡眠环境越好；当家庭月收入在 3 万～

10 万元之间时，则是收入越高，被调查者的睡眠环境越差；而当家庭月收入在 10 万元以上时，被调查者的睡眠环境又有所好转。因此，并非家庭月收入越高，睡眠环境越好，对于中等收入群体而言，反而家庭月收入越高，睡眠环境越差，这是否与中等收入群体的生活压力有关，还有待进一步分析。对工作或学习压力的分析发现，家庭月收入和工作或学习压力的关系形态正好与家庭月收入和睡眠环境的关系形态相反：当家庭月收入低于 3 万元时，收入越高，被调查者的工作或学习压力越小；当家庭月收入在 3 万～10 万元之间时，则是收入越高，被调查者的工作或学习压力越大；而当家庭月收入在 10 万元以上时，被调查者的工作或学习压力又有所下降。

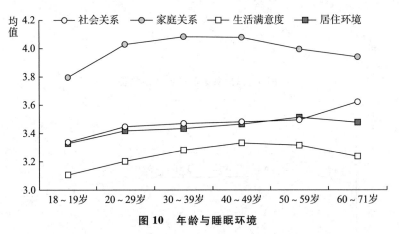

**图 10　年龄与睡眠环境**

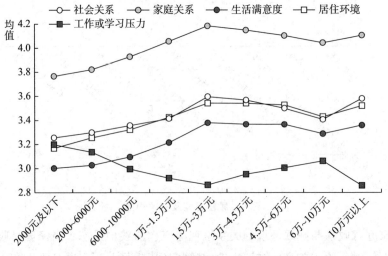

**图 11　家庭月收入与睡眠环境和工作或学习压力**

# 六　睡眠指数与心理健康、社会心态

## （一）睡眠指数与心理健康

本研究分析了睡眠指数与心理健康的关系，心理健康采用李虹、梅锦荣（2002）修订的《一般健康问卷（GHQ - 20）》进行测量。问卷共包括 20 道题，这些题被划分为三个维度，分别是抑郁、焦虑以及自我肯定，被试在"否"（0 分）和"是"（1 分）间进行选择。采用分数加总的方式计算得分，故心理健康得分为 0 ~ 20 分。同理，抑郁维度共 6 道题，故抑郁得分为 0 ~ 6分；焦虑维度共 5 道题，故焦虑得分为 0 ~ 5 分；自我肯定维度共 9 道题，故自我肯定得分为 0 ~ 9 分。得分经过转换后，分数越高，代表越抑郁、焦虑和自我肯定，或心理健康水平越高。结果显示，样本总体的心理健康水平较高，均值为 13.41 ± 4.76，大于中值（10.0）；抑郁和焦虑倾向较低，均值分别为 1.35 ± 1.60 和 1.94 ± 1.87，均大于中值（分别为 2.5 和 3.0）；自我肯定倾向较高，均值为 5.70 ± 2.79，大于中值（4.5）。睡眠指数及其三个一级指标得分越高的个体，心理健康水平越高，抑郁和焦虑倾向越低，越自我肯定（见表 9）。

表 9　睡眠指数与心理健康的关系

| 类别 | 1 | 2 | 3 | 4 | 5 | 6 | 7 |
|---|---|---|---|---|---|---|---|
| 1. 睡眠指数 | 1 | | | | | | |
| 2. 睡眠质量指标 | 0.830 *** | 1 | | | | | |
| 3. 睡眠信念和行为指标 | 0.832 *** | 0.528 *** | 1 | | | | |
| 4. 睡眠环境指标 | 0.730 *** | 0.431 *** | 0.414 *** | 1 | | | |
| 5. 心理健康 | 0.658 *** | 0.478 *** | 0.474 *** | 0.660 *** | 1 | | |
| 6. 抑郁 | - 0.462 *** | - 0.348 *** | - 0.298 *** | - 0.496 *** | - 0.758 *** | 1 | |
| 7. 焦虑 | - 0.588 *** | - 0.511 *** | - 0.457 *** | - 0.444 *** | - 0.689 *** | 0.489 *** | 1 |
| 8. 自我肯定 | 0.461 *** | 0.273 *** | 0.329 *** | 0.543 *** | 0.806 *** | - 0.389 *** | - 0.223 *** |

$^{***}\ p < 0.001$。

考虑到个体的性别、年龄、个人月收入等人口学变量会对睡眠指数和心理健康产生影响，故在控制了这些变量的基础上，分析睡眠指数对心理健康的预测作用（见表 10）。结果发现，在人口学特征不变的情况下，睡眠指数仍然能显著正向预测样本总体的心理健康水平，且解释了 46.0% 的变异，说明解释力较好。睡眠指数能显著负向预测抑郁和焦虑水平（分别解释了23.6% 和 36.6% 的变异），能显著正向预测自我肯定水平（解释了 25.5% 的变异）。可见，良好的睡眠状况有助于提高心理健康水平，降低抑郁和焦虑倾向，并增强自我肯定。三个一级指标也是均对心理健康和自我肯定有显著的正向预测作用，对抑郁和焦虑有显著的负向预测作用。限于篇幅，三个一级指标对心理健康的标准化回归系数在图 12 中予以展现。可以看到，在这三个一级指标中，睡眠环境指标对样本总体心理健康和自我肯定的促进作用，以及对抑郁的改善作用最大；而睡眠质量指标对焦虑的缓解作用最大。因而，不同于以往研究者仅关注个体睡眠质量和心理健康，本研究显示睡眠环境对心理健康也有较大的影响。

**表 10　睡眠指数对心理健康的预测作用　（N = 5845）**

| 自变量 | 参照变量 | 因变量 | | | |
| --- | --- | --- | --- | --- | --- |
| | | 心理健康 | 抑郁 | 焦虑 | 自我肯定 |
| 常数 | | − 10. 012 *** | 7. 444 *** | 10. 008 *** | − 3. 561 *** |
| 年龄 | | 0. 015 ** | 0. 001 | − 0. 007 ** | 0. 009 * |
| 有宗教信仰 | 无宗教信仰 | − 0. 234 * | 0. 168 *** | 0. 136 ** | 0. 069 |
| 汉族 | 少数民族 | − 0. 068 | − 0. 137 | 0. 028 | − 0. 178 |
| 初中 | 小学及以下 | − 0. 496 | − 0. 270 | − 0. 358 | − 1. 124 ** |
| 高中/中专/职高/技校 | 小学及以下 | 0. 558 | − 0. 627 * | − 0. 064 | − 0. 134 |
| 本专科 | 小学及以下 | 1. 293 ** | − 0. 960 *** | − 0. 447 | − 0. 114 |
| 研究生 | 小学及以下 | 1. 271 ** | − 1. 026 *** | − 0. 505 * | − 0. 260 |
| 在婚姻状态[1] | 未在婚姻状态 | 0. 510 *** | − 0. 090 | 0. 174 *** | 0. 595 *** |
| 非农业户口 | 农业户口 | 0. 176 | 0. 038 | − 0. 089 * | 0. 125 |
| 外地户口 | 本地户口 | 0. 159 | − 0. 086 * | − 0. 047 | 0. 026 |
| 有工作 | 无工作 | − 0. 211 | 0. 117 * | 0. 146 ** | 0. 052 |
| 城市 | 农村 | 0. 218 | − 0. 049 | 0. 028 | 0. 196 |
| 乡镇 | 农村 | 0. 089 | − 0. 096 | − 0. 062 | − 0. 069 |
| 个人月收入 | | 0. 124 *** | − 0. 025 * | − 0. 021 | 0. 079 *** |

续表

| 自变量 | 参照变量 | 因变量 | | | |
|---|---|---|---|---|---|
| | | 心理健康 | 抑郁 | 焦虑 | 自我肯定 |
| 睡眠指数（分） | | 0.324 *** | − 0.077 *** | − 0.117 *** | 0.130 *** |
| $R^2$ | | 0.460 | 0.236 | 0.366 | 0.255 |
| $F$ 值 | | 290.069 *** | 87.834 *** | 298.088 *** | 125.213 *** |

[1] 在婚姻状态包括初婚有配偶和再婚有配偶两种；未在婚姻状态包括未婚、同居、离婚和丧偶四种。

注：表格中为非标准化回归系数。

*** $p < 0.01$，** $p < 0.05$，* $p < 0.1$。

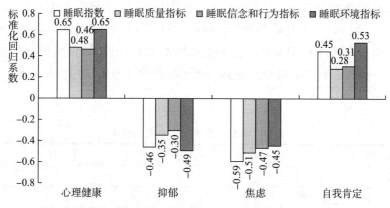

图 12　睡眠指数对心理健康的回归分析结果

## （二）睡眠指数与社会心态

本研究分析了睡眠指数对社会公平感、社会信任、流动感知和地位焦虑的影响。社会公平感采用一道题（"总的来说，您觉得当今的社会是否公平"）测量，被试从 1 分（非常不公平）到 7 分（非常公平）间进行选择，分数越高，代表社会公平感越高。社会信任采用一道题（"社会上大多数人信任陌生人"）测量，被试从 1 分（非常不同意）到 7 分（非常同意）间进行选择，分数越高，代表社会信任度越高。流动感知采用一道题（"我们出生的社会环境决定了我们的一生"）测量，被试从 1 分（非常不同意）到 7 分（非常同意）间进行选择，之后对选项进行反向计分，分数越高，代表流动感知越高。地位焦虑采用一道题（"在当今社会，如果不努力就会被淘汰"）测量，被试从 1 分（非常不同意）到 7 分（非常同意）间进行选择，分数越高，代表地位焦虑水平越高。在本研究中，被试的社会公平感均值为4.15±1.39，社会信任均值为3.70±1.49，流动感知均值为3.74±1.56，地位焦虑均值为5.52±1.39。可见，我国民众的地位焦虑水平较高，总体上认为社会较为公平，社会信任度和流动感知处于中等偏上水平。

由表 11 可见，睡眠指数及其三个一级指标均与社会公平感和社会信任有显著正向关系，但是睡眠环境指标与流动感知无显著相关，睡眠质量指标、睡眠信念和行为指标与地位焦虑无显著相关。在控制了人口学变量后，睡眠指数能显著正向预测社会公平感、社会信任、流动感知和地位焦虑，其中睡眠指数对社会公平感的解释力最强，解释了 18.6% 的变异，而对社会信任、流动感知和地位焦虑的解释力均不足 10%，分别为 6.4%、1.9% 和4.2%（见表 12）。而且睡眠指数每提高 1 分，可以使社会公平感增加 0.058分、社会信任增加 0.036 分、流动感知增加 0.014 分、地位焦虑增加 0.006分。综合而言，睡眠指数对流动感知和地位焦虑的预测作用虽然显著，但解释力有限。

**表 11 睡眠指数和社会心态的相关**

| 类别 | 1 | 2 | 3 | 4 | 5 | 6 | 7 |
|---|---|---|---|---|---|---|---|
| 1. 睡眠指数 | 1 | | | | | | |
| 2. 睡眠质量指标 | 0.830 *** | 1 | | | | | |
| 3. 睡眠信念和行为指标 | 0.832 *** | 0.528 *** | 1 | | | | |
| 4. 睡眠环境指标 | 0.730 *** | 0.431 *** | 0.414 *** | 1 | | | |
| 5. 社会公平感 | 0.414 *** | 0.234 *** | 0.242 *** | 0.571 *** | 1 | | |
| 6. 社会信任 | 0.237 *** | 0.144 *** | 0.099 *** | 0.366 *** | 0.409 *** | 1 | |
| 7. 流动感知 | 0.064 *** | 0.038 ** | 0.115 *** | −0.013 | 0.025 | −0.172 *** | 1 |
| 8. 地位焦虑 | 0.079 *** | 0.023 | −0.041 | 0.247 *** | 0.128 *** | 0.114 *** | −0.168 *** |

*** $p < 0.001$，** $p < 0.01$，* $p < 0.05$。

**表 12 睡眠指数对社会心态的预测作用（$N = 5845$）**

| 自变量 | 参照变量 | 因变量 | | | |
|---|---|---|---|---|---|
| | | 社会公平感 | 社会信任 | 流动感知 | 地位焦虑 |
| 常数 | | 0.049 | 1.160 *** | 3.762 *** | 3.432 *** |
| 年龄 | | −0.005 * | −0.009 *** | −0.004 | 0 |

续表

| 自变量 | 参照变量 | 因变量 | | | |
|---|---|---|---|---|---|
| | | 社会公平感 | 社会信任 | 流动感知 | 地位焦虑 |
| 有宗教信仰 | 无宗教信仰 | - 0.014 | - 0.085 | - 0.087 | - 0.047 |
| 汉族 | 少数民族 | - 0.009 | - 0.177 ** | - 0.150 | - 0.227 *** |
| 初中 | 小学及以下 | 0.059 | 0.334 | - 0.598 | 1.318 *** |
| 高中/中专/职高/技校 | 小学及以下 | 0.163 | 0.434 | - 0.614 * | 1.455 *** |
| 本专科 | 小学及以下 | 0.195 | 0.425 | - 0.576 * | 1.775 *** |
| 研究生 | 小学及以下 | 0.017 | 0.251 | - 0.557 * | 1.654 *** |
| 在婚姻状态[1] | 未在婚姻状态 | 0.139 *** | 0.122 ** | 0.024 | 0.330 *** |
| 非农业户口 | 农业户口 | 0.022 | 0.042 | - 0.213 *** | - 0.041 |
| 外地户口 | 本地户口 | - 0.018 | - 0.002 | 0.161 *** | - 0.035 |
| 有工作 | 无工作 | - 0.048 | - 0.008 | - 0.125 ** | 0.105 * |
| 城市 | 农村 | - 0.033 | - 0.038 | 0.021 | 0.097 |
| 乡镇 | 农村 | 0.009 | - 0.010 | 0.052 | - 0.126 |
| 个人月收入 | | 0.077 *** | 0.048 *** | 0.002 | - 0.014 |
| 睡眠指数（分） | | 0.058 *** | 0.036 *** | 0.014 *** | 0.006 *** |
| $R^2$ | | 0.186 | 0.064 | 0.019 | 0.042 |
| F 值 | | 78.294 *** | 22.360 *** | 6.205 *** | 13.330 *** |

[1] 在婚姻状态包括初婚有配偶和再婚有配偶两种；未在婚姻状态包括未婚、同居、离婚和丧偶四种。

注：表格中为非标准化回归系数。

*** $p < 0.01$，** $p < 0.05$，* $p < 0.1$。

限于篇幅，本文仅在图 13 中呈现了睡眠指数对社会心态回归分析的标准化系数结果。除睡眠质量指标对地位焦虑没有显著预测作用、睡眠环境指标对流动感知没有显著预测作用外，三个一级指标对其他社会心态均有显著的预测作用。其中，睡眠环境指标对社会公平感、社会信任和地位焦虑的预测作用最大，睡眠信念和行为指标对流动感知的预测作用最大，而对地位焦虑有负向预测作用。可见，睡眠环境越好的个体，社会公平感越高，社会信任度越高，但与此同时地位焦虑水平也越高。然而，合理的睡眠信念和行为不仅可以增强流动感知，也能有效缓解地位焦虑。因此，除了改善睡眠环境外，还应注意调整人们对睡眠的信念和行为。

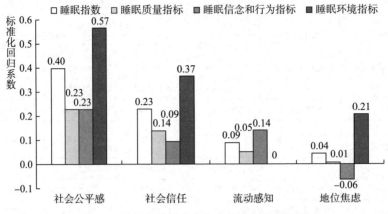

**图 13　睡眠指数对社会心态的回归分析结果**

## 七　结论和启示

本研究构建了测度睡眠状况的睡眠指数。数据分析发现，睡眠指数的三个一级指标（分别是睡眠质量、睡眠环境，以及睡眠信念和行为）具有较好的结构，比较全面地考察了民众的睡眠状况，其对应的二级指标能够较好地体现一级指标所测量的内容，睡眠指数能够较好地测量个体、群体的睡眠状况。

2021 年中国民众睡眠指数为 64.78 分（百分制），略高于及格水平，其中，睡眠质量指标得分为 71.51 分，睡眠环境指标得分为 68.54 分，睡眠信念和行为指标得分仅为 54.73 分。

对睡眠指数不同指标的分析发现，我国民众睡眠时长不足，每天平均睡眠时长为 7.06 小时，长于美国国家睡眠基金会 2013 年调查的美国、日本和英国民众每晚的平均睡眠时间，但短于 2018 年中国家庭追踪调查的 7.61 小时。64.75% 的被调查者每天实际睡眠时长不足 8 个小时，超过 8 个小时的比例仅为 7.97%。

影响睡眠时长的因素分别是看手机或上网导致睡眠拖延，工作或学习时间长挤占了睡眠时间，以及失眠等睡眠障碍的影响。首先，看手机、上网是导致民众睡眠拖延和失眠的一个重要原因。调查在询问因花时间在手机上而导致失眠的情况时，31.19% 的被调查者选择了"有时"，18.73% 的被调查者选择了"总是"，仅 7.98% 的被调查者选择了"几乎从不"；调查在询问每天睡觉前看一会儿手机的情况时，53.65%的被调查者选择了"总是"，20.15%的被调查者选择了"有时"，仅2.61%的被调查者选择了"几乎从不"。21.62%的被调查者有时因上网而睡不到4个小时，30.02%的被调查者有时因熬夜上网而导致白天精神不济。中青年群体因看手机、上网导致睡眠拖延和失眠的情况最为突出，年龄越小的被调查者，手机/上网拖延睡眠的比例越高。

其次，影响睡眠时长的另一个因素是工作或学习时长挤占了睡眠时间，这一点在中青年群体中非常突出：20~29岁的青年群体，每天平均睡眠时长为7.18小时，每天平均工作或学习时长为8.04小时，工作或学习时长基本正常，但睡眠时长短于这个年纪所需的睡眠时间；30~39岁的群体，每天平均睡眠时长为7.06小时，每天平均工作或学习时长为8.43小时；40~49岁群体的每天平均睡眠时长更短，为6.75小时，他们每天工作或学习的时长更长，平均为8.49小时。超时工作在一些职业群体中普遍存在：生产工人每天工作或学习的时长最长，平均为8.69小时；专业技术人员每天平均工作或学习的时长为8.22小时。

最后，失眠等睡眠障碍也是影响睡眠时长的一个因素。中青年群体的失眠频率没有明显差异，但60岁及以上老年群体因失眠影响睡眠的问题最为突出，而且不合理的睡眠信念最多。

在睡眠环境方面，民众的生活满意度不高可能是影响睡眠指数的一个重要因素。

分析发现，睡眠指数显著正向预测样本总体心理健康水平，良好的睡眠状况有助于提高心理健康水平，降低抑郁和焦虑倾向，并增强自我肯定。三个一级指标也均对心理健康和自我肯定有显著的正向预测作用，对抑郁和焦虑有显著的负向预测作用。睡眠环境指标对样体总体心理健康和自我肯定的促进作用，以及对抑郁的改善作用最大；而睡眠质量指标对焦虑的缓解作用最大，睡眠环境指标对心理健康也有较大的影响。睡眠指数也在一定程度上影响社会心态，如睡眠环境指标对社会公平感、社会信任和地位焦虑的预测作用最大，睡眠信念和行为指标对流动感知的预测作用最大，而对地位焦虑有负向预测作用。

我们的睡眠调查及构建的睡眠指数客观反映了中国居民的睡眠状况和存在的问题，结合中国家庭追踪调查（CFPS）可以看出，中国居民整体睡眠状况不容乐观，整体上每天平均睡眠时长逐年缩短，睡眠质量下降，作为健康三要素（睡眠、饮食和运动）中最重要的睡眠出现了问题。我们的研究发现，睡眠问题不仅会影响生理健康，也会对心理健康和社会心态产生不良影响。本次调查还发现不同社会经济地位的群体在一定程度上存在睡眠不平等，睡眠质量差会减弱人们的幸福感、降低生存质量。本研究关注了新手妈妈、大学生、职场人士、"双减"政策实施后的中小学生，这些群体的睡眠问题更加突出。睡眠问题应该引起全社会的重视，每个个体也应该意识到睡眠问题的重要性。克拉里（2021：37）指出，"睡眠可以代表坚固稳定的社会性，相当于是一道门禁，社会可以依靠它抵挡或保护自己。对每个人来说，作为一种最隐秘最脆弱的状态，社会保护对于睡眠的持续是至关重要的"。睡眠问题是一个被长期忽视的社会问题，近年来这一问题才开始引起社会的广泛关注，如社会对于"996"工作制的批评，特别是2021年实施的"双减"政策，明确提出了保证青少年充足睡眠时间的要求，这是一个好的开始。满足民众不断增长的美好生活需要应该以保证民众的基本睡眠为基础，不断提高民众的身心健康水平，提高民众的生活质量，促进社会良性发展。希望个体和社会一起行动起来，努力改善睡眠状况。

## 参考文献

丹·伯罗克，2008，《保健和医学伦理学领域的生活质量测量》，载森、努斯鲍姆主编《生活质量》，龚群等译，社会科学文献出版社。

国家统计局编，2021，《中国统计年鉴（2021）》，中国统计出版社。

韩小孩等，2012，《基于主成分分析的指标权重确定方法》，《四川兵工学报》第10期。

李虹、梅锦荣，2002，《测量大学生的心理问题：GHQ - 20 的结构及其信度和效度》，《心理发展与教育》第1期。

马克·拉普勒，2012，《生活质量研究导论》，周长城等译，社会科学文献出版社。

马修·沃克，2021，《我们为什么要睡觉？》，田盈春译，北京联合出版公司。

尼克·利特尔黑尔斯，2020，《睡眠革命——如何让你的睡眠更高效》（新版），王敏译，贵州科技出版社。

乔纳森·克拉里，2021，《24/7：晚期资本主义与睡眠的终结》，许多、沈河西译，南京大学出版社。

Diener, E. 1985. Satisfaction with Life Scale. *PsycTESTS*, 0 - 1. https://doi. org/10. 1037/t01069 - 000.

# 中国居民睡眠状况的变化（2010～2018年）

**摘　要：** 睡眠是影响居民生活质量的重要指标，良好的睡眠也是满足居民美好生活需要的重要条件。近年来我国经济增长放缓、改革进入深水区，那么中国居民睡眠状况发生了怎样的变化？本文利用中国家庭追踪调查（CFPS）数据对2010～2018年中国居民睡眠状况进行了追踪分析。研究发现，2010～2018年，中国居民每天平均睡眠时长逐年缩短，睡眠质量下降；午休人数总体上缓慢增加，但平均午休时长却在逐年缩短；同时，睡眠状况存在明显的群体差异。

**关键词：** 睡眠质量　睡眠时长　睡眠状况变化

## 一　引言：社会发展与睡眠

改革开放以来，我国在经济、社会等领域进行了一系列重大变革，尤其是2001年加入世贸组织后我国经济飞速发展，GDP增速一度达到两位数，社会财富得以迅速积累。人们逐渐有能力关注生活质量的提升，而非单纯的物质生活条件的改善。2010年以后，经济增长速度整体上开始放缓，GDP增速从2010年的10.64%回落至2018年的6.75%。① 2013年3月，习近平总书记在十二届全国人大一次会议上海代表团的审议时指出，我国改革已经进入攻坚期和深水区。在经济增长放缓的同时，前期积累的一些社会矛盾日益凸显，社会贫富差距拉大以及就业、养老、教育、住房和医疗等问题使人们感觉生活压力增大。在这样的时代背景下，与生活质量密切相关的健康风

---

① 2010～2018年GDP数据源于国家统计局网站（https://data.stats.gov.cn/）。

险以及与之相关的不平等问题进入人们的视野，而作为健康构成要素之一的睡眠健康也日益成为社会关注的焦点。

睡眠是人维持基本生理功能和保持健康的关键因素之一（刘艳等，2020）。在人的一生之中，有 1/3 的时间是在睡眠中度过的。个体在睡眠过程中使机体消除疲劳，使免疫系统得到修整和恢复，并巩固记忆，由此可见睡眠在人的生命过程中的重要性（贺静，2019）。然而，随着生活节奏不断加快，睡眠问题逐渐成为全球性的公共健康问题。世界卫生组织（WHO）的相关调查结果显示：有 27% 的人存在睡眠问题（参见 Allen et al. , 1992）。美国疾病控制与预防中心报告显示，近 1/3 的成年人每天不能保证 7 小时的睡眠（Watson et al. , 2015）。

对中国而言，睡眠问题可能更为突出。在经历了经济快速增长的 30 多年后，一些社会问题也随着 2010 年以后经济增长速度放缓而逐渐凸显。中国目前正处于社会结构转型、经济结构调整、产业升级等的关键期，经济运行总体平稳，但结构性矛盾依然突出。① 中国人在享受不断改善的物质生活条件的同时，也面临来自教育、就业、养老、医疗等各方面的压力。这些社会变化极有可能影响中国居民的睡眠状况。那么中国居民的睡眠状况如何？发生了哪些变化？本文基于中国家庭追踪调查（CFPS）数据探讨 2010 ~ 2018 年中国居民睡眠状况及其变化情况，揭示中国居民睡眠的变化规律以及存在的问题。

## 二 数据来源与变量

### （一）数据来源

为了呈现 2010 ~ 2018 年中国居民睡眠状况的变化，本文使用中国家庭追踪调查（CFPS）数据进行分析。中国家庭追踪调查（CFPS）是一项全国性、综合性的社会追踪调查项目，旨在通过追踪收集个体、家庭、社区三个层次的数据，反映中国社会、经济、人口、教育和健康的变迁。2010 年，CFPS 在全国 25 个省（自治区、直辖市）正式实施基线调查，最终完成 14960 户家庭 42590 个个人的访问，随后每两年对被调查者进行一次追访。

---

① 《国务院办公厅关于金融支持经济结构调整和转型升级的指导意见》，国办发〔2013〕67 号。

本文使用 2010 年、2012 年、2014 年、2016 年和 2018 年五次调查的数据，为了保证样本追踪的精确性，本文使用了全部参与五次调查的个体数据，共获得个案 15884 个，样本量为 79220。

### （二）睡眠变量

CFPS 在不同年份询问了被调查者的睡眠状况。其中，五次调查均询问了被调查者是否午休以及午休时长，同时询问了被调查者上床睡觉的时间点；在 2010 年、2014 年、2016 年、2018 年调查中询问了被调查者一天的睡眠时长；在 2012 年、2016 年和 2018 年还询问了被调查者对自己睡眠质量问题的评价。午休比例与午休时长、睡眠时长和睡眠质量问题自评构成了本研究的主要变量。

### （三）群体变量

在对总体睡眠状况进行描述的同时，本文也对不同群体的睡眠差异进行了比较。首先对人口学变量进行描述，包括年龄、性别、出生队列、目前是否有配偶、受教育程度、户口类型、居住地类型和地区。其次，除了基本的人口学变量外，健康状况和社会经济状况也可能导致睡眠差异，因此本文也对其进行分析，变量包括目前是否在工作、社会地位自评、健康状况自评以及与本地人相比收入状况自评（见表 1）。

**表 1　群体变量的描述**

| 群体变量 | 均值/% | 最小值 | 最大值 |
| --- | --- | --- | --- |
| 年龄（岁） | 49.21 | 16 | 94 |
| 男性 = 1 | 0.48 | 0 | 1 |
| 出生队列（十年一队列） | 1960 | 1920 | 1990 |
| 有配偶 = 1 | 0.88 | 0 | 1 |
| 农业户口 = 1 | 0.73 | 0 | 1 |
| 居住地 – 城镇 = 1 | 0.42 | 0 | 1 |
| 目前在工作 = 1 | 0.68 | 0 | 1 |
| 受教育程度 | | | |
| 　没有接受过教育 | 20.46 | — | — |
| 　小学及小学未毕业 | 23.59 | — | — |

| 群体变量 | 均值/% | 最小值 | 最大值 |
| --- | --- | --- | --- |
| 初中 | 34.04 | | |
| 高中/中专 | 14.24 | | |
| 大专及以上 | 7.67 | | |
| 地区 | | | |
| 东部 | 42.33 | | |
| 中部 | 32.02 | | |
| 西部 | 25.65 | | |
| 社会地位自评 | | | |
| 较低 | 26.99 | | |
| 中等 | 48.52 | | |
| 较高 | 24.49 | | |
| 健康状况自评 | | | |
| 较差 | 31.20 | | |
| 一般 | 30.37 | | |
| 较好 | 38.44 | | |
| 收入状况自评 | | | |
| 较低 | 46.15 | | |
| 中等 | 41.97 | | |
| 较高 | 11.88 | | |

被调查者的平均年龄为 49.21 岁，男性比例为 48%，有 88% 的被调查者目前有配偶；初中受教育程度被调查者的比例最高，为 34.04%；有 27% 的被调查者为非农业户口，但目前生活在城镇的被调查者比例为 42%；有 68% 的被调查者目前在工作；来自东部地区的被调查者比例最高，为 42.33%；与身边的人相比，认为自己社会地位中等的被调查者比例最高，为 48.52%；有 31.20% 的被调查者认为自己的健康状况较差，有 38.44% 的被调查者认为自己的健康状况较好；有 46.15% 的被调查者认为，与本地人相比，自己的收入较低，认为收入较高的被调查者比例为 11.88%。

## 三　2010～2018年中国居民睡眠状况的变化

### （一）中国居民睡眠状况的总体变化趋势

#### 1. 中国居民睡眠状况描述

本文对2010～2018年中国居民的睡眠状况进行了描述，包括居民每天平均睡眠时长、午休比例和平均午休时长、上床睡觉的平均时间点以及睡眠质量问题自评，具体情况见表2。首先看居民每天平均睡眠时长的变化。从整体上看，中国居民每天平均睡眠时长为7.83小时。从趋势上看，中国居民在2010年、2014年、2016年和2018年每天平均睡眠时长分别为8.25、7.78、7.69和7.61小时，也就是说，居民每天平均睡眠时长是在逐年缩短的。从午休情况看，有53.78%的被调查者表示自己有午休的习惯，而且五次调查中被调查者的午休比例分别为50.31%、53.81%、52.61%、54.13%和58.05%，说明中国居民的午休比例总的趋势是在上升的，近十年间上升了7.74个百分点。有意思的是，尽管被调查者的午休比例总体上在上升，但是在有午休习惯的被调查者中，平均午休时长是在逐年缩短的。2010年被调查者平均午休时长为72.98分钟，而后逐年缩短（2012年为72.74分钟、2014年为71.21分钟、2016年为68.43分钟、2018年为66.62分钟），平均午休时长近十年间缩短了6.36分钟。

其次看上床睡觉的时间点，在19：00～19：59、20：00～20：59、21：00～21：59、22：00～22：59、23：00～23：59以及0：00及以后上床睡觉的被调查者比例分别为1.17%、8.46%、28.29%、41.01%、14.86%以及6.20%，也就是说，整体上中国居民上床睡觉的时间点主要集中在22：00～22：59。此外，0：00及以后上床睡觉的被调查者比例从2010年的5.66%上升到了2018年的6.44%，而2010年、2012年、2014年、2016年和2018年，在23：00～23：59之间上床睡觉的被调查者比例分别为13.73%、13.54%、15.25%、15.44%和16.36%。不过从整体上看，2010年、2012年、2014年、2016年和2018年，被调查者上床睡觉的平均时间点分别为21：51、21：50、21：55、21：55、21：55，并没有发生明显的变化。

2012年、2016年和2018年调查询问了被调查者是否存在睡眠不好的情况，即是否存在睡眠质量问题。49.04%的被调查者表示自己"几乎没有"睡眠不好的情况，但值得注意的是，这一比例是逐年下降的，从2012年的51.89%下降到了2018年的45.80%；而"经常有"和"大多时候有"睡眠不好情况的被调查者比例均出现了上升趋势，"经常有"睡眠不好情况的被调查者比例从2012年的11.09%上升至2018年的13.88%，而"大多时候有"睡眠不好情况的被调查者比例从2012年的5.17%上升到2018年的8.62%。睡眠质量问题自评均值从2012年的1.69增加至2018年的1.85。整体上看，中国居民的睡眠质量在不断下降。

表2    2010～2018年中国居民睡眠状况的变化

| | 2010 年 | 2012 年 | 2014 年 | 2016 年 | 2018 年 | 全部样本 |
|---|---|---|---|---|---|---|
| 每天平均睡眠时长（小时） | 8.25 | — | 7.78 | 7.69 | 7.61 | 7.83 |
| 午休比例（%） | 50.31 | 53.81 | 52.61 | 54.13 | 58.05 | 53.78 |
| 平均午休时长（分钟） | 72.98 | 72.74 | 71.21 | 68.43 | 66.62 | 70.29 |
| 上床睡觉的时间点（%） | | | | | | |
| 19：00～19：59 | 1.05 | 1.26 | 1.20 | 0.97 | 1.38 | 1.17 |
| 20：00～20：59 | 8.88 | 9.47 | 7.93 | 7.96 | 8.05 | 8.46 |
| 21：00～21：59 | 29.19 | 29.68 | 26.74 | 28.25 | 27.58 | 28.29 |
| 22：00～22：59 | 41.47 | 40.02 | 42.52 | 40.86 | 40.19 | 41.01 |
| 23：00～23：59 | 13.73 | 13.54 | 15.25 | 15.44 | 16.36 | 14.86 |
| 0：00 及以后 | 5.66 | 6.03 | 6.36 | 6.53 | 6.44 | 6.20 |
| 上床睡觉的平均时间点 | 21：51 | 21：50 | 21：55 | 21：55 | 21：55 | 21：53 |
| 睡眠质量问题自评（%） | | | | | | |
| 几乎没有（不到1天） | — | 51.89 | — | 49.42 | 45.80 | 49.04 |
| 有些时候（1～2天） | — | 31.86 | — | 31.41 | 31.70 | 31.66 |
| 经常有（3～4天） | — | 11.09 | — | 11.51 | 13.88 | 12.16 |
| 大多时候有（5～7天） | — | 5.17 | — | 7.66 | 8.62 | 7.15 |
| 睡眠质量问题自评均值 | — | 1.69 | — | 1.77 | 1.85 | 1.77 |

**2. 中国居民睡眠变化的年龄段和出生队列差异**

本部分比较了中国居民睡眠状况的年龄段和出生队列差异。从年龄段的比较可以得知相同年龄段群体在不同年份的差异，比如2010年20～29岁的群体与2018年20～29岁的群体是否存在睡眠差异。而出生队列分析则可以比较同一出生队列（即同一批人）在近十年间的睡眠变化情况，比如"90后"① 在 2010 年的睡眠状况与 2018 年的睡眠状况是否存在差异，发生了哪些变化。

（1）午休状况

图 1 给出了不同年龄段群体午休比例的变化情况。2010 年，20～29 岁群体的午休比例为 47.59%，2012 年达到了 48.42%，2014 年这一比例回落至 45.09%，并在 2016 年进一步回落（43.59%），2018 年有所回升（45.70%），但仍低于 2012 年。30 岁及以上群体的午休比例总体上呈缓慢波动上升趋势。从 2010 年到 2018 年，30～39 岁群体的午休比例上升了不到2 个百分点（即 2018 年 30～39 岁的群体和 2010 年 30～39 岁的群体相比，下同），50～59 岁群体的午休比例上升了 7 个百分点，在 70～79 岁的老年群体中，这一比例上升了 10 个百分点。整体上看，年龄越大，居民午休的比例越高。

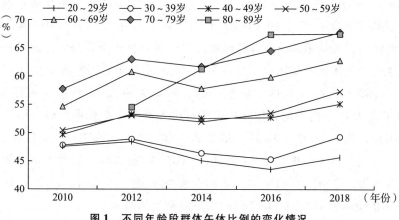

**图 1　不同年龄段群体午休比例的变化情况**

图 2 呈现了不同年龄段群体平均午休时长的变化情况。20～29 岁、30～39 岁、40～49 岁、50～59 岁群体的平均午休时长总体上呈现缩短的趋势，因此在 20～59 岁中青年群体中，相同年龄段群体在 2018 年的平均午休时长是最短的；而 60～69 岁老年群体的平均午休时长在 2012～2018 年则呈现略微缩短趋势；70～89 岁老年群体的平均午休时长虽有所波动，但波动幅度不

① 本文视上下文情况交替使用出生队列及"几 0 后"，但受数据所限，"90 后"仅包括 1990～1994 年出生的居民。

超过 5 个百分点。

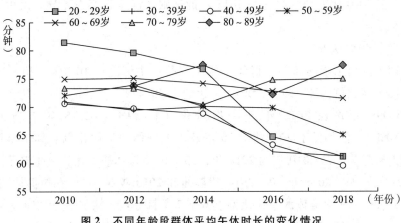

**图 2　不同年龄段群体平均午休时长的变化情况**

　　下面接着分析各出生队列的午休比例和平均午休时长的变化情况，见图 3 和图 4。图 3 表明 1990～1994 年出生队列在 2012～2016 年的午休比例有明显的下降（下降了 12 个百分点），不过 2018 年又有所回升；对于其余的出生队列而言，虽然不同年份有所波动，但整体上呈现上升趋势；此外，出生队列越晚，午休比例越低（不过从 2012 年开始 1930～1939 年出生队列要比 1940～1949 年出生队列的午休比例低，但差别不大）。从图 4 可以看出，2010 年"80 后"的平均午休时长是所有出生队列里最长的，但平均午休时长在缩短，到 2018 年"80 后"的平均午休时长已经缩短了 20 分钟，"90 后"的平均午休时长缩短了 14 分钟；"60"后和"70"后的平均午休时长也有所缩短；"50"后的平均午休时长变化不超过 5 分钟，而对于 1930～1939 年出生队列而言，平均午休时长呈波动增加趋势。

　　（2）每天平均睡眠时长

　　图 5 呈现了 2010～2018 年不同年龄段群体每天平均睡眠时长的变化情况。整体上看，对不同年龄段群体而言，每天平均睡眠时长都呈现缩短趋势。20～29 岁群体的每天平均睡眠时长从 2010 年的 8.48 小时缩短至 2018 年的 8.11 小时。2010 年 70～79 岁和 80～89 岁的老年人每天平均睡眠时长分别为 8.36 和 8.40 小时，而到了 2018 年，相同年龄段老年人的每天平均睡眠时长分别缩短至 7.40 和 7.32 小时。

　　图 6 展示了各出生队列每天平均睡眠时长的变化情况。从变化趋势看，各出生队列的每天平均睡眠时长逐年缩短，2010～2014 年缩短速度最快，此

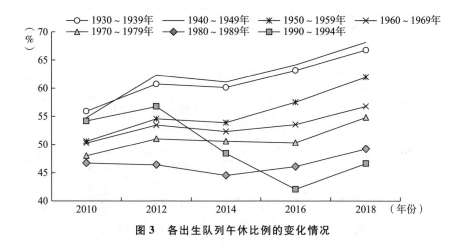

**图3　各出生队列午休比例的变化情况**

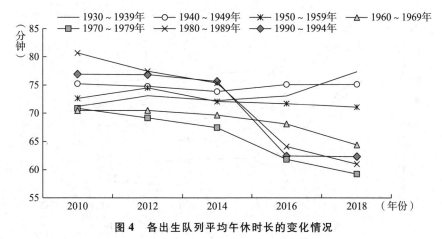

**图4　各出生队列平均午休时长的变化情况**

后缩短速度放缓，甚至个别出生队列的每天平均睡眠时长还略微增加了。出生队列越早，缩短幅度相应越大，1930～1939年出生队列的每天平均睡眠时长缩短了近1个小时，即使是每天平均睡眠时长缩短幅度比较小的出生队列，比如"70后"、"80后"和"90后"，其每天平均睡眠时长也分别缩短了0.51、0.49和0.36小时。

（3）上床睡觉的平均时间点

表3和表4给出了各年龄段群体和各出生队列上床睡觉的平均时间点的变化情况。从表3可以看出，年龄越大的群体，上床睡觉的平均时间点就越早。20～29岁的年轻人上床睡觉的平均时间点在22：30左右；对于80～89岁的老年人而言，上床睡觉的平均时间点则在21：00左右。从上床睡觉平

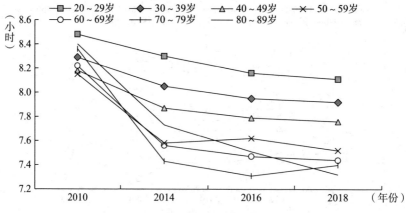

**图 5　不同年龄段群体每天平均睡眠时长的变化情况**

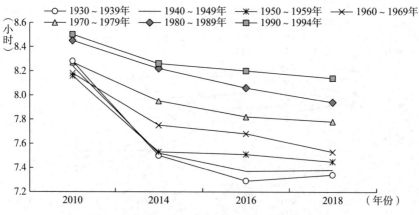

**图 6　各出生队列每天平均睡眠时长的变化情况**

均时间点的变化趋势看，2010～2018 年除了 70～89 岁的老年人外，其余年龄段群体上床睡觉的平均时间点总体上都有所后延。2012 年 20～29 岁的年轻人上床睡觉的平均时间点为 22：21，而到了 2018 年，这一群体上床睡觉的平均时间点后延了 22 分钟；对于 60～69 岁的低龄老年人而言，上床睡觉的平均时间点只延后了 11 分钟。

从表 4 可以看出，出生队列越晚，上床睡觉的平均时间点越晚。2010年，"90 后"上床睡觉的平均时间点为 22：23，到了 2018 年则为 22：46。从变化趋势看，1930～1939 年、1940～1949 年和 1950～1959 年出生队列上床睡觉的平均时间点有所提前。相比 2010 年，2018 年时 "30 后"上床睡觉的平均时间点提前了 11 分钟，"40 后"提前了 4 分钟，"50 后"提前了 1 分钟。"60 后"上床睡觉的平均时间点在 2014～2016 年间没有变化；"70 后"和 "80 后"上床睡觉的平均时间点从 2014 年开始逐年延后；"90 后"上床睡觉的平均时间点从 2010 年开始逐年延后。

表 3 各年龄段群体上床睡觉的平均时间点变化情况

| 年龄段 | 2010 年 | 2012 年 | 2014 年 | 2016 年 | 2018 年 |
|---|---|---|---|---|---|
| 20～29 岁 | 22：28 | 22：21 | 22：29 | 22：31 | 22：43 |
| 30～39 岁 | 21：59 | 22：00 | 22：08 | 22：14 | 22：20 |
| 40～49 岁 | 21：54 | 21：53 | 22：00 | 22：04 | 22：06 |
| 50～59 岁 | 21：43 | 21：44 | 21：53 | 21：53 | 21：57 |
| 60～69 岁 | 21：30 | 21：28 | 21：36 | 21：37 | 21：39 |
| 70～79 岁 | 21：23 | 21：17 | 21：24 | 21：25 | 21：24 |
| 80～89 岁 | 21：15 | 20：58 | 21：10 | 21：13 | 21：12 |

表 4 各出生队列上床睡觉的平均时间点变化情况

| 出生队列 | 2010 年 | 2012 年 | 2014 年 | 2016 年 | 2018 年 |
|---|---|---|---|---|---|
| 1930～1939 年 | 21：25 | 21：17 | 21：23 | 21：22 | 21：14 |
| 1940～1949 年 | 21：29 | 21：24 | 21：29 | 21：28 | 21：25 |
| 1950～1959 年 | 21：41 | 21：39 | 21：43 | 21：41 | 21：40 |
| 1960～1969 年 | 21：54 | 21：51 | 21：58 | 21：58 | 21：58 |
| 1970～1979 年 | 21：58 | 21：57 | 22：03 | 22：06 | 22：07 |
| 1980～1989 年 | 22：15 | 22：13 | 22：17 | 22：18 | 22：22 |
| 1990～1994 年 | 22：23 | 22：36 | 22：38 | 22：39 | 22：46 |

（4）睡眠质量问题自评

图 7 给出了各年龄段群体睡眠质量问题自评的变化情况。睡眠质量问题自评的赋值为 1～4，值越大，表明睡眠质量问题越严重，睡眠质量越差。图 7 表明，除 80～89 岁群体外，年龄越大的群体，自评睡眠质量问题越多。从变化趋势看，2012 年 20～29 岁群体的睡眠质量问题自评均值为 1.54，而 2018 年这一均值增加至 1.63，也就是说，2018 年 20～29 岁年轻人的睡眠质量问题比 2010 年 20～29 岁年轻人的睡眠质量问题更严重。2018 年，20～29 岁年轻人的睡眠质量问题自评均值比 2010 年增加了 0.09，而对于 80～89 岁的老年人而言，2018 年其睡眠质量问题自评均值比 2010 年增加了 0.31。

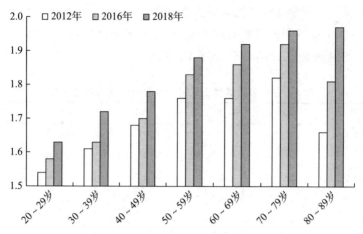

**图7 各年龄段群体睡眠质量问题自评的变化情况**

图8给出了各出生队列睡眠质量问题自评的变化情况。从整体上看，出生队列越早，睡眠质量问题越严重，睡眠质量越差（"40后"的睡眠质量比"30后"略差）。从变化趋势看，所有出生队列的睡眠质量问题存在随着时间的推移而逐渐加重的趋势。出生队列越早，睡眠质量问题越多。1930~1939年出生队列的睡眠质量问题自评均值增加了0.22，而"90后"则增加了0.15。图7和图8表明，随着时间的推移，各年龄段群体以及各出生队列的睡眠质量问题自评均值在逐年增加，即睡眠质量都在下降。

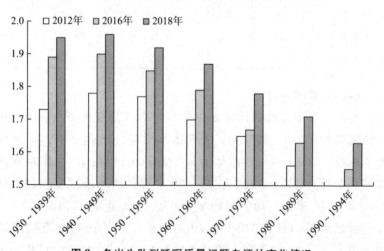

**图8 各出生队列睡眠质量问题自评的变化情况**

### （二）中国居民睡眠状况变化的群体差异

**1. 中国居民睡眠变化的户口类型、居住地类型和地区差异**

城乡、地区之间的发展差距是中国目前客观存在的现实，那么，不同户口类型、居住地类型以及不同地区之间是否存在睡眠差异呢？本部分对睡眠状况的户口类型、居住地类型和地区差异及其变化情况予以呈现。

（1）午休状况

表5为午休状况的户口类型、居住地类型差异及变化情况。首先从户口类型看，非农业户口被调查者的午休比例在各调查年份略高于农业户口的被调查者。但比较有意思的是，农业户口被调查者的平均午休时长均长于非农业户口的被调查者，且从2012年到2018年两者的平均午休时长都有所缩短。从居住地类型看，在各调查年份，居住在城镇的被调查者和居住在乡村的被调查者的午休比例差别很小，不过午休人数总体上均有所增加。在各调查年份，居住在乡村的被调查者的平均午休时长均略长于居住在城镇的被调查者，而且从2014年到2018年，两者的平均午休时长也有所缩短。从表6可以看出，西部地区被调查者的午休比例明显低于中部和东部地区的被调查

**表5 午休状况的户口类型、居住地类型差异及变化情况**

单位：%，分钟

| 年份 | 午休比例 | | 平均午休时长 | | 午休比例 | | 平均午休时长 | |
|---|---|---|---|---|---|---|---|---|
| | 非农业户口 | 农业户口 | 非农业户口 | 农业户口 | 城镇 | 乡村 | 城镇 | 乡村 |
| 2010 | 50.49 | 50.24 | 64.56 | 75.90 | 49.45 | 50.93 | 68.47 | 76.15 |
| 2012 | 57.01 | 52.58 | 65.83 | 75.60 | 54.88 | 53.38 | 64.69 | 75.97 |
| 2014 | 54.54 | 51.85 | 62.30 | 74.86 | 53.87 | 51.53 | 65.68 | 76.11 |
| 2016 | 54.78 | 53.87 | 59.10 | 72.19 | 54.11 | 54.16 | 62.87 | 73.52 |
| 2018 | 60.11 | 57.23 | 57.51 | 70.43 | 58.19 | 57.90 | 61.73 | 71.43 |

**表6 午休状况的地区差异及变化**

单位：%，分钟

| 年份 | 午休比例 | | | 平均午休时长 | | |
|---|---|---|---|---|---|---|
| | 东部 | 中部 | 西部 | 东部 | 中部 | 西部 |
| 2010 | 52.34 | 52.43 | 43.81 | 72.42 | 74.48 | 71.77 |
| 2012 | 55.88 | 57.14 | 45.62 | 71.36 | 76.10 | 70.16 |

续表

| 年份 | 午休比例 | | | 平均午休时长 | | |
| --- | --- | --- | --- | --- | --- | --- |
| | 东部 | 中部 | 西部 | 东部 | 中部 | 西部 |
| 2014 | 54.15 | 56.16 | 45.08 | 69.69 | 74.17 | 69.58 |
| 2016 | 54.91 | 58.62 | 46.73 | 66.67 | 70.52 | 68.68 |
| 2018 | 59.07 | 62.68 | 50.00 | 65.11 | 68.80 | 66.28 |

者，同时中部地区被调查者的午休比例略高于东部地区的被调查者。不过从平均午休时长来看，中部地区被调查者的平均午休时长略长于东部和西部地区的被调查者，而东部地区被调查者和西部地区被调查者的平均午休时长则没有明显的差异。

（2）每天平均睡眠时长和上床睡觉的平均时间点

从户口类型看，农业户口被调查者的每天平均睡眠时长显著长于非农业户口的被调查者，并且随着时间的推移，两者的每天平均睡眠时长均出现缩短的趋势（见表7）。从居住地类型看，居住在乡村的被调查者的每天平均睡眠时长长于居住在城镇的被调查者。从地区看，西部地区被调查者的每天平均睡眠时长要长于东部和中部地区的被调查者，且中部地区被调查者的每天平均睡眠时长长于东部地区的被调查者，整体上看，东部地区被调查者的每天平均睡眠时长是最短的。

表7 每天平均睡眠时长的户口类型、居住地类型和地区差异

单位：小时

| 年份 | 户口类型 | | 居住地类型 | | 地区 | | |
| --- | --- | --- | --- | --- | --- | --- | --- |
| | 非农业 | 农业 | 城镇 | 乡村 | 东部 | 中部 | 西部 |
| 2010 | 8.01 | 8.33 | 8.09 | 8.36 | 8.11 | 8.31 | 8.41 |
| 2014 | 7.49 | 7.91 | 7.64 | 7.91 | 7.59 | 7.81 | 8.09 |
| 2016 | 7.37 | 7.82 | 7.54 | 7.83 | 7.51 | 7.69 | 7.99 |
| 2018 | 7.31 | 7.74 | 7.47 | 7.76 | 7.42 | 7.59 | 7.99 |

从趋势上看，2010～2018年，无论是哪种户口类型、居住地类型和地区，被调查者上床睡觉的平均时间点都没有出现明显的规律性波动。不过值得注意的是，在所有调查年份，农业户口的被调查者或居住在乡村的被调查者上床睡觉的平均时间点均比非农业户口的被调查者或居住在城镇的被调查

者早半小时左右（见表 8）。从地区角度看，西部地区被调查者上床睡觉的平均时间点要晚于中部和东部地区的被调查者，但这一差别也有可能是地理位置造成的。东部地区被调查者上床睡觉的平均时间点比中部地区的被调查者略晚，但差异不大。

**表 8　上床睡觉的平均时间点的户口类型、居住地类型和地区差异及变化**

| 年份 | 户口类型 | | 居住地类型 | | 地区 | | |
|------|---------|---------|---------|---------|--------|--------|--------|
|      | 非农业 | 农业 | 城镇 | 乡村 | 东部 | 中部 | 西部 |
| 2010 | 22：14 | 21：44 | 22：05 | 21：42 | 21：50 | 21：44 | 22：05 |
| 2012 | 22：13 | 21：40 | 22：17 | 21：39 | 21：48 | 21：44 | 21：59 |
| 2014 | 22：15 | 21：46 | 22：07 | 21：44 | 21：52 | 21：49 | 22：06 |
| 2016 | 22：15 | 21：46 | 22：07 | 21：43 | 21：54 | 21：49 | 22：04 |
| 2018 | 22：15 | 21：47 | 22：07 | 21：43 | 21：53 | 21：50 | 22：05 |

（3）睡眠质量问题自评

从表 9 可以看出，在 2012 年和 2016 年，不同户口类型和居住地类型的被调查者的睡眠质量问题自评几乎没有什么差异；但 2018 年，农业户口的被调查者或居住在乡村的被调查者的睡眠质量问题自评均值大于非农业户口的被调查者或居住在城镇的被调查者。从地区角度看，东部地区被调查者的睡眠质量问题最少，其次是中部地区，而西部地区被调查者的睡眠质量问题最严重，不过三者之间的差异并不大，且随着时间的推移，东、中、西部地区被调查者的睡眠质量问题自评均值均有所增加。

**表 9　睡眠质量问题自评的户口类型、居住地类型和地区差异及变化**

| 年份 | 户口类型 | | 居住地类型 | | 地区 | | |
|------|---------|---------|---------|---------|--------|--------|--------|
|      | 非农业 | 农业 | 城镇 | 乡村 | 东部 | 中部 | 西部 |
| 2012 | 1.70 | 1.69 | 1.70 | 1.69 | 1.65 | 1.68 | 1.77 |
| 2016 | 1.76 | 1.77 | 1.77 | 1.78 | 1.74 | 1.79 | 1.79 |
| 2018 | 1.81 | 1.86 | 1.82 | 1.88 | 1.82 | 1.86 | 1.88 |

**2. 不同社会经济状况群体的睡眠状况差异与变化**

不同社会地位、收入状况的群体可能存在睡眠状况差异，并且受教育程度和目前工作状况也是反映个体社会经济地位的重要客观指标，因此本部分将分析不同收入状况、社会地位、目前工作状况以及受教育程度的被调查者之间睡眠状况的差异及其变化情况。

（1）午休状况

表 10 反映了不同社会经济状况群体的午休比例及变化情况。首先从受教育程度看，没有接受过教育的群体午休比例最低，高中/中专及以上受教育程度被调查者的午休比例高于初中和小学及小学未毕业受教育程度的被调查者。2010 年没有接受过教育的被调查者的午休比例为 43.56%，而大专及以上学历被调查者的这一比例比没有接受过教育的被调查者上升了 12.50 个百分点。从变化趋势看，随着时间的推移，没有接受过教育的被调查者的午休比例逐年上升，其他受教育程度被调查者的午休比例有所波动，但整体上有所上升。值得注意的是，除没有接受过教育的被调查者外，其余受教育程度被调查者的午休比例差异较小。

表 10 不同社会经济状况群体的午休比例及变化情况

单位：%

|  |  | 2010 | 2012 | 2014 | 2016 | 2018 |
| --- | --- | --- | --- | --- | --- | --- |
| 受教育程度 | 没有接受过教育 | 43.56 | 48.28 | 48.31 | 51.25 | 54.90 |
|  | 小学及小学未毕业 | 50.27 | 53.33 | 52.17 | 55.14 | 59.20 |
|  | 初中 | 52.22 | 54.65 | 52.98 | 54.38 | 58.13 |
|  | 高中/中专 | 52.71 | 57.64 | 56.20 | 55.52 | 60.00 |
|  | 大专及以上 | 56.06 | 59.73 | 56.99 | 54.97 | 58.85 |
| 社会地位自评 | 较低 | 47.90 | 51.31 | 47.58 | 48.85 | 53.65 |
|  | 中等 | 51.46 | 55.56 | 52.85 | 55.46 | 58.42 |
|  | 较高 | 52.26 | 55.19 | 55.45 | 58.47 | 60.46 |
| 收入状况自评 | 较低 | 48.24 | 52.11 | 49.79 | 51.16 | 54.78 |
|  | 中等 | 52.63 | 55.69 | 54.30 | 57.03 | 58.44 |
|  | 较高 | 48.74 | 51.20 | 54.44 | 56.04 | 59.88 |
| 目前工作状况 | 目前不工作 | 50.94 | 54.75 | 56.74 | 57.22 | 62.57 |
|  | 目前在工作 | 50.60 | 53.25 | 51.76 | 53.61 | 56.81 |

其次来看不同社会地位自评群体之间的睡眠状况差异。从整体上看，社会地位自评较低的被调查者的午休比例最低。再次，从收入状况自评看，自评收入较低的被调查者的午休比例最低（2012 年除外），而认为自己收入中等和较高的被调查者之间的睡眠差异在 2010 年和 2012 年较为明显，从 2014

年开始差异变得并不明显。最后，从目前工作状况看，目前在工作的被调查者的午休比例低于目前不工作的被调查者，且这一差异在2014年及以后的调查中变得较为明显。

表11给出了不同社会经济状况群体的平均午休时长及变化情况。在有午休习惯的被调查者中，整体上受教育程度越高，平均午休时长反而越短。2010年，没有接受过教育的被调查者的平均午休时长为76.02分钟，而大专及以上学历被调查者的平均午休时长为58.98分钟。没有接受过教育的被调查者在五次调查中的平均午休时长波动幅度很小，但大专及以上学历的被调查者2018年的平均午休时长比2010年缩短了近10分钟。

从社会地位自评看，社会地位自评较高的被调查者的平均午休时长长于社会地位自评中等和较低的被调查者，且社会地位自评中等和较低的被调查者间并没有明显的差异。从收入状况自评看，自评收入较高的被调查者的平均午休时长略长，自评收入较低和中等的被调查者在平均午休时长上没有十分明显的差异。总体上看，不同社会地位和收入状况群体之间的平均午休时长差异并不明显。在目前工作状况方面，目前在工作的被调查者和目前不工作的被调查者之间的差异较小，也几乎没有明显的规律波动趋势。

**表11　不同社会经济状况群体的平均午休时长及变化情况**

单位：分钟

| | 年份 | 2010 | 2012 | 2014 | 2016 | 2018 |
|---|---|---|---|---|---|---|
| 受教育程度 | 没有接受过教育 | 76.02 | 75.44 | 73.62 | 74.98 | 74.99 |
| | 小学及小学未毕业 | 76.22 | 75.24 | 74.92 | 73.66 | 72.09 |
| | 初中 | 74.40 | 74.08 | 73.20 | 68.60 | 65.74 |
| | 高中/中专 | 67.53 | 68.82 | 65.78 | 60.49 | 59.09 |
| | 大专及以上 | 58.98 | 59.27 | 56.92 | 50.54 | 49.28 |
| 社会地位自评 | 较低 | 71.91 | 72.06 | 69.75 | 65.82 | 64.72 |
| | 中等 | 72.77 | 72.19 | 69.76 | 67.52 | 64.11 |
| | 较高 | 75.09 | 74.79 | 74.18 | 72.66 | 70.36 |
| 收入状况自评 | 较低 | 72.37 | 71.52 | 70.64 | 67.33 | 65.16 |
| | 中等 | 71.46 | 72.59 | 70.61 | 68.91 | 65.49 |
| | 较高 | 74.21 | 73.13 | 73.53 | 69.78 | 69.50 |
| 目前工作状况 | 目前不工作 | 74.62 | 73.35 | 69.96 | 67.02 | 67.02 |
| | 目前在工作 | 71.90 | 72.18 | 71.61 | 69.23 | 66.53 |

（2）每天平均睡眠时长和上床睡觉的平均时间点

表 12 给出了不同社会经济状况群体的每天平均睡眠时长及变化情况。从受教育程度看，2010 年，受教育程度与每天平均睡眠时长呈现明显的反向关系，被调查者的受教育程度越高，每天平均睡眠时长就越短。但这一趋势在 2014 年及以后的调查年份中发生了变化，整体上各受教育程度被调查者的每天平均睡眠时长均在缩短。

表 12    不同社会经济状况群体每天平均睡眠时长及变化情况

单位：小时

| 年份 | | 2010 | 2014 | 2016 | 2018 |
|---|---|---|---|---|---|
| 受教育程度 | 没有接受过教育 | 8.40 | 7.77 | 7.70 | 7.68 |
| | 小学及小学未毕业 | 8.30 | 7.79 | 7.71 | 7.56 |
| | 初中 | 8.24 | 7.81 | 7.70 | 7.63 |
| | 高中/中专 | 8.06 | 7.72 | 7.61 | 7.55 |
| | 大专及以上 | 8.05 | 7.83 | 7.68 | 7.64 |
| 社会地位自评 | 较低 | 8.20 | 7.69 | 7.64 | 7.51 |
| | 中等 | 8.26 | 7.78 | 7.69 | 7.62 |
| | 较高 | 8.26 | 7.82 | 7.73 | 7.65 |
| 收入状况自评 | 较低 | 8.22 | 7.73 | 7.64 | 7.52 |
| | 中等 | 8.20 | 7.79 | 7.69 | 7.61 |
| | 较高 | 8.28 | 7.80 | 7.75 | 7.68 |
| 目前工作状况 | 目前不工作 | 8.29 | 7.49 | 7.32 | 7.21 |
| | 目前在工作 | 8.21 | 7.87 | 7.80 | 7.74 |

从社会地位自评的角度看，被调查者的社会地位自评越高，每天平均睡眠时长就越长。自评收入较高的被调查者的每天平均睡眠时长要长于自评收入中等和较低的被调查者。最后从目前工作状况看，除 2010 年外，目前在工作的被调查者的每天平均睡眠时长要长于目前不工作的被调查者。

表 13 呈现了不同社会经济状况群体上床睡觉的平均时间点及变化情况。从受教育程度看，受教育程度越高的被调查者上床睡觉的平均时间点越晚。2010 年，没有接受过教育的被调查者上床睡觉的平均时间点为 21：27，而大专及以上学历的被调查者上床睡觉的平均时间点为 22：34，2010～2018 年，除大专及以上学历被调查者上床睡觉的平均时间点后延了 8 分钟外，其他受

教育程度的被调查者上床睡觉的平均时间点变化幅度不超过 5 分钟。社会地位自评较高和自评收入较高的被调查者（2010 年自评收入较高的被调查者除外）上床睡觉的平均时间点略早于社会地位自评较低和自评收入较低的被调查者。从目前工作状况角度看，目前在工作的被调查者上床睡觉的平均时间点在历次调查中均晚于目前不工作的被调查者。

**表 13 不同社会经济状况群体上床睡觉的平均时间点及变化情况**

| | 年份 | 2010 | 2012 | 2014 | 2016 | 2018 |
|---|---|---|---|---|---|---|
| 受教育程度 | 没有接受过教育 | 21：27 | 21：22 | 21：30 | 21：30 | 21：29 |
| | 小学及小学未毕业 | 21：40 | 21：37 | 21：42 | 21：42 | 21：42 |
| | 初中 | 21：55 | 21：54 | 21：58 | 21：58 | 21：58 |
| | 高中/中专 | 22：17 | 22：17 | 22：18 | 22：17 | 22：15 |
| | 大专及以上 | 22：34 | 22：35 | 22：37 | 22：38 | 22：42 |
| 社会地位自评 | 较低 | 21：52 | 21：50 | 21：55 | 21：57 | 22：00 |
| | 中等 | 21：53 | 21：51 | 21：57 | 21：58 | 22：00 |
| | 较高 | 21：48 | 21：47 | 21：51 | 21：47 | 21：46 |
| 收入状况自评 | 较低 | 21：49 | 21：48 | 21：54 | 21：54 | 21：57 |
| | 中等 | 21：54 | 21：51 | 21：56 | 21：56 | 21：59 |
| | 较高 | 21：56 | 21：45 | 21：47 | 21：46 | 21：43 |
| 目前工作状况 | 目前不工作 | 21：47 | 21：42 | 21：49 | 21：49 | 21：48 |
| | 目前在工作 | 21：55 | 21：54 | 21：55 | 21：55 | 21：56 |

（3）睡眠质量问题自评

表 14 呈现的是不同社会经济状况群体的睡眠质量问题自评情况。从受教育程度看，除 2012 年外，受教育程度越高的被调查者，睡眠质量问题自评均值越小，睡眠质量就越好；从社会地位自评的角度看，社会地位自评为中等和较高的被调查者在睡眠质量问题自评上差异很小，二者的睡眠质量明显高于社会地位自评较低的被调查者。自评收入中等的被调查者的睡眠质量问题自评均值最小，但与自评收入较高的被调查者差异不大，二者的睡眠质量问题都比自评收入较低的被调查者少。最后从目前工作状况角度看，目前在工作的被调查者的睡眠质量问题自评均值要小于目前不工作的被调查者，这可能与目前不工作的被调查者中老年人的比例较高有关。

表 14　不同社会经济状况群体的睡眠质量问题自评情况

| 年份 | | 2012 | 2016 | 2018 |
|---|---|---|---|---|
| 受教育程度 | 没有接受过教育 | 1.85 | 1.94 | 2.04 |
| | 小学及小学未毕业 | 1.73 | 1.83 | 1.90 |
| | 初中 | 1.62 | 1.69 | 1.77 |
| | 高中/中专 | 1.61 | 1.69 | 1.76 |
| | 大专及以上 | 1.65 | 1.64 | 1.70 |
| 社会地位自评 | 较低 | 1.77 | 1.84 | 1.97 |
| | 中等 | 1.63 | 1.72 | 1.82 |
| | 较高 | 1.67 | 1.76 | 1.81 |
| 收入状况自评 | 较低 | 1.74 | 1.82 | 1.96 |
| | 中等 | 1.60 | 1.69 | 1.78 |
| | 较高 | 1.67 | 1.71 | 1.81 |
| 目前工作状况 | 目前不工作 | 1.76 | 1.95 | 1.99 |
| | 目前在工作 | 1.65 | 1.72 | 1.81 |

**3. 自评健康状况与睡眠**

除了年龄、出生队列等人口学变量以及社会地位自评、收入状况自评等变量外,健康状况也是影响睡眠的重要因素,下文将不同自评健康状况群体的睡眠状况予以比较,并描述变化趋势。

(1) 午休状况

首先看午休比例。比较有意思的是,除 2010 年外,自评健康状况较好的被调查者的午休比例反而低于自评健康状况较差和一般的被调查者;不过在平均午休时长方面,不同自评健康状况的被调查者间并没有明显的规律和变化趋势(见表 15)。

表 15　不同自评健康状况群体的午休状况

单位:%,分钟

| 年份 | 午休比例 | | | 平均午休时长 | | |
|---|---|---|---|---|---|---|
| | 自评健康状况较差 | 自评健康状况一般 | 自评健康状况较好 | 自评健康状况较差 | 自评健康状况一般 | 自评健康状况较好 |
| 2010 | 52.78 | 48.41 | 50.18 | 74.32 | 76.31 | 72.56 |
| 2012 | 55.58 | 55.82 | 48.29 | 73.27 | 71.09 | 74.39 |

| 年份 | 午休比例 | | | 平均午休时长 | | |
|---|---|---|---|---|---|---|
| | 自评健康<br>状况较差 | 自评健康<br>状况一般 | 自评健康<br>状况较好 | 自评健康<br>状况较差 | 自评健康<br>状况一般 | 自评健康<br>状况较好 |
| 2014 | 54.36 | 54.69 | 48.21 | 71.80 | 69.17 | 73.24 |
| 2016 | 55.59 | 55.56 | 50.12 | 70.17 | 65.80 | 69.47 |
| 2018 | 60.01 | 58.26 | 54.72 | 68.55 | 63.72 | 68.62 |

（2）每天平均睡眠时长、上床睡觉的平均时间点和睡眠质量问题自评

表 16 给出了不同自评健康状况群体的每天平均睡眠时长、上床睡觉的平均时间点以及睡眠质量问题自评情况。从每天平均睡眠时长看，除 2010、2012 年外，其余年份均呈现自评健康状况越好，每天平均睡眠时间越长的趋势；而从上床睡觉的平均时间点看，除 2010 年外，自评健康状况一般的被调查者上床睡觉的平均时间点是最晚的，而自评健康状况较差的被调查者上床睡觉的平均时间点最早。最后从睡眠质量问题自评看，自评健康状况较差的被调查者的睡眠质量问题自评均值最大，同时自评健康状况较好的被调查者的睡眠质量明显高于自评健康状况一般的被调查者。

**表 16　不同自评健康状况群体的每天平均睡眠时长、上床睡觉的<br>平均时间点与睡眠质量问题自评情况**

单位：小时

| 年份 | 每天平均睡眠时长 | | | 上床睡觉的平均时间点 | | | 睡眠质量问题自评 | | |
|---|---|---|---|---|---|---|---|---|---|
| | 自评健康<br>状况较差 | 自评健康<br>状况一般 | 自评健康<br>状况较好 | 自评健康<br>状况较差 | 自评健康<br>状况一般 | 自评健康<br>状况较好 | 自评健康<br>状况较差 | 自评健康<br>状况一般 | 自评健康<br>状况较好 |
| 2010 | 8.34 | 8.23 | 8.24 | 21：34 | 21：44 | 21：54 | — | — | — |
| 2012 | — | — | — | 21：43 | 21：55 | 21：52 | 1.94 | 1.64 | 1.41 |
| 2014 | 7.66 | 7.78 | 7.91 | 21：45 | 22：00 | 21：57 | — | — | — |
| 2016 | 7.55 | 7.70 | 7.87 | 21：48 | 22：02 | 21：56 | 2.05 | 1.67 | 1.49 |
| 2018 | 7.48 | 7.62 | 7.81 | 21：47 | 22：03 | 21：55 | 2.14 | 1.77 | 1.56 |

**4. 性别与婚姻的影响**

（1）午休状况

本文对睡眠状况的性别和婚姻差异进行了比较。首先看性别差异。从表 17 可以看出，近十年来被调查者午休比例的性别差异并不大，但除 2012 年

外，男性被调查者的午休比例高于女性被调查者；从平均午休时长看，男性被调查者的平均午休时长始终比女性被调查者长。从婚姻状态看，有配偶的被调查者的午休比例始终略高于没有配偶的被调查者。不过从平均午休时长看，两者之间的差异并不明显，且没有明显的规律变化趋势。

**表 17　午休状况的性别与婚姻差异**

单位：%，分钟

| 年份 | 午休比例 | | 平均午休时长 | | 午休比例 | | 平均午休时长 | |
| --- | --- | --- | --- | --- | --- | --- | --- | --- |
| | 女性 | 男性 | 女性 | 男性 | 无配偶 | 有配偶 | 无配偶 | 有配偶 |
| 2010 | 49.47 | 51.25 | 72.11 | 73.93 | 48.92 | 50.49 | 74.42 | 72.79 |
| 2012 | 53.95 | 53.64 | 69.81 | 76.07 | 53.39 | 53.86 | 72.15 | 72.82 |
| 2014 | 51.49 | 53.86 | 68.91 | 73.68 | 49.69 | 52.97 | 71.35 | 71.19 |
| 2016 | 53.46 | 54.89 | 65.68 | 71.44 | 51.87 | 54.42 | 66.94 | 68.61 |
| 2018 | 57.15 | 59.06 | 64.21 | 69.24 | 56.29 | 58.28 | 67.31 | 66.53 |

注：表中的无配偶指未婚、同居、离异或丧偶。

（2）每天平均睡眠时长、上床睡觉的平均时间点和睡眠质量问题自评

调查结果显示，2010 年男性被调查者的每天平均睡眠时长要比女性被调查者短，然而从 2014 年开始，男性被调查者的每天平均睡眠时长就超过了女性被调查者（见表 18）。男性被调查者上床睡觉的平均时间点要晚于女性被调查者，但随着时间的推移，在上床睡觉的平均时间点上，男性被调查者和女性被调查者有趋同的趋势。最后，女性被调查者的睡眠质量问题始终多于男性被调查者。在婚姻上，有配偶的被调查者和无配偶的被调查者在每天平均睡眠时长上差别不大，且没有表现出明显的规律变化趋势。有配偶的被调查者上床睡觉的平均时间点早于无配偶的被调查者，不过随着时间的推移，二者有所趋同（见表 19）。从睡眠质量问题自评看，有配偶的被调查者的睡眠质量要好于没有配偶的被调查者，而且两者之间的差异随着时间的推移有拉大的趋势。

**表 18　每天平均睡眠时长、上床睡觉的平均时间点以及睡眠质量问题自评的性别差异**

单位：小时

| 年份 | 每天平均睡眠时长 | | 上床睡觉的平均时间点 | | 睡眠质量问题自评 | |
| --- | --- | --- | --- | --- | --- | --- |
| | 女性 | 男性 | 女性 | 男性 | 女性 | 男性 |
| 2010 | 8.29 | 8.21 | 21：47 | 21：56 | — | — |

续表

| 年份 | 每天平均睡眠时长 | | 上床睡觉的平均时间点 | | 睡眠质量问题自评 | |
|---|---|---|---|---|---|---|
| | 女性 | 男性 | 女性 | 男性 | 女性 | 男性 |
| 2012 | — | | 21：46 | 21：53 | 1.81 | 1.56 |
| 2014 | 7.76 | 7.82 | 21：52 | 21：57 | — | — |
| 2016 | 7.65 | 7.73 | 21：53 | 21：56 | 1.90 | 1.63 |
| 2018 | 7.53 | 7.71 | 21：55 | 21：55 | 1.99 | 1.69 |

**表 19　每天平均睡眠时长、上床睡觉的平均时间点以及睡眠质量问题自评的婚姻差异**

单位：小时

| 年份 | 每天平均睡眠时长 | | 上床睡觉的平均时间点 | | 睡眠质量问题自评 | |
|---|---|---|---|---|---|---|
| | 无配偶 | 有配偶 | 无配偶 | 有配偶 | 无配偶 | 有配偶 |
| 2010 | 8.27 | 8.25 | 22：09 | 21：49 | — | — |
| 2012 | — | | 22：07 | 21：47 | 1.72 | 1.69 |
| 2014 | 7.82 | 7.78 | 22：06 | 21：53 | — | — |
| 2016 | 7.62 | 7.70 | 21：59 | 21：54 | 1.89 | 1.75 |
| 2018 | 7.49 | 7.64 | 21：58 | 21：54 | 1.97 | 1.83 |

注：表中的无配偶指未婚、同居、离异或丧偶。

## 四　总结与讨论

本文对中国居民近十年的睡眠变化情况进行了描述，并对不同群体之间睡眠状况的差异进行了分析，主要得到以下结论。

### （一）中国居民每天平均睡眠时长逐年缩短，睡眠质量下降

2010～2018 年，尽管 50～79 岁被调查者及"30 后"、"40 后"和"50 后"的每天平均睡眠时长在不同调查年份有所波动，但整体上被调查者的每天平均睡眠时长在缩短；无论是从出生队列角度还是从年龄段角度看，睡眠质量均在逐年下降。在 2012 年、2016 年和 2018 年三次睡眠质量问题自评调查中，"几乎没有"睡眠不好情况的居民比例逐年下降，而"经常有"和"大多时候有"睡眠不好情况的居民比例逐年上升。因此在近十年的时间里，中国居民每天平均睡眠时长逐年缩短，且睡眠质量也在下降，这是我们必须

警惕的。

## （二）午休人数总体上缓慢增加，但平均午休时长逐年缩短

2010～2018 年，午休人数总体上呈现缓慢增加趋势。近十年间居民午休比例上升了 7.74 个百分点。30 岁及以上群体的午休比例总体上呈现缓慢波动上升趋势，而且年龄越大，上升的幅度越大。从出生队列角度看，除"90后"外，其余出生队列则随着时间的推移，整体上午休比例在上升。

不过有意思的是，虽然中国居民午休的人数总体上呈现缓慢增加的趋势，但是在有午休习惯的居民中，平均午休时长却是缩短的。从出生队列角度看，"60 后"、"70 后"、"80 后" 和 "90 后" 的平均午休时长均缩短了，"30 后"的平均午休时长呈波动增加趋势。

中国居民上床睡觉的时间点集中在 22：00～22：59。从年龄段角度看，年龄越大的群体上床睡觉的平均时间点越早。2010～2018 年，除了 70～89岁的老年人外，其余年龄段群体上床睡觉的平均时间点总体上都有所后延。2010～2018 年，对于同一出生队列而言，1930～1939 年、1940～1949 年和1950～1959 年出生队列上床睡觉的平均时间点有所提前，但"70后"、"80后"和"90后"上床睡觉的平均时间点整体上有所后延。

## （三）睡眠状况存在明显的群体差异

首先，中国居民的睡眠状况存在明显的户口类型、居住地类型以及地区差异。在各调查年份，相比非农业户口的被调查者，农业户口的被调查者的午休比例略低，但平均午休时长更长，上床睡觉的平均时间点更早，每天平均睡眠时长也更长；但是 2016～2018 年，农业户口的被调查者或居住在乡村的被调查者的睡眠质量问题变得更严重。从地区差异看，中部地区被调查者的午休比例最高，且平均午休时长也最长。历次调查中，西部地区被调查者的每天平均睡眠时长都长于中部和东部地区的被调查者，东部地区被调查者的每天平均睡眠时长是最短的，但东部地区被调查者的睡眠质量一直是最高的。随着时间的推移，东、中、西部地区被调查者的睡眠质量问题自评均值均有所增加。

其次，不同社会地位和收入状况的被调查者的睡眠状况存在差异。受过教育的被调查者的午休比例高于没有接受过教育的被调查者，但是从 2010年到 2018 年，除没有接受过教育的被调查者外，其余受教育程度被调查者

的午休比例差异较小。自评社会地位和收入较低的被调查者午休比例最低，且自评社会地位和收入较高的被调查者的平均午休时长最长。整体上，受教育程度越高，平均午休时长越短；自评社会地位和收入较高的被调查者的每天平均睡眠时长更长，不过受教育程度越高的被调查者上床睡觉的平均时间点越晚。社会地位、收入以及受教育程度和睡眠质量之间具有一定的正向关系。

最后，自评健康状况与性别同样会影响睡眠。除2010年外，自评健康状况较好的被调查者的午休比例反而低，自评健康状况较差的被调查者上床睡觉的平均时间点最早，但是整体上看，自评健康状况较好的被调查者的每天平均睡眠时长要长一些，且自评健康状况较差的被调查者存在更多的睡眠质量问题。在性别方面，除2012年外，男性被调查者的午休比例高于女性被调查者，男性被调查者的平均午休时长始终长于女性被调查者，而且自2014年开始，男性被调查者的每天平均睡眠时长也长于女性被调查者。男性被调查者上床睡觉的平均时间点略晚于女性被调查者，不过男性被调查者和女性被调查者上床睡觉的平均时间点有趋同的趋势。此外，女性被调查者比男性被调查者面临更多的睡眠问题。

本文对中国居民2010～2018年的睡眠状况进行了追踪研究。必须警惕的是，虽然中国居民的生活水平在稳步提升，并在2020年农村贫困人口全部脱贫，但是国人的睡眠质量却呈现下降趋势，并没有随着物质生活条件的改善而逐步提升。2010～2018年，中国居民每天的平均睡眠时长逐年缩短，睡眠质量下降；午休人数总体上缓慢增加，但平均午休时长逐年缩短；同时，睡眠状况存在明显的群体差异。不断满足人民群众对美好生活的需要，不能仅停留在物质层面，还要全面提升人民群众的生活质量，而良好的睡眠就是保证生活质量的重要方面。因此，未来，如何防止中国人睡眠质量下滑不仅仅是一个理论课题，更是一个亟待解决的现实问题。同时本研究表明，诸如女性、社会经济状况较差的群体的睡眠状况更糟糕，这提示我们要警惕睡眠不平等问题。

**参考文献**

贺静，2019，《不同身体练习方式对大学生睡眠质量的影响研究》，博士学位论文，华东师范大学。

刘艳、赖晓萱、武继磊、乔晓春，2020，《睡眠时长对自评健康的影响及其年龄差异》，
《人口与发展》第 3 期。

Allen, R. P. , Singer , H. S. , Brown, J. E. , et al. 1992. Sleep disorders in tourette syndrome：
A primary or unrelated problem? *Pediatric Neurol*, 4 , 275 – 280.

Watson, N. F. , Badr, M. S. , Belenky, G. , et al. 2015. Recommended amount of sleep for a
healthy adult：A joint consensus statement of the American academy of sleep medicine and
sleep research society. *Sleep*, 38 , 1161 – 1183.

# II

# 不同群体睡眠调查

# "双减"政策对中小学生睡眠的影响

**摘　要：** 促进中小学生全面健康发展的"双减"政策出台已半年有余，但关于"双减"政策对中小学生睡眠影响的讨论并不多。本文在系统综述了"双减"政策实施前中小学生睡眠状况的研究结果、梳理了相关影响因素并结合家长调查后发现，各地中小学生睡眠普遍不足，主要影响因素有学习压力因素、父母或看护人因素、生理因素、情绪因素、睡眠习惯和环境因素。此外，本研究还调查了1149名中小学生家长，分析了"双减"政策实施后中小学生睡眠状况的变化。研究发现，"双减"政策实施后，61.53%的中小学生家长表示孩子上床睡觉的时间提前了，69.98%的中小学生家长表示孩子睡眠质量有所改善，但是，仍然分别有50.48%和37.77%的中小学生家长认为孩子在工作日和周末/休息日每天的平均睡眠时长无法达到8小时。这说明，"双减"政策对中小学生睡眠问题的改善有着积极的意义，但中小学生的睡眠问题依然值得教育工作者和社会各界持续关注。

**关键词：** 中小学生　睡眠时长　睡眠质量　"双减"政策

## 一　引言

2021年中共中央办公厅、国务院办公厅印发《关于进一步减轻义务教育阶段学生作业负担和校外培训负担的意见》（以下简称《双减意见》），产生了巨大的社会反响。此番态度坚决的"双减"政策，旨在减轻学生过重的课业负担和校外培训负担，缓解家长的教育焦虑，督促学校提高教学质量。从2000年开始，教育部先后多次制定、发布了各种减负政策和措施，但收效并不明显。在日趋加剧的升学压力和学业竞争背景下，为了让孩子取得更好的成绩，许多家长在孩子完成在校的课业任务后，便让他们马不停蹄地辗转于各种辅导班和补习班之间。不少孩子牺牲了睡眠时间，投入日益繁重的学业。

《中国国民心理健康发展报告（2019～2020）》（傅小兰、张侃，2021）显示，95.5%的小学生每天睡眠不足 10 小时，平均为 8.7 小时；有 90.8%的初中生每天睡眠不足 9 小时，平均为 7.6 小时。而这与健康中国行动推进委员会在《健康中国行动（2019～2030 年）》[①] 中提出的小学生每天需要睡 10 小时、初中生每天需要睡 9 小时的标准相差较大，表明超过九成的义务教育阶段的孩子睡眠时间达不到"合格标准"。

对于中小学生而言，拥有充足的睡眠极其重要。大量研究结果证实，中小学生睡眠不足会影响身高发展、大脑等身体器官的发育，造成记忆力减退、反应迟钝、影响白天学习精力和注意力，容易导致视力下降、免疫力低下、内分泌紊乱等（丰向日，2020），此外还会妨碍心理健康发展，睡眠不足导致情绪低落，容易诱发抑郁、烦躁、焦虑及神经衰弱等，埋下心理疾病隐患（袁帆等，2017）。

教育行政部门和教育研究者们长期高度关注此类问题，为了保证中小学生的睡眠时间，出台了《义务教育学校管理标准》《综合防控儿童青少年近视实施方案》等一系列相关政策，明确强调，要确保小学生每天睡眠不少于 10 小时、初中生不少于 9 小时。2021 年 4 月 2 日，教育部办公厅还印发了《关于进一步加强中小学生睡眠管理工作的通知》，对中小学上课时间分别提出了具体要求，明令禁止学校安排学生提前到校参加统一的教育教学活动，并要求家庭作业、校外培训、游戏等不得挤占学生的睡眠时间。

如今，促进中小学生全面健康发展的"双减"政策出台已半年有余，相关教育工作者、社会各界对学校教学改革提出了很多意见，但关于"双减"政策对中小学生睡眠影响的讨论并不多，因此，本文尝试系统综述"双减"政策实施前中小学生睡眠状况的研究结果、梳理相关影响因素，并结合对家长的调查，探讨"双减"政策的实施对中小学生睡眠状况的影响，以期为后续学校、家庭、社会更好地开展"双减"工作提供思路和建议。

---

① 健康中国行动推进委员会：《健康中国行动（2019～2030 年）》，http://www.gov.cn/xinwen/2019－07/15/content_5409694.htm，最后访问日期：2022 年 2 月 7 日。

## 二 "双减"政策实施前中小学生睡眠状况综述

### (一) 各地中小学生睡眠普遍不足

相关研究发现，我国中小学生睡眠普遍不足，且随着年级升高，睡眠问题发生率也会相应上升。例如，林力孜等（2018）针对北京某城区 12 所小学中 1889 名 3~5 年级学生的调查显示，只有 27.83% 的小学生每天能够有 10 小时睡眠，说明该地区小学生睡眠不足率较高。另一项针对北京市 2515 名 4~6 年级学生的调查结果显示，北京市高年级小学生睡眠不足现象非常普遍，88.47% 的小学生存在睡眠不足问题，其中重度不足占 14.55%，且居住在城区或近郊区、6 年级在读，或长期运动时间不足的小学生，更容易出现睡眠不足的问题，是需要关注的重点人群（龙鑫等，2020）。

黄婷等（2020）调查发现，柳州市 7~17 岁人群的平均睡眠时长为 7.85 小时，睡眠不足发生率为 74.21%。类似地，上海地区有 93% 的小学生每天平均睡眠时间不足 10 小时，66.8% 的小学生睡眠质量不良，表明上海地区小学生睡眠时长不足、睡眠质量不良的发生率高，其中报告率最高的三大睡眠问题依次为白天嗜睡、睡眠持续时间不规律和睡眠焦虑。而且相关数据表明，对低年级学生的健康干预重点在于提高他们的睡眠质量，而对高年级学生则更要注意延长他们的睡眠时长。中等强度的体力活动和走步运动，有利于促进学生的睡眠健康（孙力菁、张喆，2021）。此外，一项针对沈阳市、广州市、武汉市和成都市 10079 名中小学生的调查研究发现，这四座城市中小学生的平均睡眠时长为 7.8±1.5 小时，家长的平均睡眠时长为 7.5±1.1 小时，其中成都市中小学生的每天平均睡眠时长长于其他地区，且高年级学生相比低年级学生，睡眠时间更少，家长的睡眠时间也随之减少；四座城市中，睡眠不足的中小学生占 74.3%，初中生更容易睡眠不足，女生睡眠不足的比例高于男生，城区睡眠不足发生率高于郊区（袁帆等，2017）。

### (二) 影响中小学生睡眠的主要因素

#### 1. 学习压力因素

研究发现，学生学习压力越大，睡眠质量越差（林琼芬等，2018）。张斌等（2013）对广州市 3032 名 1~6 年级小学生睡眠情况的调查显示，该群体学习日（周一到周五）实际睡眠时长约为 8.5 ~ 9.0 小时，短于国家标准要求的 10 小时，表明广州小学生存在学习日睡眠不足的问题。17.9% 的受访小学生在第二天早晨不愿起床，且与人们普遍认为的"学习越努力，成绩越好"相悖，学习成绩下降的小学生报告的睡眠时长反而更短。

杨连建等（2020）在 2018 年调查了重庆沙坪坝区 5306 名在校中小学生的睡眠情况，结果发现，该区中小学生平均睡眠时间为 9.21 小时，且女生睡眠时间少于男生，这可能是因为女生在对待学习上比男生更刻苦；初中生睡眠不足问题的发生率显著高于小学生，这可能与年级升高、学业变得繁重有关。繁重的学业，会直接造成中小学生补课时间久、做作业时间过长，不仅占用孩子们大量的休闲娱乐时间，还会挤占宝贵的睡眠时间。尤其是那些学习习惯较差的孩子，他们更难合理规划有限的课后时间，拖延、沉迷其他娱乐活动等缺乏自控力的行为，都可能延后作业的完成时间（廖红，2021），进而影响睡眠时长。

同时，有些家长出于"恨铁不成钢"的心态，在选择课后补习班时易盲目、急功近利，给孩子安排明显超出他们学习能力的课程，让他们超前学习。这些课程的难度超出孩子的理解水平，让他们体验到挫折感、无力感，在打击他们学习积极性的同时，增加心理压力，影响他们的情绪，间接影响他们的睡眠。

**2. 父母或看护人因素**

相关数据表明，影响中小学生睡眠不足的因素包括学生年级、学生性别、家长年龄、家长文化程度、家长睡眠状况、家庭居住地（袁帆等，2017）。国外学者的研究发现，父母在日常生活行为、情绪调节和表达策略等方面的表现，会成为孩子模仿、学习的榜样（刘航等，2019）。如果父母经常在孩子面前玩电脑或者刷手机，孩子会通过模仿、学习，养成与父母相似的娱乐习惯，且有些父母宽松、忽略的管教风格，也容易放任孩子养成不良的作息习惯：孩子在睡前沉迷电脑、手机等电子产品，甚至将它们带到床上，影响睡眠。

此外，父母婚姻关系的稳定程度、父母与孩子的亲子关系融洽程度，都能间接影响孩子的睡眠。调查显示，成长于温馨和睦家庭的孩子，心理通常更加健康，而睡眠质量正是衡量孩子身心健康的一个重要指标。如果亲子关系或父母在婚姻关系中经常发生争吵和冲突，则孩子的睡眠时间更短，且夜间更容易频繁醒来（石绪亮等，2021）。

### 3. 生理因素

相关研究表明，不同种类的疾病，以及不同严重程度的疾病，都会对中小学生的睡眠产生影响，大多数孩子会在急性疾病消退后，恢复正常睡眠；相反，受慢性疾病困扰的孩子，其睡眠质量则可能长期受到影响（Fadzil，2021）。

此外，由体育活动带来的生理改变，也会间接影响睡眠。国内学者的多项研究表明，规律的体育锻炼，可以有效刺激大脑中与睡眠相关的激素分泌，改善睡眠状况（林小嫚等，2021）。鼓励学生积极参加适当强度的体育运动，可让大脑的兴奋－抑制过程更加协调，更容易让学生保持规律睡眠，此外还能促进有益身心的激素分泌，让学生获得愉悦的身心体验，防止睡眠障碍的发生（孙力菁、张喆，2021）。

### 4. 情绪因素

相关研究发现，焦虑、抑郁等情绪导致的消极情绪唤醒，更容易在睡眠期间表现活跃，从而导致失眠（杨彦川等，2015）。当中小学生因人际关系困扰、学业考试压力等产生类似情绪时，就很容易体验短暂的失眠。

睡眠时长不足和睡眠质量较差，会使情绪问题加速恶化，干扰孩子正常的认知功能（石绪亮等，2021），此时如果家长、学校的老师没能觉察孩子的情绪问题，如没能发现孩子正在遭遇学业挫折、校园欺凌等负性事件，没能及时干预，则可能导致孩子情绪问题与睡眠问题的发生率上升（段芳芳等，2021）。

### 5. 睡眠习惯和环境因素

难以保证健康、规律的作息，是影响中小学生睡眠时间的一个重要因素，除了受课业负担影响之外，不良的睡前习惯是其中的一个主要因素。尤其在好不容易完成了一天的繁重课业后，学生更有可能在睡前难得的休闲时间里自我补偿，沉迷电脑、手机等电子产品，导致睡眠时间减少，且电子产品屏幕发出的蓝光会对大脑的褪黑素分泌和生理规律产生影响，从而延迟睡意（陈庆伟等，2019）。研究发现，每天使用手机等电子产品的时间越长，睡眠质量越差，相比每天熄灯后使用手机少于10分钟的学生，使用手机的时长超过60分钟的学生的睡眠障碍发生率明显提高（刘庆奇等，2017）。

此外，在睡眠环境方面，与父母或兄弟姐妹同睡、受他人作息习惯干扰，或者与住宿学校的同学夜聊等，都会影响中小学生的睡眠，与此同时，不舒服的床垫、不适合颈椎的枕头、周围的噪声、卧室灯光过亮等也都会影响睡眠。

### （三）睡眠质量影响中小学生身心健康

刘海琴等（2019）对西安市 1813 名小学生的调查发现，睡眠障碍问题普遍存在，且主要表现为打鼾、说梦话、夜惊和磨牙等。在报告打鼾的学生中，男生比例高于女生，这可能与男生的生长发育状况有关。在乌鲁木齐市中小学生群体中，72.12% 的中小学生每天平均睡眠时长不足 8 小时，且睡眠时长随着中小学生年龄的增长而缩短，女生睡眠充足比例低于男生，城市中小学生睡眠充足比例低于乡村中小学生，家庭经济条件差的中小学生睡眠充足比例低于家庭经济条件好的中小学生。受访群体中，体重超重的中小学生比例为 7.61%，肥胖的中小学生比例为 2.16%，中小学生的睡眠时长与体重指数之间存在负相关关系，在其他因素相同的条件下，睡眠时长不足 6 小时是导致中小学生超重的危险因素（刘锋等，2019）。一项针对浙江省舟山市四个区县的中小学生睡眠情况的调查显示，每天睡眠时长超过 8 小时的中小学生，出现视力问题的风险比睡眠时长不足 8 小时的中小学生更低，表明充足的睡眠可能是保护视力的重要因素之一，因为眼睛的睫状肌能在充足的睡眠中得到充分的休息，恢复弹性（高帆等，2021）。

一项针对广州市小学生睡眠情况的研究发现，46% 的小学生睡眠时长不足 9 小时，52.7% 的小学生睡眠时长在 9～11 小时之间，且每天睡眠时长在 9～10 小时之间的小学生，心理行为问题最少（徐小雨等，2019）。针对武汉市中心城区 310 名高年级小学生睡眠情况的调查发现，睡眠质量越低，小学生越容易报告体验到焦虑情绪（管玥、周红伟，2020）。针对 1734 名苏州市中学生睡眠情况的调查显示，64.76% 的中学生睡眠时间不达标，这一人群的抑郁检出率为 22.44%，高于达标人群的抑郁检出率（8.51%），差异显著，表明抑郁的中学生可能会有睡眠时间较短的经历，或者较短时间的睡眠更容易导致学生出现抑郁之类的心理问题（海波等，2021）。

## 三　"双减"政策实施后中小学生的睡眠状况

### （一）研究对象

本研究所用数据源于中国社会科学院社会学研究所于 2021 年 11 月开展的中国居民睡眠状况线上调查。由于"双减"政策主要针对的学生群体是义务教育阶段（即小学一年级至六年级，或初中一年级至三年级）的中小学生群体，因此本文仅以 1149 名中小学生家长为研究对象，其中小学生家长 902 名，初中生家长 247 名。

### （二）"双减"政策实施后中小学生睡眠现状

**1. 61.53% 的中小学生家长表示孩子上床睡觉的时间提前**

本次调查数据显示（见表 1），"双减"政策实施后，初中生家长及小学生家长表示孩子上床睡觉的时间提前了的比例为 61.53%，其中，小学生家长表示孩子上床睡觉时间提前的比例为 64.19%，初中生家长表示孩子上床睡觉时间提前的比例为 51.82%。"双减"政策实施后，小学生上床睡觉时间提前的比例显著高于初中生（$p < 0.05$）。有 45.34% 的初中生家长表示孩子上床睡觉时间没有变化，另外有 2.83% 的初中生家长表示孩子上床睡觉时间较之前更晚了。

表1 "双减"政策实施后家长认为中小学生上床睡觉时间的变化情况

单位：人，%

| 选项 | 正在上小学 | | 正在上初中 | | 总计 | |
|---|---|---|---|---|---|---|
| | N | 占比 | N | 占比 | N | 占比 |
| 更晚了 | 34 | 3.77 | 7 | 2.83 | 41 | 3.57 |
| 没有变化 | 289 | 32.04 | 112 | 45.34 | 401 | 34.90 |
| 提前 15 分钟左右 | 270 | 29.93 | 61 | 24.70 | 331 | 28.81 |
| 提前 30 分钟左右 | 220 | 24.39 | 52 | 21.05 | 272 | 23.67 |
| 提前 1 小时左右或以上 | 89 | 9.87 | 15 | 6.07 | 104 | 9.05 |
| 总计 | 902 | 100.0 | 247 | 100.0 | 1149 | 100.0 |

**2. 69.98% 的中小学生家长表示孩子睡眠质量有所改善**

本次调查数据显示（见表 2），"双减"政策实施后，初中生家长及小学生家长表示孩子睡眠质量有改善的比例为 69.98%，其中，小学生家长表示孩子睡眠质量有改善的比例为 71.18%，初中生家长表示孩子睡眠质量有改善的比例为 65.58%。"双减"政策实施后，小学生睡眠质量有改善的比例显著高于初中生（$p < 0.05$），32.79% 的初中生家长表示孩子睡眠质量没有变化，另有 1.62% 的初中生家长表示孩子睡眠质量较之前更差了。

**表 2 "双减"政策实施后家长认为中小学生睡眠质量变化情况**

单位：人，%

| 选项 | 正在上小学 | | 正在上初中 | | 总计 | |
|---|---|---|---|---|---|---|
| | N | 占比 | N | 占比 | N | 占比 |
| 更差了 | 21 | 2.33 | 4 | 1.62 | 25 | 2.18 |
| 没有变化 | 239 | 26.50 | 81 | 32.79 | 320 | 27.85 |
| 有一点儿改善 | 378 | 41.91 | 110 | 44.53 | 488 | 42.47 |
| 有较大改善 | 209 | 23.17 | 45 | 18.22 | 254 | 22.11 |
| 有很大改善 | 55 | 6.10 | 7 | 2.83 | 62 | 5.40 |
| 总计 | 902 | 100.0 | 247 | 100.0 | 1149 | 100.0 |

**3. 分别有 50.48% 和 37.77% 的中小学生家长表示孩子在工作日和周末/休息日每天的平均睡眠时长仍然无法达到 8 小时**

本次调查数据显示（见表 3），"双减"政策实施后，初中生家长及小学生家长表示孩子在工作日每天平均睡眠时长在 8 小时及以上的比例为 49.52%，可见，50.48% 的中小学生家长表示孩子在工作日达不到 8 小时睡眠。其中，小学生家长表示孩子在工作日每天平均睡眠时长在 8 小时及以上的比例为 55.32%，初中生家长表示孩子在工作日每天平均睡眠时长在 8 小时及以上的比例为 28.34%。"双减"政策实施后，小学生在工作日每天平均睡眠时长在 8 小时及以上的比例显著高于初中生（$p < 0.05$）。

**表 3 "双减"政策实施后家长认为中小学生在工作日每天平均睡眠时长的变化情况**

单位：人，%

| 选项 | 正在上小学 | | 正在上初中 | | 总计 | |
|---|---|---|---|---|---|---|
| | N | 占比 | N | 占比 | N | 占比 |
| 3～5 小时 | 7 | 0.78 | 2 | 0.81 | 9 | 0.78 |
| 5～7 小时 | 54 | 5.99 | 38 | 15.38 | 92 | 8.01 |
| 7～8 小时 | 342 | 37.92 | 137 | 55.47 | 479 | 41.69 |
| 8～10 小时 | 486 | 53.88 | 67 | 27.13 | 553 | 48.13 |
| 10 小时及以上 | 13 | 1.44 | 3 | 1.21 | 16 | 1.39 |
| 总计 | 902 | 100.0 | 247 | 100.0 | 1149 | 100.0 |

如表 4 所示，"双减"政策实施后，初中生家长及小学生家长表示孩子在周末/休息日每天平均睡眠时长在 8 小时及以上的比例为 62.23%，也即仍

然有 37.77% 的中小学生在周末/休息日也达不到 8 小时睡眠。其中，小学生家长表示孩子在周末/休息日每天平均睡眠时长在 8 小时及以上的比例为 65.63%，初中生家长表示孩子在周末/休息日每天平均睡眠时长在 8 小时及以上的比例为 49.80%。"双减"政策实施后，小学生在周末/休息日每天平均睡眠时长能在 8 小时及以上的比例显著高于初中生（$p < 0.05$）。

**表 4　"双减"政策实施后家长认为中小学生在周末/休息日每天平均睡眠时长的变化情况**

单位：人，%

| 选项 | 正在上小学 | | 正在上初中 | | 总计 | |
| --- | --- | --- | --- | --- | --- | --- |
| | N | 占比 | N | 占比 | N | 占比 |
| 3~5 小时 | 10 | 1.11 | 3 | 1.21 | 13 | 1.13 |
| 5~7 小时 | 45 | 4.99 | 23 | 9.31 | 68 | 5.92 |
| 7~8 小时 | 255 | 28.27 | 98 | 39.68 | 353 | 30.72 |
| 8~10 小时 | 520 | 57.65 | 104 | 42.11 | 624 | 54.31 |
| 10 小时及以上 | 72 | 7.98 | 19 | 7.69 | 91 | 7.92 |
| 总计 | 902 | 100.0 | 247 | 100.0 | 1149 | 100.0 |

**4. 家长睡眠质量越高，孩子的睡眠质量也越高**

本次调查数据显示（见图 1），睡眠质量很好的初中生家长及小学生家长[①]在"双减"政策实施后，认为孩子睡眠质量提升的比例为 93.33%，感觉

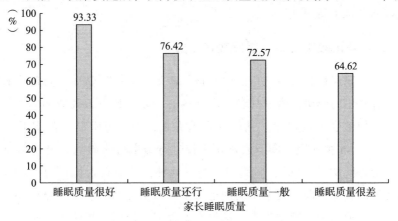

**图 1　家长睡眠质量与"双减"政策实施后家长认为孩子
睡眠质量提升的比例（$N = 1149$）**

① 对家长睡眠质量的判断依据为《匹兹堡睡眠质量指数量表（PSQI）》得分。

自己睡眠质量还行的中小学生家长表示"双减"政策实施后孩子睡眠质量提升的比例为 76.42%，感觉自己睡眠质量一般和睡眠质量很差的中小学生家长表示"双减"政策实施后孩子睡眠质量提升的比例分别为 72.57% 和 64.62%，整体呈现"双减"政策实施后，被调查家长的睡眠质量越好，孩子的睡眠质量提升的比例就越高的趋势。

## 四 讨论与建议

### （一）持续推进"双减"政策，积极宣传"双减"政策和科学睡眠的意义

本研究发现，"双减"政策实施后多数中小学生家长认为孩子上床睡觉的时间提前了，睡眠质量有所改善，但是仍然有 50.48% 的中小学生家长认为孩子在工作日每天平均睡眠时长达不到 8 小时，有 37.77% 的中小学生家长认为孩子在周末/休息日每天平均睡眠时长达不到 8 小时。因此，有必要持续推进"双减"政策，并进一步有效落实"双减"政策。建议媒体和社会各界继续积极宣传"双减"政策对促进中小学生身心健康发展、促进学校教育发展的重要意义，同时大力普及科学睡眠知识，向公众宣传手机等电子产品的使用对睡眠质量的影响，使公众了解各种睡眠影响因素，促进公众养成更好的日常生活习惯。

### （二）均衡教育资源，缓解教育焦虑

首先，建议教育行政部门、学校进一步加大对中小学生进行健康教育的力度，针对不同年级的教学任务、学生的心理发展特点，开展相应的健康教育工作，使学生形成科学、健康的生活方式，助力睡眠质量的提升（龙鑫等，2020）。相关研究证实，通过在学校进行睡眠健康教育，能有效帮助青少年改善睡眠质量（陈庆伟等，2019）。此外，各地教育行政部门应注意均衡本地区的教育资源，缩小不同地区、不同教师之间的教学质量差距，确保学生都能就近入学、满意入学，从根本上缓解家长因为担忧教育资源分配不均产生的教育焦虑。建议教师群体努力提升课堂教学效果，使学生的课堂学习效果最大化，同时科学安排家庭作业的类型和数量，避免题海战术挤占学生的睡眠时间。

## （三）关注孩子综合能力的提高，家长须在健康生活方面做出表率

家长应以身作则，在健康生活方面做出表率，同时指导、监督孩子改掉不良的睡眠习惯，不要一味只盯着孩子的考试成绩。建议更多地关注孩子综合能力的提高和情绪体验，重视孩子素质的提升，并努力为孩子营造温馨和谐的家庭氛围。研究发现，温馨的家庭氛围、平等尊重的家庭关系，对孩子的人际交往、心理调适及睡眠等都有积极的作用（闫会琴等，2021）。

## （四）督促孩子养成良好的作息和学习习惯

国内学者的研究发现，坚持科学的饮食、适当的体育锻炼，保持相对规律的作息时间，有利于高质量的睡眠（海波等，2021）。此外，父母和老师应督促学生养成良好的学习习惯、提升时间管理技能，这将有利于学生更高效地完成课业任务，留出更多休闲娱乐的时间。同时，在自由活动的时间里，积极应用"青少年模式"等，督促学生浏览轻松、愉快的内容，放松身心，避免接触血腥、暴力等刺激性的内容，尤其在睡前有意识地控制电子产品的使用时间，避免对睡眠产生影响。

**参考文献**

陈庆伟、汝涛涛、罗雪、董巧玲、翟迪国、熊晓、周国富，2019，《电子媒体使用对睡眠的影响、机制及其干预》，《心理科学进展》第 27 卷第 1 期。

段芳芳、王配配、郑钦亮、杜莉、羊春菊、熊小花、周婷、张驰、王广海，2021，《三亚市初中生睡眠质量与校园欺凌受害经历的相关性分析》，《中国全科医学》第 24 卷第 26 期。

丰向日，2020，《中小学生不良睡眠的原因及改善建议》，《教学与管理》第 27 卷第 3 期。

傅小兰、张侃主编，2021，《中国国民心理健康发展报告（2019～2020）》，社会科学文献出版社。

高帆、刘雅倩、陈艳、李鹏、张永利、严剑波，2021，《中小学生睡眠时间与视力不良的关联研究》，《预防医学》第 33 卷第 9 期。

管玥、周红伟，2020，《小学生睡眠质量与焦虑情绪的现状及关系研究》，《中国社会医学杂志》第 37 卷第 4 期。

海波、沈蕙、刘萌萌、韩迪、丁子尧、胡佳、杨海兵，2021，《苏州市中学生睡眠时间与抑郁症状的关联》，《中国初级卫生保健》第 35 卷第 11 期。

黄婷、周州、韦琳、肖莉娜、曾婷、刘晴，2020，《柳州市城区 7～17 岁儿童少年睡眠时间及其与高血压的关系》，《中国儿童保健杂志》第 28 卷第 9 期。

李雯，2019，《农村中学生认知融合、认知情绪调节策略与睡眠质量之间的关系研究》，博士学位论文，扬州大学。

廖红，2021，《高中生时间管理倾向对睡眠质量的影响》，《中国校医》第 35 卷第 10 期。

林力孜、高爱钰、王迪、承钰、程兰、李钦、王海俊，2018，《小学生睡眠时间和视屏时间与儿童肥胖的关联研究》，《中国儿童保健杂志》第 26 卷第 9 期。

林琼芬、黄若楠、陈静仪、杨杰文，2018，《广州市中学生学习压力源与睡眠质量的关系》，《中国学校卫生》第 39 卷第 6 期。

林小嫚、刘锐、张东枚、黄静怡，2021，《某市小学生新冠肺炎疫情上网课期间睡眠与运动现况》，《中国学校卫生》第 42 卷第 4 期。

刘锋、史兵、李素军，2019，《乌鲁木齐市中小学生睡眠时间及其与体重指数的相关性分析》，《现代预防医学》第 46 卷第 10 期。

刘海琴、尚磊、陈敬国、折宁宁、施叶雯、冯雅妮、张一彤、任晓勇，2019，《西安市小学生睡眠打鼾现状及对生活质量的影响》，《中国儿童保健杂志》第 27 卷第 9 期。

刘航、刘秀丽、郭莹莹，2019，《家庭环境对儿童情绪调节的影响：因素、机制与启示》，《东北师大学报》（哲学社会科学版）第 3 期。

刘庆奇、周宗奎、牛更枫、范翠英，2017，《手机成瘾与青少年睡眠质量：中介与调节作用分析》，《心理学报》第 49 卷第 12 期。

龙鑫、纪颖、张洪伟、张夏男、谢立璟，2020，《北京市中高年级小学生睡眠时间现状及影响因素分析》，《中国卫生统计》第 37 卷第 5 期。

石绪亮、王硕、李子涵、朱亚，2021，《青少年睡眠质量在家庭亲密度与情绪问题间的纵向中介作用：一项为期 3 年的追踪研究》，《中国临床心理学杂志》第 29 卷第 4 期。

孙力菁、张喆，2021，《上海地区小学生睡眠时间、睡眠质量及影响因素研究》，《中国学校卫生》第 42 卷第 3 期。

毋瑞朋、郭蓝、黄业恩、王婉馨、肖笛，2019，《山西省中学生睡眠质量及影响因素分析》，《中国学校卫生》第 40 卷第 8 期。

徐涛、张天成、谌晓安、张福兰，2021，《我国中学生睡眠障碍患病率的 meta 分析》，《现代预防医学》第 48 卷第 6 期。

徐小雨、曾霞、李秀红、蔡莉、谈蔚清、陈亚军，2019，《广州市小学生睡眠时长与心理行为问题的非线性关系》，《中国学校卫生》第 40 卷第 12 期。

闫会琴、廖祥霖、余香莲，2021，《婚姻家庭质量对初中生睡眠的影响：父母严厉管教和反刍思维的链式中介效应》，《江西电力职业技术学院学报》第 34 卷第 3 期。

杨连建、刁华、李婷、蒲杨、金凤、王宏，2020，《重庆沙坪坝中小学生睡眠时间与超重肥胖的相关性分析》，《现代预防医学》第 47 卷第 11 期。

杨彦川、范方、蔡柔娜、彭婷、黄蓉、蒋玉露，2015，《初三学生睡眠质量的影响因素：一项追踪研究》，《中国临床心理学杂志》第 23 卷第 6 期。

姚瑶、金梅红、陈群、曹晓蕾、韩泓、曹伟艺，2020，《上海市奉贤区南桥镇初中生睡眠状况及影响因素分析》，《健康教育与健康促进》第 15 卷第 3 期。

袁帆、郭海军、冯甘雨、宫伟彦、丁彩翠、吴晓旻、郭重山、栾德春、李晓辉、刘爱玲，2017，《四城市中小学生睡眠状况与家庭环境的相关性》，《中国学校卫生》第 38 卷第 3 期。

张斌、郝彦利、任衍镇，2013，《广州市小学生的学业成绩与睡眠状况》，《中国心理卫生杂志》第 27 卷第 6 期。

赵阳、薛海平，2018，《参与课外补习对我国初中生睡眠时间的影响研究——基于北京市十六所初级中学的实证分析》，《基础教育》第 15 卷第 6 期。

Fadzil, A. 2021. Factors affecting the quality of sleep in children. *Children*, 8 (2), 122.

# 大学生的睡眠状况及其影响因素

**摘 要：** 本文选取在读大学生为研究对象，采用定量与定性相结合的方法，探讨大学生的睡眠状况，并分析影响大学生睡眠的因素。调查发现，大多数大学生睡眠质量良好但睡眠问题较多；晚睡晚起者较多；大学生每天平均睡眠时长为 7.04 小时，但超半数的大学生自我感觉不足；大多数大学生存在"睡眠拖延"问题。大学生的生活习惯、学习压力以及手机依赖等影响了睡眠。此外，寝室环境也是影响大学生睡眠状况的重要因素。最后，本文针对如何改善大学生的睡眠状况提出了相应的建议。

**关键词：** 大学生 睡眠质量 匹兹堡睡眠质量评价

## 一 引言

目前，睡眠问题已开始向年轻群体蔓延，并进一步影响年轻人的心理健康及生活质量。《2019 年全国教育事业发展统计公报》显示，全国各类高等教育在学总规模为 4002 万人。[①] 大学生面临学业和就业的双重竞争与压力，较易出现睡眠问题，同时其睡眠质量也将对社会发展产生重大影响。近年来，有关大学生睡眠质量的研究逐渐受到社会关注。对一些大学生来说，睡眠质量差、熬夜、作息不规律已是常态。只有拥有良好的睡眠，大学生才能有充沛的精力和愉悦的心情，才能高效地学习，建立良好的同学关系，其心理也能健康发展。

有研究发现，大学生睡眠不足以及失眠后的消极反应是最为突出的问题（钟向阳等，2003）。另有研究发现，大学生日常生活习惯与睡眠质量的好坏

---

① 《2019 年全国教育事业发展统计公报》，http://www.moe.gov.cn/jyb_sjzl/sjzl_fztjgb/202005/t20200520_456751.html，最后访问日期：2022 年 1 月 20 日。

息息相关，不好的生活习惯、作息不规律等会导致睡眠质量下降，睡眠质量下降导致白天学习时注意力不集中，社会活动减少，更容易引发焦虑情绪，严重时会影响心理状态；反过来，这些不良的生理心理状态会进一步影响日常生活，因此大学生睡眠问题已不容忽视（李娟等，2019）。本研究以大学生睡眠状况为切入点，采用以深度访谈为主的定性研究和以问卷调查为主的定量研究相结合的方法，分析大学生的睡眠状况以及影响睡眠的各种因素，进而有针对性地提出相关建议。

## 二 研究方法

### （一）问卷调查

本研究所用数据源于中国社会科学院社会学研究所于 2021 年 11 月开展的中国居民睡眠状况线上调查，研究对象为 1123 名在校大学生，包括全国普通本专科在校生、在校研究生。样本分布显示，参与调查的大学生性别分布均衡，其中，男性 557 人（49.60%），女性 566 人（50.40%）。大学专科学生有 215 人（19.15%），大学本科以及以上学生有 908 人（80.85%）。除对睡眠时长等进行问卷调查外，本研究还采用《匹兹堡睡眠质量指数量表（PSQI）》和《睡眠拖延行为量表》分别测量了大学生的睡眠质量和一般睡眠拖延行为。

### （二）深度访谈

为了更全面地了解大学生睡眠的客观状况以及影响其睡眠的多方面因素，本研究还对来自全国不同城市、不同性别、不同年级及专业的 5 名在校大学生进行了访谈（见表 1）。

**表 1　访谈对象基本信息**

| 受访者编号 | 居住地 | 性别 | 年龄 | 年级 | 现阶段就读学历层次 | 专业 |
|---|---|---|---|---|---|---|
| 受访者 1 | 广州 | 男 | 20 岁 | 大三 | 本科 | 微电网技术 |
| 受访者 2 | 南京 | 女 | 21 岁 | 大三 | 本科 | 学前教育 |
| 受访者 3 | 天津 | 男 | 19 岁 | 大一 | 大专 | 软件技术 |
| 受访者 4 | 成都 | 男 | 22 岁 | 大三 | 本科 | 机械电子 |
| 受访者 5 | 青岛 | 女 | 21 岁 | 大三 | 本科 | 经济学 |

　　研究中，由访谈者与受访者进行深入沟通：一方面，以预先设计好的访谈大纲为框架，以保证获取必需的关键信息；另一方面，以场景访谈的方式，鼓励受访者充分还原自己的睡眠状况，以及引起睡眠问题的真实情景，从而对信息进行深度挖掘（见表2）。

**表2　大学生睡眠研究深度访谈大纲**

| 访谈主题 | 问题举例 |
|---|---|
| 1. 基本信息收集 | 1. 目前在哪里上学？几年级？学什么专业？<br>2. 寝室住几个人？什么类型的床铺？<br>3. 学习和考试压力大吗？都面临什么样的压力？<br>4. 玩电子产品的情况如何？玩的时间有多长？ |
| 2. 睡眠情况 | 1. 工作日时，您每天几点起床？几点入睡？睡眠时长是几个小时？<br>2. 周六、周日的时候作息分别是怎样的呢？<br>3. 是否有入睡困难问题？是什么原因？ |
| 3. 睡眠满意度 | 1. 您现在睡眠质量怎么样？为什么这样说呢？<br>2. 您觉得睡个好觉是什么感受？<br>3. 感觉没睡好的时候，对您都有哪些具体的影响呢？<br>4. 如果让您用几个词形容目前的身心状态，您会怎样形容？ |
| 4. 睡眠问题和习惯 | 1. 您觉得一般出现什么情况，您就可能睡不好？为什么这样说？<br>2. 关于影响睡眠的原因，您还有哪些需要补充吗？<br>3. 睡觉前有哪些行为习惯？对睡眠的影响程度如何？ |
| 5. 改善措施 | 1. 您有通过什么方式缓解睡眠问题吗？是否有效？<br>2. 您买过哪些帮助睡眠的产品吗？选择的原因是什么？效果如何？ |

# 三　研究结果

## （一）大学生群体的睡眠状况

### 1. 大多数大学生睡眠质量良好但睡眠问题较多

　　从匹兹堡睡眠质量评价（见图1）来看，被调查者睡眠质量很好和还行的占比高达93.48%，睡眠质量一般和睡眠质量很差的占6.52%，可见大多数大学生睡眠质量良好。

　　访谈中，受访者对自己的睡眠质量进行打分的结果一般为6~8分（满分为10分），而扣分的部分主要是入睡困难和做不好的梦等。调查结果显示（见图2），在睡眠问题上，39.89%的被调查者每周平均一或两个晚上或者

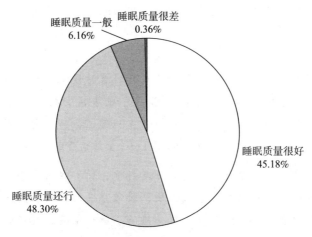

**图 1　匹兹堡睡眠质量评价**

每周平均三个或更多晚上不能在 30 分钟内入睡；32.68% 的被调查者每周平均一或两个晚上或者每周平均三个或更多晚上在睡眠中醒来或早醒；17.18% 的被调查者每周平均一或两个晚上或者每周平均三个或更多晚上有大声咳嗽或打鼾的情况；26.00% 的被调查者每周平均一或两个晚上或者每周平均三个或更多晚上会做不好的梦。

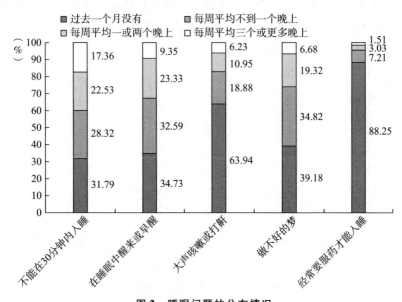

**图 2　睡眠问题的分布情况**

访谈研究发现，由于大学生多住集体宿舍，室友之间相互干扰，导致大学生存在较多睡眠问题，如起夜、失眠、半夜醒来等，严重的甚至导致神经衰弱。

　　自己的睡眠质量一般，打分为6分。有时候睡不好会做梦，梦都是不好的；还有就是偶尔家里面事情、学校事情啊扰乱自己。宿舍的床小，特别担心自己翻下去。不习惯舍友一起住，睡不着，有时候舍友凌晨两三点起来上厕所，有动静就醒了。（受访者5）

　　大学生活中，睡觉难免受到舍友打呼、玩游戏的影响，而且有的舍友凌晨才睡，影响睡眠。床板太硬，腰酸背痛的；宿舍还冷，睡觉比较难受。当前自己的身心状况是容易瞌睡、身心俱疲、崩溃的，有一段时间晚上基本没睡，宿舍动静大就醒了，有一些精神衰弱。舍友那时候一两个星期打游戏，自己也压力大，睡得不好，有时候浅度睡眠，舍友一打呼更睡不着。（受访者4）

**2. 晚睡晚起者较多**

调查结果显示（见图3），被调查者上床睡觉的时间集中在23:00～1:00，23:00～24:00上床睡觉的人最多，占39.45%；其次为0:00～1:00上床睡觉的人，占30.45%，46.03%的被调查者在0点及以后睡觉，可见大学生上床睡觉时间普遍较晚。

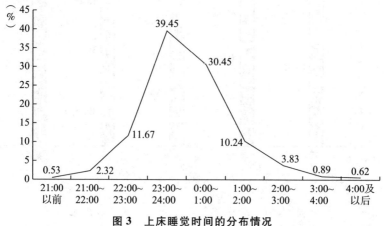

**图3　上床睡觉时间的分布情况**

调查结果显示（见图4），77.65%的被调查者会在6:00～9:00起床，其中14.25%的被调查者在6:00～7:00起床，37.49%的被调查者在7:00～

8: 00起床，25.91%的被调查者在 8: 00 ~ 9: 00 起床。本次调查中，大学生平均起床时间为 8: 04，总样本的平均起床时间为 7: 37，可见大学生的平均起床时间晚于总样本的平均起床时间，这可能是因为大学生比高中生有更多的自由时间，课程少。访谈中受访者表示会在有课的情况下早起床，没课的时候虽然醒来了，但依旧不会起床。

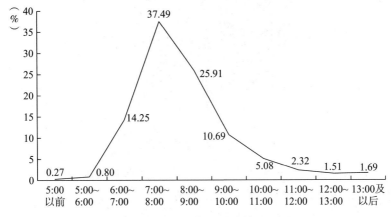

**图 4　起床时间的分布情况**

大学是人生中许多重要习惯的养成阶段，作息时间安排是大学生在校行为习惯养成的重要影响因素，直接影响大学生的身体健康、学业成绩。但是大学阶段属于相对自由的阶段，许多大学生不能很好地安排自己的时间，作息时间不规律，工作日和周末/休息日的作息时间相差较大，甚至日夜颠倒，这种作息习惯会影响大学生的睡眠，进而影响健康。

大学生中存在比较严重的作息时间后延现象，由此引发上课睡觉现象多、大学生身体健康总体水平下降、学生心理问题越来越严重以及学习成绩偏低、挂科率和留级率高、厌学退学问题（刘晨、曹总成，2021）。同时，大学生使用新媒体的目的及时间段不合理，每天花在新媒体上的时间过多，严重影响作息质量（陈静，2015）。

调查结果显示（见图 5），只有 16.47%的被调查者的就寝时间总是有规律，21.64%的被调查者有时规律就寝，29.03%的被调查者一般情况下规律就寝，而 32.86%的被调查者很少或者几乎从不规律就寝。

访谈中发现，受访者存在工作日和周末/休息日的作息时间不一致的现象。

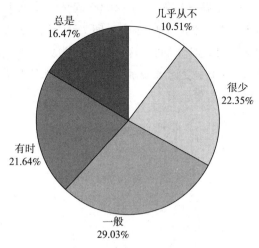

**图 5　规律就寝情况**

　　周末晚上九十点钟上床，第二天是九十点钟起床。上课的时候 7 点多就起来了，这是固定时间。（受访者 1）

　　周一到周五都是凌晨 2 点睡，周末的话可能就是凌晨 3 点，有可能周末再晚一点。平时周一到周五的话，大概就是 10 点、11 点左右起，然后周末的话也就中午起。（受访者 2）

　　周末跟朋友十一二点才会醒，约个午饭或者是下午茶再倒腾起床的那种。在家待着我可能也会睡到十一二点，有的时候前一天玩得比较晚，我就可能下午 2 点钟才起来，都有可能。平时会有早自习，就必须早点起床，早上 6 点半起床，走读路程还是会有一定的距离。有的时候我要是住学校就可以起得晚一点，差不多 7:20。（受访者 3）

**3. 每天平均睡眠时长为 7.04 小时，但超半数的大学生自我感觉不足**

　　调查结果显示，大学生群体每天平均睡眠时长为 7.04 小时，总样本每天平均睡眠时长为 7.06 小时，可见虽然大学生睡觉晚、起床晚，但是每天平均睡眠时长与总样本差异不大。此外，本次调查结果显示（见图 6），50.04% 的被调查者认为自己睡眠时间不太够，34.64% 的被调查者表示睡眠时间刚合适。

**4. 大多数大学生存在"睡眠拖延"问题**

　　调查结果显示（见图 7），27.52% 的被调查者认为总是睡得比自己预想

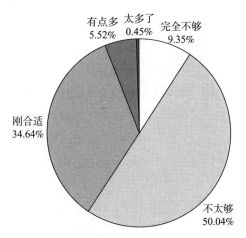

**图6　对睡眠的感受情况**

的晚，占比最高；26.80%的被调查者认为有时会睡得比自己预想的晚，而只有6.41%的被调查者几乎从不拖延睡眠时间。同时，26.09%的被调查者认为自己"想按时上床睡觉，但就是做不到"，这种情况出现的频率为"一般"，24.13%的被调查者总是会有"想按时上床睡觉，但就是做不到"的情况，只有7.75%的被调查者可以做到按时上床睡觉。

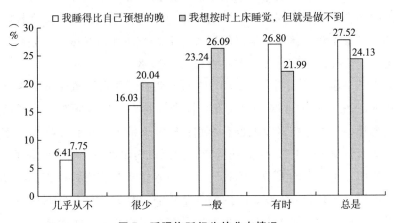

**图7　睡眠拖延行为的分布情况**

《睡眠拖延行为量表》得分越高，表示越拖延。得分为3~4分的被调查者占比为44.52%，得分为4~5分的被调查者占比为22.53%，得分为2~3分的被调查者占比为27.87%（见图8）。可见，大多数大学生存在睡眠拖延的问题。

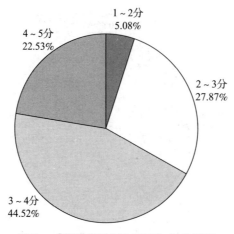

**图8 《睡眠拖延行为量表》得分情况**

## （二）影响大学生睡眠状况的因素分析

**1. 寝室环境**

大学生寝室主要为四人或六人寝室，室友一般来自不同地区，有不同的生活习惯。许多寝室为上床下桌式布局，但仍有上下铺的形式，室友的活动及发出的声音可能影响其他人的睡眠。在倡导绿色建筑的今天，高校宿舍作为大学生日常生活、休息与学习的场所，室内外环境的好坏直接关系到大学生的生理、心理健康和学习效率（杜鑫等，2008）。

调查结果显示（见图9），29.03%的被调查者非常同意环境噪声特别大影响睡眠，26.89%的被调查者同意环境噪声特别大影响睡眠。除环境噪声影响睡眠外，室内温度对睡眠也有影响：8.01%的被调查者非常同意室内温度不合适影响睡眠，37.04%的被调查者同意室内温度不合适影响睡眠。

访谈中发现，影响大学生睡眠的环境因素主要是寝室的噪声、温度、湿度、遮光等。另有研究发现，室内噪声是影响50%的大学生睡眠质量的最主要因素，每个房间的居住人数也是衡量睡眠背景声级的一个重要因素。当居住人数为2人时，大学生睡眠质量最高；当居住人数为5人时，大学生睡眠质量最低。从噪声声源对大学生睡眠的影响来看，噪声以室友谈话为主，以室友睡眠相关活动引起的噪声最为常见（Meng et al.，2020）。

**2. 生活习惯**

互联网时代，大学生的生活习惯既与当代社会中其他群体的生活习惯不

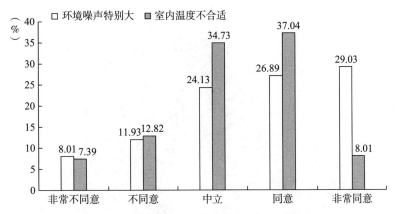

**图9  对环境噪声与室内温度影响睡眠的同意程度**

同，又与以往大学生的生活习惯有所差别。研究表明，当代大学生的闲暇时间主要被用于学习，以下依次是上网、体育锻炼、娱乐和其他（洪肖肖，2014）。近年来，大学生身体素质呈下降趋势，体育成绩不合格、身体肥胖等情况较多。[①]

调查结果显示（见图10），29.30%的被调查者几乎没有运动健身，28.23%的被调查者一周运动健身1~3次，13.00%的被调查者一周运动健身4~6次，13.62%的被调查者一周至半个月运动健身一次，9.17%的被调查者半个月至一个月运动健身一次，而仅有6.68%的被调查者每天运动健身。

人体作为一个极其复杂的有机体，除受到基因影响外，还受到生活方式以及运动的影响。基因影响是指父母的遗传基因对其子女的影响，遗传使子女与其父母在形态、性格、智力等方面相同或者相似，其中包括疾病、缺陷等。生活方式影响因素主要是指人们的生活习惯和行为。不健康的生活方式危害人们的身体健康，甚至引起疾病或导致死亡。无规律的生活习惯是一些大学生的常态，长此以往会使身体各项功能退化，进而引发疾病。现代科学研究表明，通过适宜的运动能够提高人体免疫力、增进健康、推迟病变。

**3. 学习压力**

大学生心理健康一直是社会乃至国家关注的重点。心理健康和睡眠质量

---

① 《大学生身体素质呈下降趋势  保持运动才能体测达标》，https://baijiahao.baidu.com/s? id = 1648142920694969006&wfr = spider&for = pc，最后访问日期：2022 年 1 月 20 日。

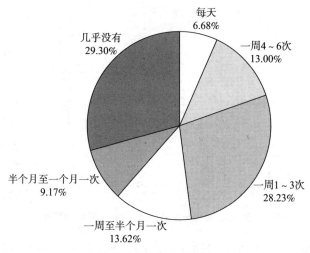

**图 10 运动健身的频率**

相互影响，大学生睡眠质量与心理健康状况存在显著的正相关。大学生睡眠质量越好，心理越健康；心理越健康，睡眠质量越好（徐妙哲等，2016）。大学生睡眠质量与抑郁情绪显著正相关，睡眠质量越好，抑郁情绪越少（马百超，2021）。

大学阶段是大学生走出校园、步入社会的过渡期。大学生在好好学习的同时也要规划未来，他们需要独自去面对没接触过的知识、没见过的人以及无法预见的未来。学习、考试、上网、个人情绪、同学交往、就业压力等均显著影响大学生的睡眠质量，其中个人情绪、学习、上网等因素是影响睡眠质量的重要因素（张凤梅等，2017）。访谈结果显示，大学生在学期末或有证书类考试的时候，学习压力会增加，同时学习压力也和所学专业有关。

调查结果显示（见图 11），只有 4.45% 的被调查者没有因学习压力太大而经常失眠，有 5.79% 的被调查者非常同意学习压力太大导致经常失眠，有22.08% 的被调查者同意学习压力太大导致经常失眠，有 50.58% 的被调查者对此持中立态度。同意（包括同意和非常同意）、中立和不同意（包括不同意和非常不同意）学习压力让其有快要崩溃的感觉的被调查者占比分别为28.14%、43.10% 和 28.76%，其中 6.23% 的被调查者非常同意学习压力让其有快要崩溃的感觉，6.68% 的被调查者非常不同意学习压力让其有快要崩溃的感觉，同意与不同意之比约为 1:1。可见一些大学生经常被学业困扰，影响了睡眠质量。

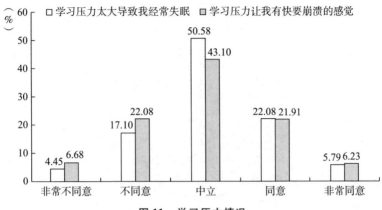

**图 11　学习压力情况**

### 4. 手机依赖

　　在这个智能化的时代，手机已经成为我们日常生活中非常重要的一部分，许多人手机不离手，沉浸于手机的智能化和娱乐中。而大学生对智能手机的使用率更高，这成为影响大学生睡眠质量的重要因素之一。不合理地使用手机以及对手机的过度依赖，使得个体的睡眠质量相应地受到影响。手机依赖程度是睡眠质量的重要预测因子，手机依赖越严重，睡眠质量就越低（周琳等，2019）。睡前看手机的被调查者占比高达 89%，睡前看手机对睡眠质量有显著影响，看手机的时间越长，睡眠质量越差（吴继辉、杨华磊，2016）。

　　调查结果显示（见图 12），只有 2.76% 的被调查者在睡前几乎从不看手机，其余的被调查者都会在睡前看手机，其中 61.53% 的被调查者在睡前总是会看手机。由此可见，许多大学生对手机产生了依赖，从而拖延了睡眠时间。

　　访谈发现，所有受访者睡前都有看手机的习惯。睡前上网，尤其是喜欢在睡前玩游戏的受访者，经常玩到很晚。电脑辐射对大脑神经系统有影响（闫玉萍、刘京晖，2008），导致人失眠。同时游戏、电视剧中有时会有令人兴奋或者让人感到恐怖的画面，引起大脑兴奋，从而影响睡眠质量。在如今快节奏的社会环境下，在入睡前保持平稳、较低唤醒的情绪有助于提高睡眠质量（刘国凤、刘子豪，2021）。

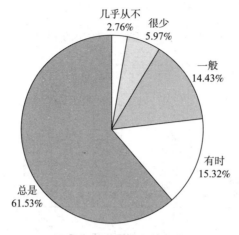

**图 12　睡前看手机的频率**

　　睡前一到两个小时喜欢跟朋友一块儿打游戏，打了几把大家都不想打了，我可能就是刷一会儿短视频就睡觉了。我是属于躺上床要玩一会儿游戏，才会到那个睡觉的点，我才会选择睡觉。（受访者 3）

　　还要玩手机，看视频，看文章。有时候会查一点东西，就是白天想到的一些东西然后网上查一下。比如说我突然想考一个证，就会查一下怎么考。（受访者 4）

　　睡前一到两个小时我会洗完澡敷面膜，躺在床上刷一下朋友圈之类的，敷完面膜就是完全平躺在床上开始刷抖音、逛淘宝之类的，然后又刷回到抖音或者是看剧，慢慢就睡着了。（受访者 5）

## 四　讨论

### （一）引导规律作息，倡导科学健康观

　　本研究发现超过六成的被调查者在睡前总是会看手机，他们主要使用手机来聊天、看视频、玩游戏；同时睡前看手机导致大学生出现睡眠拖延、作息不规律、睡眠时间紊乱等问题。减少手机依赖，引导大学生合理使用手机、合理规划时间、规划大学生活、养成良好的作息习惯是改善睡眠的有效途径。应加大合理使用手机的宣传教育力度，让大学生认识到手机依赖的危

害，树立正确、科学的健康观，提高睡眠质量。

### （二）培养积极心态，正确面对压力

大学生面临学业、就业压力及处理人际关系的压力，往往会产生焦虑等负面情绪。本研究发现部分被调查者曾因学习压力太大而有快要崩溃或失眠的情况。要改善睡眠质量，大学生首先要从自身做起，其中最核心的是树立正确的价值观。只有树立了正确的价值观，才能从根源上认识到自己所担负的社会责任，从而认识到睡眠的重要性，才能为改善睡眠质量做出积极的努力。大学生在面对压力时，要学会心理调适，用积极的态度看待压力。缓解压力的方法有很多，可以通过放空自己，闭上眼睛回忆美好的过往，使自己的身体处于一种较为舒适的状态；也可以通过向好友、家人或专业的心理医生倾诉来宣泄情绪、缓解压力。

### （三）加强体育锻炼，提高身体素质

大学生的睡眠与健康有很大的关系，然而本研究发现近三成的被调查者几乎没有运动健身。长期不运动可能导致大学生身体素质下降，从而影响睡眠。世界卫生组织曾指出，18～64岁的成年人每周至少应进行累计150～300分钟的中等强度有氧运动，或至少75～150分钟的高强度有氧运动，或同等效果的中等强度和高强度运动的组合运动（参见王瑞青等，2021）。大学生应根据自身情况选择适当的运动，自觉养成锻炼的习惯，提高身体素质，进而提高睡眠质量。同时体育锻炼也可以调节心情，有助于大学生宣泄不良情绪，降低心理疾病的发生率。

### （四）改善睡眠环境，促进深度睡眠

本研究发现被调查者认为寝室环境是影响他们睡眠质量的最大因素。一般而言，大学生的大部分时间是在校园里度过，他们在处好人际关系以及学习知识方面有一定的压力，而一定意义上寝室是大学生解压的地方。良好的睡眠以及睡眠环境会让大学生缓解大部分压力，有助于大学生提升学习效率、改善在校表现。学校应为学生提供整洁、安静、舒适的睡眠环境，减少睡眠环境对大学生睡眠的干扰。要改善睡眠环境，除了改善寝室本身的卫生条件外，最重要的是加强对宿舍的管理，指导学生做好作息时间安排，规范宿舍的作息制度。

## 参考文献

陈静，2015，《新媒体对大学生作息质量的影响及对策研究》，《中国教育技术装备》第12期。

杜鑫、郭立伟、龙雄军，2008，《大学生公寓噪声状况的问卷调查与分析》，《华中建筑》第26卷第12期。

洪肖肖，2014，《互联网时代大学生体育生活方式的现状调查研究》，硕士学位论文，山东大学体育学系。

李娟、刘伟、于邦林、李潇岚、曹秀菁，2019，《大学生睡眠质量与生活质量的典型相关分析》，《安徽医科大学学报》第6期。

刘晨、曹总成，2021，《高职院校大学生作息时间的调查与研究》，《知识文库》第21期。

刘国凤、刘子豪，2021，《生理指标、情绪与睡眠质量间的关系：一项基于可穿戴设备的研究》，《第二十三届全国心理学学术会议摘要集（下）》（未出版）。

马百超，2021，《大学生睡眠质量与抑郁情绪的关系》，硕士学位论文，东北师范大学体育学系。

王瑞青、孔宪菲、张华、方俊、张龙友、王春雪、郑华光、杨海滨、王拥军，2021，《世界卫生组织身体活动和久坐行为指南》，《中国卒中杂志》第16卷第4期。

吴继辉、杨华磊，2016，《大学生睡前玩智能手机对睡眠质量的影响分析》，《管理观察》第14期。

徐妙哲、张丹丹、张红坡，2016，《大学生睡眠质量与心理健康状况的相关性》，《中国健康心理学杂志》第24卷第2期。

闫玉萍、刘京晖，2008，《电脑辐射对人体健康的影响》，《实用医技杂志》第4期。

张凤梅、陈建文、徐恒戬，2017，《某高校大学生睡眠质量及其影响因素分析》，《医学理论与实践》第30卷第16期。

钟向阳、赵凤、吴善添、杨利江，2003，《睡眠状况自评量表（SSRS）在大学生中的运用及其影响因素的初步分析》，《健康心理学杂志》第11卷第3期。

周琳、睢金露、王成强，2019，《大学生睡眠质量与手机依赖的关系研究》，《心理月刊》第14卷第18期。

Meng, Q., Zhang, J., Kang, J., & Wu, Y. 2020. Effects of sound environment on the sleep of college students in China. *Science of the Total Environment*, 705, 135794.

# 职场人士的睡眠状况及其影响因素

## ——以企业单位员工为例

**摘　要：**随着科技的进步，睡眠问题逐步在职场人士中凸显，受到很多研究者的关注。本研究采用定量和定性相结合的方法，探讨了职场人士的睡眠状况及其影响因素。结果发现：职场人士入睡时间较迟，偶有失眠；约一半的被调查者在早上 7 点起床，超六成的被调查者每晚实际睡眠时间不足 8 小时；44.83% 的被调查者每周有 1~2 天感到睡眠不足，超过六成的被调查者有通过饮茶或喝咖啡来提神的习惯；主要的睡眠问题是睡中醒来或早醒、入睡困难和做不好的梦。工作压力、工作反刍和环境因素是影响职场人士睡眠的主要因素。在社会层面，国家应进一步完善相关政策，减轻职场人士的工作压力；在个人层面，职场人士可以通过正念训练减少工作反刍、改变个人习惯来改善睡眠状况。

**关键词：**职场人士　睡眠质量　睡眠问题　工作压力

## 一　引言

"入夜则寐，入昼则寤"，是古人为更好地适应大自然而进行自我调节的体现，它有助于人体积蓄能量、进行日间活动。然而，随着行业竞争不断加剧、工作环境日趋复杂，人们的睡眠时长和睡眠质量越来越不能得到保障，有些人是因外部的客观因素被剥夺了睡眠，有些人是间接地自己剥夺了自己的睡眠，无论哪一种方式都不利于人们的身体健康。

随着社会经济的发展以及科技水平的不断提高，人们面临来自各方面的压力，这使人们的神经处于紧张状态。目前"紧张"已经成为一个最常见的医学心理问题，其中"职业紧张"，也称"工作紧张"，是指在职业条件下，劳动者的客观需求与个人适应能力失衡所导致的生理和心理压力（高晓燕等，2016）。

同时，由于科技进步，大量电子产品进入人们的生活，职场人士一天24小时不离手机，手机已经不再是简单的通信工具，而是成为人们生活中离不开的"一部分"，工作的时间界限已经变得越来越模糊。《24/7：晚期资本主义与睡眠的终结》（克拉里，2015）一书指出，工业化国家的许多机构已经按照24/7的方式运作了几十年。这种运作被美其名曰全天候提供服务，但其是通过人手替换来实现的。这样的运作方式意味着作为劳动者的我们，需要不断投入自己业余的时间及精力，提供各种服务、图像、程序及化学品等；而作为消费者的我们，消费需求不断地被唤醒。

但是，数字化究竟带给了我们什么？正如书中所说（克拉里，2015），它"逐渐缩小"或者说干脆消除了"白天和夜晚、光明与黑暗、行动与休息间的区别"，我们仿佛身处一个"永不停息的工作场所或一个永不打烊的购物场所""在无眠的状态里，生产、消费和废弃没有片刻停歇，加速了生命的消耗和资源的枯竭"。随着数字化的发展，"睡不着、睡不够、睡不好"成为困扰大部分职场人士的主要问题。

职场人士的睡眠健康问题日益凸显，他们的睡眠时长和睡眠质量从侧面反映了社会发展的状态。因此，了解职场人士的睡眠状况、分析影响其睡眠质量的相关因素，提出改善职场人士睡眠质量的建议，对促进职场人士身心健康发展有着重要的意义。

## 二 研究方法

本研究采用定性和定量相结合的方法，对职场人士①的睡眠状况进行研究。关于定性研究，笔者采用半结构化方法访谈了部分职场人士，主要探讨职场人士的睡眠质量、睡眠时长以及影响睡眠的因素。关于定量研究，本研究所用数据源于中国社会科学院社会学研究所于2021年11月开展的中国居民睡眠状况线上调查。本研究将职场人士按照职位以及工种的不同，划分为四类。样本量为203，其中，技术人员占7.39%，办公室文员占50.22%，

---

① 本研究中的职场人士仅为企业单位员工。

业务管理人员占 34.03%，其他办事人员占 8.36% 。

## 三 研究结果

### （一）职场人士的睡眠状况

#### 1. 入睡时间较迟，偶有失眠

36.96% 的被调查者在 23 点入睡，分别有 31.53% 和 20.79% 的被调查者在 22 点和 24 点/0 点入睡，说明职场人士入睡时间总体偏晚（见图 1）。

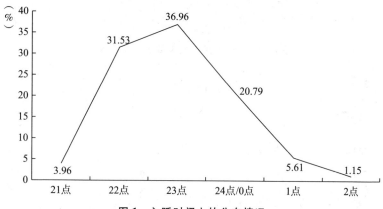

**图 1 入睡时间上的分布情况**

除此之外，在过去一个月中，有超过一半的被调查者有 1~7 天的时间出现失眠的现象，占 62.56%；没有失眠情况的次之，占 31.03% 。此外，3.45% 的被调查者在过去一个月中有超过 21 天的时间出现失眠现象（见图 2）。

#### 2. 约一半的被调查者在早上 7 点起床，超六成的被调查者每晚实际睡眠时间不足 8 小时

45.34% 的被调查者起床时间为早上 7 点；其次为早上 6 点起床，占 27.18%（见图 3），这从侧面反映出职场人士的起床时间随着单位上班时间的不同而不同。

在睡眠时长上，过去一个月，39.75% 的被调查者每晚实际睡眠时间为 7 小时；其次为 8 小时，占比为 28.64% 。而过去一个月每晚实际睡眠时间为 6 小时的被调查者占比为 20.09%，另有 6.49% 的被调查者每晚实际睡眠时间为 5 小时及以下（见图 4）。

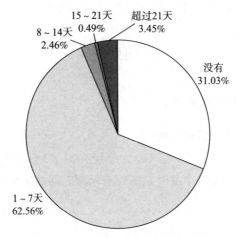

**图 2　过去一个月失眠天数的分布情况**

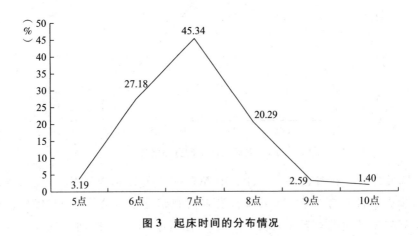

**图 3　起床时间的分布情况**

访谈发现，受访者在周末比在工作日时睡觉晚、起床晚，但是周末可以有充足的睡眠时间。职场人士平时工作忙，睡眠不足，一般会利用周末来补觉。

> 基本上 12 点以前可以睡，但入睡时间依刷手机的时间而定，不存在睡眠障碍。早上 8 点起床。周末睡得晚，凌晨一两点，起床 11 点。基本上一觉睡到大天亮。（受访者 1）

> 一般情况下，周一到周五凌晨 2 点入睡，周末是凌晨 3 点入睡，甚至更晚一些；周一到周五 10 ~ 11 点起，周末也差不多是中午起；睡眠

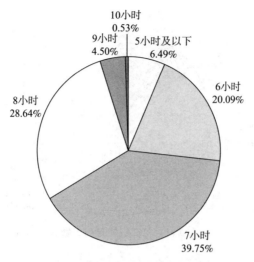

**图4 过去一个月每晚实际睡眠时间的分布情况**

时长, 平时 6~8 小时, 周末 10 小时左右。(受访者 2)

### 3. 44. 83% 的被调查者每周有 1~2 天感到睡眠不足, 超过六成的被调查者有通过饮茶或喝咖啡提神的习惯

44.83% 的被调查者每周有 1~2 天感到睡眠不足; 其次为每周有 3~4 天感到睡眠不足, 占 20.20%; 没有睡眠不足的被调查者占 19.21% (见图 5)。这表明大部分职场人士偶尔会有睡眠不足的现象, 但也有 11.33% 的被调查者每天都觉得睡眠不足。

与此同时, 在被问及醒来后的感受时, 13.30% 的被调查者觉得充分休息过了, 36.45% 的被调查者觉得休息过了, 33.99% 的被调查者觉得休息了一点儿。但是有 13.79% 的被调查者不觉得休息过了, 还有 2.46% 的被调查者觉得一点儿也没休息 (见图 6)。总的来说, 多数职场人士认为得到了不同程度的休息。

访谈发现, 受访者更想拥有深度睡眠, 对理想睡眠更加向往。例如 "一觉到天亮", 希望 "一起来精神就很好" (见表 1)。而实际睡眠中会出现失眠、无法正常入睡、入睡时间较长等问题, 导致职场人士被动推迟入睡时间。

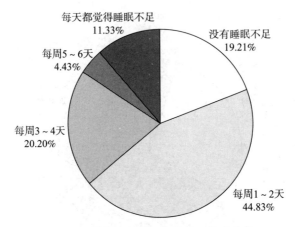

**图 5 每周感到自己睡眠不足的天数分布情况**

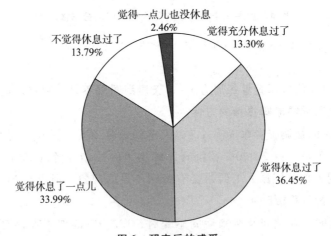

**图 6 醒来后的感受**

**表 1 职场人士描述理想睡眠状态的关键词**

| 受访者 | 描述理想睡眠状态的关键词 |
| --- | --- |
| 受访者 1 | 睡得很沉，大脑没有意识 |
| 受访者 2 | 睡很久，什么环境都能睡着，一起来精神就很好 |
| 受访者 3 | 不会打鼾、做梦，身体舒适 |
| 受访者 4 | 不焦虑，不做噩梦，中间不起夜 |
| 受访者 5 | 一觉到天亮，睡得舒服、不做梦 |
| 受访者 6 | 很快睡着，睁眼就天亮了 |

在被问及过去一个月为了提神而饮茶或喝咖啡的次数时，32.01%的被调查者表示几乎没有；每天都饮茶或喝咖啡的被调查者占比为11.33%，一周4~6次的被调查者占比为14.29%，一周1~3次的被调查者占比为26.11%。总的来说，有超过六成的被调查者有通过饮茶或喝咖啡来提神的习惯（见图7）。

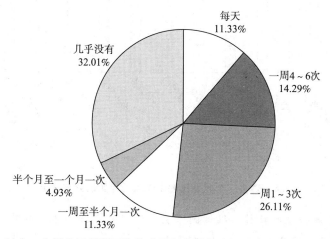

**图7　过去一个月为了提神而饮茶或喝咖啡（非为娱乐或应酬）的次数情况**

### 4. 主要的睡眠问题是睡中醒来或早醒、入睡困难和做不好的梦

45.20%的被调查者过去一个月在睡眠上遇到的问题是在晚上睡眠中醒来或早醒，此现象也呼应了前面的研究结果，部分职场人士每周会出现睡眠不足的情况。而入睡时间长是被调查者面临的主要问题之一，不能在30分钟内入睡的被调查者占比为44.63%，这也是导致职场人士入睡时间比较晚的原因之一。此外，41.81%的被调查者因做不好的梦而影响睡眠（见图8）。其他研究表明，如果一个人每天工作紧张或者精神压力比较大，晚上出现梦魇的频次会增加（严由伟等，2010），本研究从侧面证明职场人士平时的工作压力较大。

访谈中发现，受访者遇到的睡眠问题主要是入睡困难、熬夜、做噩梦等。

　　偶尔会有入睡困难问题，习惯晚一点，主要是习惯和心理状态影响的。虽然睡眠质量还不错，但就是入睡不稳定，难入睡，从上床到入睡的话四五分钟，有心事的时候两三个小时睡不着，一周5次左右。睡不

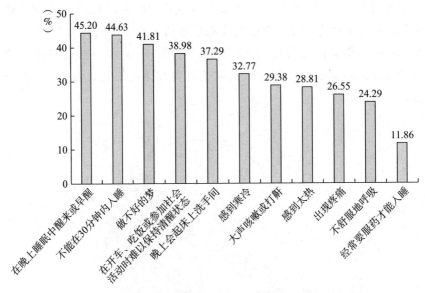

**图 8　过去一个月在睡眠上遇到的问题的分布情况**

好早上就会没有精神，继续睡下去，晚上硬是睡不着，刷微博，emo 一下。（受访者 2）

　　睡眠状况不好，主要体现为熬夜，几乎每天都是凌晨 1：30 左右睡觉，然后 7：30 左右起床；第二就是做噩梦，经常做梦，醒来后身体非常累。（受访者 5）

### （二）影响职场人士睡眠的因素

#### 1. 工作压力

　　工作压力是影响职场人士无法入睡的主要因素。研究发现，带有任务急、强度大以及自主程度低等特征的工作会导致职场人士心理压力增大、负性情绪体验增多、思维反刍，从而降低睡眠质量（Mullins et al.，2014）。换言之，工作压力成为导致职场人士无法正常入睡的首要原因，长时间睡眠不足造成的睡眠剥夺会直接降低睡眠质量。除此之外，对前途的迷茫也是影响睡眠的一个因素。

　　每次到公司年终总结的时候，压力就会很大：一是担心总结不好领导不满意，二是在众多的同事中表现，自己又是非常内向的一个人，这无形中给了我很大的压力，所以那几天基本上睡觉非常不踏实，而且有时候会失眠。（受访者4）

我现在迷茫的情况对睡眠有一定的影响，迷茫就会多想，会导致多梦。基本上晚上12点以前可以睡，但入睡会依刷手机的时间而定，不存在睡眠障碍。早上8点起床。周末睡得晚，凌晨一两点睡，早上起床11点。基本上一觉睡到大天亮。（受访者1）

### 2. 工作反刍

工作反刍也是影响职场人士睡眠质量的主要因素之一。工作反刍是指在没有要求其出现的情境（通常为下班后或休闲时间等非工作时间）下，有意识的、重复出现的工作方面的相关想法（张晶等，2020）。国外研究者进一步将工作反刍分为两种类型：一种是伴随着消极情绪，并且反复认知的状态，称为情绪反刍；另一种是职场人士本身享受工作，在思考与工作相关的事情时处于一种积极的状态，而未伴有消极情绪，称为问题解决思维（Querstret & Cropley，2012）。

以往关于睡眠质量的研究（林梦迪等，2018）发现，工作反刍会让职场人士备感焦虑，无法正常处理自己的情绪问题。由于情绪带有即时性的特征，夜间入睡的时候如果感受到情绪上的困扰，会让入睡者觉得入睡过程更加漫长从而更加焦虑。访谈研究也发现部分职场人士的睡眠深受工作反刍的影响。

我现在是在房地产工作，工作压力比较大，晚上入睡的时候也会想到工作上的事情。我会尽力避免去想工作的事情，因为一旦想工作的事情，就很难入睡。（受访者6）

### 3. 环境因素

本研究中，65.53%的被调查者认为影响晚上入睡的主要环境因素是室内温度不合适；其次为寝具不合适，占比为58.69%；此外，有58.67%的被调查者认为环境噪声特别大影响晚上入睡。可见，职场人士认为环境因素也是影响睡眠的一个较重要的因素。

# 四 讨论与建议

## （一）减轻职场人士的工作压力

睡眠不足对职场人士的身心健康有着巨大的影响，睡眠质量不佳会在认知、情绪和信息加工等多个方面给职场人士带来消极影响，进而降低角色外绩效、增加工作中受伤的风险、出现越轨行为等（Wagner et al.，2012）。职场人士每天面临较大的通勤压力、工作压力以及人际关系压力，近年来网络上关于"996"和"007"的讨论即是这种工作压力的反映。减少职场人士的工作时间，改善他们的工作环境，需要进一步完善相关政策并加强监督，促进政策落实。

## （二）减少工作反刍

工作反刍会让职场人士无法正常入睡，可以通过正念等方式来改善。正念在工作场所研究中被定义为"一种对当前事件和经历的可接受的注意力和觉知"（Brown，Ryan，and Creswell，2007）。正念训练有利于增强自我调节能力（Brown，Ryan，and Creswell，2007）、减少工作反刍（Crain et al.，2017）、实现工作家庭平衡（Allen and Kiburz，2012）、提高幸福感，最终提高睡眠质量。

## （三）改变个人习惯

在个人习惯方面，职场人士应适当增加日常的运动量，减少睡前的手机使用时间。研究表明，锻炼有助于睡眠（季浏、科克比，1997）。同时，晚上使用手机办公会显著缩短睡眠时长，进而降低第二天的工作投入水平（Barnes & Drake，2015）。因此，职场人士可以尝试通过适当锻炼、睡前放下手机等方式改善睡眠状况。

**参考文献**

高晓燕、葛华、姜雨、李榕、刘继文，2016，《脑力劳动人群职业紧张与睡眠质量的关系研究》，《现代预防医学》第 43 卷第 19 期。

季浏、科克比，1997，《身体锻炼心理学的研究现状和未来方向》，《天津体育学院学报》第 12 卷第 3 期。

林梦迪、叶茂林、彭坚、尹奎、王震，2018，《员工的睡眠质量：组织行为学的视角》，《心理科学进展》第 26 卷第 6 期。

乔纳森·克拉里，2015，《24/7：晚期资本主义与睡眠的终结》，许多、沈清译，中信出版社。

严由伟、刘明艳、唐向东、林荣茂，2010，《压力源及其与睡眠质量的现象学关系研究述评》，《心理科学进展》第 18 卷第 10 期。

张晶、李伟贺、史燕伟、张南、马红宇，2020，《工作反刍及其"双刃剑"效应》，《心理科学进展》第 28 卷第 2 期。

Allen, T. D., and Kiburz, K. M. 2012. Trait mindfulness and work-family balance among working parents: The mediating effects of vitality and sleep quality. *Journal of Vocational Behavior*, 80 (2), 372 – 379.

Barnes, C. M., & Drake, C. L. 2015. Prioritizing sleep health: Public health policy recommendations. *Perspectives on Psychological Science*, 10 (6), 733 – 737.

Brown, K. W., Ryan, R. M., and Creswell, J. D. 2007. Addressing fundamental questions about mindfulness. *Psychological Inquiry*, 18 (4), 272 – 281.

Crain, T. L., Schonert-Reichl, K. A., and Roeser, R. W. 2017. Cultivating teacher mindfulness: Effects of randomized controlled trial at work, home, and sleep outcomes. *Journal of Occupational Health Psychology*, 22 (2), 138 – 152.

Mullins, H. M., Cortina, J. M., Drake, C. L., & Dalal, R. S. 2014. Sleepiness at work: A review and framework of how the physiology of sleepiness impacts the workplace. *Journal of Applied Psychology*, 99 (6), 1096.

Querstret, D., & Cropley, M. 2012. Exploring the relationship between work-related rumination, sleep quality, and work-related fatigue. *Journal of Occupational Health Psychology*, 17 (3), 341 – 353.

Wagner, D. T., Barnes, C. M., Lim, V. K., & Ferris, D. L. 2012. Lost sleep and cyberloafing: Evidence from the laboratory and a daylight saving time quasi-experiment. *Journal of Applied Psychology*, 97 (5), 1068.

# 新手妈妈的睡眠状况及其影响因素

**摘　要：** 本研究采用定性和定量相结合的方法，分析城市居民中新手妈妈的睡眠状况及其影响因素。调查结果显示：多数新手妈妈作息规律，偶尔晚睡和失眠；入睡较为容易，但睡眠质量一般；"整觉"较少，睡眠问题较多；睡前自由时间较少。结合文献研究的分析发现，身体因素、心理因素、职业发展与育儿因素、社会支持因素都可能对新手妈妈的睡眠产生影响。针对这些发现，本研究围绕着个人、家庭和社会三个层面，提出了一些对策与建议，以期推动家庭和社会和谐发展。

**关键词：** 新手妈妈　睡眠时长　睡眠质量　家庭

## 一　引言

母亲，承担着孕育生命的艰巨任务，是孩子情感依赖的主要角色。提及"母亲"，每个人都会不自觉地唤起心中一个或多个带有情感记忆的形象。在各个国家的文化中，母亲都是被歌颂的伟大形象，人类的繁衍和进化，都离不开"母亲"这一角色的特殊作用。

前人的研究发现，女性对于自己母亲身份的适应和认同，并不是随着生育活动而自然完成的，而是以新手妈妈意识到生活开始全面发生变化为起点，以新手妈妈转变为成熟妈妈为终点，其间新手妈妈经历了复杂的心理体验、不断地学习与应对，作为"母亲"的自我发展过程不是线性的，而是呈现曲折发展的特征。此外，整个过程还受到来自孩子、个人、家庭、社会支持以及文化环境的多重影响，最终才能使一位女性从一个不知所措的新手妈妈，蜕变为承担母亲角色的成熟妈妈（陈晓君，2017）。

第七次全国人口普查主要数据显示，自"全面二孩"政策实施以来，我国2020年出生人口为1200万人，相比2019年生育数量进一步下跌，育龄妇女总和生育率为1.3，已经处于较低生育水平。①

在新冠肺炎疫情防控常态化和实施"健康中国"战略的背景下，如何引导女性群体摆脱母职神圣化发展的压力，如何引导她们科学地生育、养育、教育孩子，完成从新手妈妈到成熟妈妈的平稳过渡，对于更好地推动家庭和社会和谐发展，具有重要的意义。

本文从"睡眠"入手，基于调查数据和访谈资料分析城市居民中新手妈妈人群的睡眠状况及影响因素，提出相关建议，以引起人们更多的关注。

## 二　研究方法

### （一）调查对象

新手妈妈，即第一个孩子处于0～3周岁，且尚未孕育第二个孩子的成年女性。依据家庭生命周期理论，有0～3周岁孩子的家庭正处于家庭生命周期的第二阶段，此时，家庭中的女性第一次经历身份角色的重大转变，正处于学习如何扮演好母亲角色的关键期。而且大部分家庭中这个年龄段的孩子，都是在家抚养，不会送到幼儿园，因此，这一时期也是孩子与母亲建立亲密情感联系的关键时期。此阶段的新手妈妈，无论在角色认知还是在生活方式、心态等方面都表现出与其他阶段的女性不同的特征。因此，本研究以新手妈妈为研究对象，采用定性和定量相结合的方法分析了她们的睡眠状况及影响因素。

### （二）资料收集

**1. 访谈**

为了尽可能收集城市居民中有关新手妈妈睡眠的资料，在访谈环节，课题组筛选、招募了6位来自全国不同城市、有睡眠问题、有3周岁②以下孩

---

① 《国新办举行第七次全国人口普查主要数据结果发布会图文实录》，http://www.scio.gov.cn/xwfbh/xwbfbh/wqfbh/44687/45470/wz45472/Document/1703620/1703620.htm，最后访问日期：2021年1月20日。

② 后文为方便叙述，将"周岁"统一为"岁"。

子的新手妈妈作为访谈对象。表 1 给出了她们的基本情况。

**表 1 受访者基本信息**

| 受访者 | 居住地 | 职业 | 年龄 | 受教育程度 | 家庭结构 | 孩子年龄 |
|---|---|---|---|---|---|---|
| 受访者 1 | 广州 | 经理助理 | 30 岁 | 本科 | 夫妻、女儿 | 1 岁 |
| 受访者 2 | 福州 | 行政主任 | 31 岁 | 本科 | 夫妻、女儿 | 3 岁 |
| 受访者 3 | 宁波 | 销售 | 31 岁 | 本科 | 夫妻、女儿 | 2 岁半 |
| 受访者 4 | 唐山 | 行政 | 30 岁 | 本科 | 夫妻、女儿、父母 | 3 岁 |
| 受访者 5 | 兰州 | 人事主管 | 29 岁 | 本科 | 夫妻、女儿 | 2 岁半 |
| 受访者 6 | 重庆 | 文员 | 29 岁 | 本科 | 夫妻、儿子 | 3 岁 |

通过访谈的方式，课题组收集了 6 位受访者在经历初任新手妈妈角色过程中在日常生活习惯、睡眠质量变化等方面的资料。研究中，访谈者采用"半结构式"访谈的形式，按照预先设计好的访谈大纲，在恰当的时候进行提问或给予回应，鼓励受访者畅所欲言。具体访谈大纲见表 2。

**表 2 访谈大纲**

| 访谈主题 | 问题举例 |
|---|---|
| 1. 基本信息收集 | 1. 请您先做个自我介绍，您现在从事什么工作？<br>2. 您家有几个孩子？是男孩还是女孩？今年多大？是否上幼儿园了？<br>3. 您目前和谁一起居住？<br>4. 您感觉目前的生活有压力吗？具体来说，来自哪些方面呢？ |
| 2. 受访者全家人的睡眠情况 | 1. 工作日时，您每天几点起床？几点入睡？睡眠时长是几个小时？<br>2. 周六、周日的时候您和家人的作息时间分别是怎样的呢？<br>3. 孩子的睡眠情况如何？一般什么时间入睡？跟谁睡？ |
| 3. 受访者的睡眠满意度 | 1. 可以和我们分享下，您当妈妈前后睡眠的变化过程吗？<br>2. 您现在睡眠质量怎么样？为什么这样说呢？<br>3. 您觉得睡个好觉是什么感受？<br>4. 没睡好的时候对您都有哪些具体的影响呢？<br>5. 如果让您用几个词形容目前的身心状态，您会怎样形容？ |
| 4. 睡眠问题及影响因素 | 1. 您觉得一般出现什么情况，您就可能睡不好呢？为什么这样说？<br>2. 关于能影响睡眠的原因，您还有哪些需要补充吗？ |
| 5. 改善措施 | 1. 您有通过什么方式缓解睡眠问题吗？是否有效？<br>2. 您买过哪些帮助睡眠的产品吗？选择的原因是什么？效果如何？ |

## 2. 问卷调查

除了访谈资料外，本研究的数据源于中国社会科学院社会学研究所于

2021 年 11 月开展的中国居民睡眠状况线上调查，其中有 334 个样本符合新手妈妈的定义，其中 0.89% 的被调查者为"00 后"，66.16% 的被调查者为"90 后"，32.93% 的被调查者为"80 后"。

## 三　研究结果与分析

### （一）新手妈妈人群的睡眠状况

#### 1. 多数新手妈妈作息规律，偶尔晚睡和失眠

本次调查数据显示（见图 1），在入睡习惯方面，22 点上床睡觉的被调查者占比为 37.43%，23 点上床睡觉的被调查者占比为 40.12%，合计占调查总数的 77.55%；此外，在 24 点/0 点、1 点、2 点上床睡觉的被调查者占 11.08%。

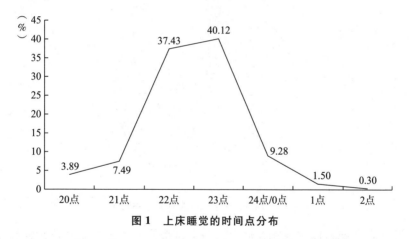

**图 1　上床睡觉的时间点分布**

在起床时间方面，每天早上 6 点，30.84% 的被调查者就已经起床了，有 53.29% 的被调查者在早上 7 点起床，二者合计占 84.13%；8~10 点起床的被调查者共计占 13.77%（见图 2）。

在回顾过去一个月的失眠情况时，76.35% 的被调查者表示过去一个月内失眠天数为 1~7 天，认为自己完全没有失眠的被调查者仅占 16.47%（见图 3）。

此外，超过一半（58.38%）的被调查者表示自己在过去一个月内有 1~7 天晚于凌晨 2 点睡觉；而表示自己早于凌晨 2 点睡觉的被调查者占比为 36.83%（见图 4）。

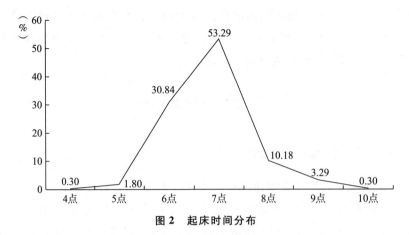

**图 2  起床时间分布**

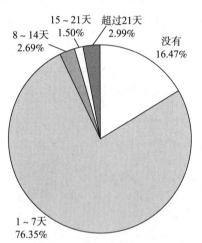

**图 3  过去一个月失眠天数的分布情况**

受访者 2 就是偶尔晚睡人群中的一个典型代表。虽然她并不想熬夜，也没有长期失眠的烦恼，但几乎每周一次的失眠，还是让她很不舒服。

我大概一周来个一次吧，周期性的，就会很难入睡。我知道熬夜对身体不好，也不是不想睡，但就是躺下了却睡不着。而且特别奇怪，每当这种时候明明睡前并没有喝多少水，也还是经常想起来去厕所，不去就不放心。有时候也会劝自己"唉，别乱折腾了，赶紧睡"，但就明明躺在床上，也会感觉腰酸背痛，哪儿都不舒服，翻来覆去就像在做运动。即使睡着了好像也睡得很浅，早上起来脸色就很差，浑身感觉没什

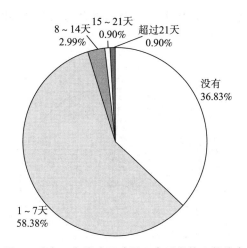

**图 4　过去一个月晚于凌晨 2 点睡觉的天数分布**

么劲儿。（受访者 2）

**2. 入睡较为容易，但睡眠质量一般**

本次调查显示（见图 5），19.16% 的被调查者表示几乎上床就能睡着，58.38% 的被调查者表示在上床后半小时左右睡着，然而还有 1.80% 的被调查者存在入睡困难问题，在过去一个月里每晚通常需要两小时以上的时间才能睡着。

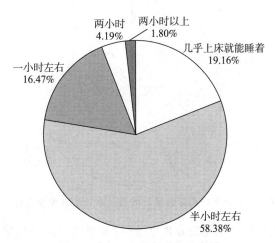

**图 5　过去一个月每晚入睡时间**

本次调查数据显示，被调查者每晚实际的平均睡眠时间为 7.26 小时，处在 6 ~ 8 小时区间内，与 70.06% 的被调查者每天的平均睡眠时长期望（见图 6）基本一致。

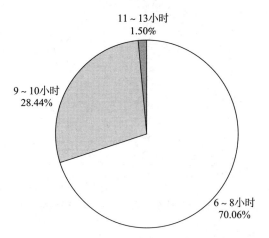

**图 6　期望的每天平均睡眠时长分布**

在被问及实际睡眠时间是否够长（见图 7）时，有 50.30% 的被调查者认为自己的睡眠时长"不太够"，认为睡眠时长"刚合适"的被调查者占比为 38.92%，另外有 7.78% 的被调查者表示自己的睡眠时长"完全不够"。

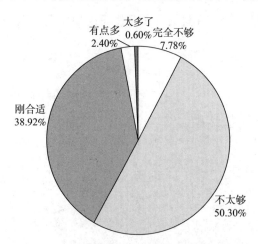

**图 7　认为自己实际睡眠时间是否够长的被调查者比例**

对于"睡眠后是否觉得充分休息过"（见图 8）这一问题，14.37% 的被调查者觉得充分休息过了；33.83% 的被调查者虽然感觉不是很充分，但也觉得休息过了；同时也有 11.98% 的被调查者"不觉得休息过了"。

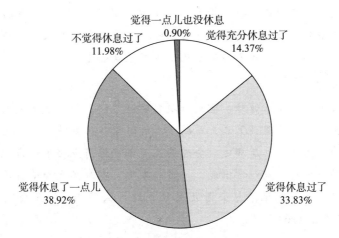

**图8　睡眠后是否觉得充分休息过**

调查数据显示（见图9），被调查者对自己睡眠质量的主观评价一般，仅有8.98%的被调查者认为自己在过去一个月睡眠质量非常好，22.46%的被调查者认为过去一个月自己的睡眠质量不好，认为自己的睡眠质量"尚好"的被调查者占比达到65.87%。

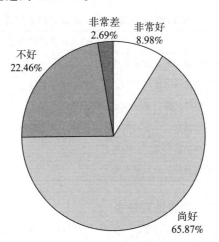

**图9　过去一个月睡眠质量自评**

访谈发现，受访者判断自己睡眠质量的依据，除了回忆自己睡眠期间是否做梦，或者夜里是否经常醒来外，最主要的还是根据第二天早晨起床后的精神状态。有时，即使总体睡眠状况还不错，如果其中某一天做过不好的梦，那么这一梦境感受也影响受访者对之后连续几天睡眠质量的评估。

我工作日的话一般早上 6 点半起床，晚上差不多 11 点睡觉，虽然总体睡眠时间还行，但我感觉自己睡的效果一般。如果闹钟在我睡得最舒服的时候响了，我不得不起床，我醒来就会觉得比较难受，觉得没睡够。（受访者 2）

我平时如果不做梦，醒来后状态就还不错。但如果某天做梦了，比如梦见跟别人打架，第二天就感觉真的好累，仿佛前一天晚上已经用完了全身的力气，然后那之后会连续几天都好像有点缓不过来似的。但其实这种状况也不是经常出现，一半一半吧。有时候我知道自己这几天休息还行，甚至都记不起来前几天梦见过什么了，但还是会觉得有点儿累。（受访者 6）

此外，访谈还发现，在谈及理想的睡眠效果时，受访者普遍期望自己能够有较长时间的深度睡眠，例如"一觉到天亮"，希望醒来后自己是"身心清爽"的（见表 3）。而实际起床后，由于并不能经常达到理想的睡眠效果，因此会报告感觉自己深度睡眠较少，醒来的状态不够理想、精神不够饱满。

表 3　受访者关于理想睡眠效果的描述关键词

| 受访者 | 关于理想睡眠效果的描述关键词 |
| --- | --- |
| 受访者 1 | 没什么梦，不会惊醒，起来精神好 |
| 受访者 2 | 倒头就睡，大脑没有任何活动，不做梦，很好起床 |
| 受访者 3 | 睡得熟，一觉到天亮，非常放松，像充满电一样 |
| 受访者 4 | 不焦虑，不乱做梦，听不到外界声音，第二天有精神 |
| 受访者 5 | 不会做梦，醒来就天亮，身心清爽 |
| 受访者 6 | 不做梦，很快睡着，睁眼就天亮了 |

### 3．"整觉"较少，问题睡眠较多

访谈发现，从怀孕后期开始，受身体变化的不适及生育后给新生儿喂奶、新生儿哭闹和尿床等的影响，受访者的睡眠质量感受呈现明显的阶段性变化。多数受访者在评价自己怀孕前的睡眠质量时，会使用类似"倒头就睡""睡得很好"这样的积极描述；而成为新手妈妈以后，在谈起第二天起床后的感受时，类似"睡不踏实""睡得很浅""常起夜"等则成了常见的描述用词（见表 4）。

**表4　怀孕前和成为新手妈妈后，受访者对睡眠质量的描述关键词**

| 受访者 | 怀孕前 | 成为新手妈妈以后 |
|---|---|---|
| 受访者1 | 睡得很好 | 断断续续总得起来，睡得很浅，有时很困，睡不够 |
| 受访者2 | 一觉到天亮 | 没睡过"整觉"，断断续续起夜喂奶，睡不深，下午特别困，透支健康 |
| 受访者3 | 倒头就睡 | 睡眠时间短了，睡不踏实，操心事多 |
| 受访者4 | 睡得浅，容易醒 | 经常起夜，睡不踏实，醒来情绪不好 |
| 受访者5 | 不做梦，很好睡 | 不能睡"整觉"，常起夜，梦多 |
| 受访者6 | 不怕熬夜，一觉到天亮 | 会做梦，入睡慢，易醒 |

其实差不多从孕晚期开始，我就睡得不太好了，因为肚子越来越大，侧着睡也不舒服，朝左边、右边都不舒服，浑身痛，耻骨也会痛什么的，而且会尿频，总是想上卫生间，所以怎么睡都不舒服。生完宝宝更严重了，担心宝宝，因为现在不是很提倡母乳喂养吗，宝宝小时候总是要吃夜奶，所以为了喂奶，我夜里总是要醒。（受访者4）

生完孩子之后，我就睡得不好了，以前还蛮好的。生完孩子后，生物钟被打乱了，睡不踏实。因为宝宝睡觉很喜欢动，她一动我就会醒。虽然她睡得比我好，整夜都不太会醒，但我是一个很容易操心的妈妈，总担心她被子是不是没盖好，怕她的脚露出来。因为小孩子睡觉真的很不老实，睡在床上也能转圈的，一下在床头，一下在床尾，所以我一晚上总是会醒几次。（受访者5）

此外，访谈还发现，在迎接新生儿到来之前，虽然6位受访者都曾为孩子精心准备了材质无甲醛、铺盖柔软的婴儿床，但在照顾孩子的过程中，出于更方便起夜照顾孩子、增强孩子的安全感等目的，所有受访者在孩子出生的半年内，都选择让孩子直接睡在自己身边。为避免孩子被丈夫的鼾声惊扰，超过一半的受访者更喜欢自己与孩子同睡，而丈夫在多数时间会被安排睡到另一间卧室。

受访者5就是这样一位典型代表。

生小孩之前，（为了买婴儿床）我还在小红书上做了很多攻略的。当时想得比较简单，婴儿床床垫都是买了最好的，但生完小孩之后发现跟预想的各方面还是不一样的。因为夜里经常要照看小孩盖被、换纸尿裤，用婴儿床就需要抱来抱去，很不方便。如果让小孩睡旁边，我就可以直接喂母乳，一起睡也能增强孩子的安全感。（所以现在）我先生睡另一个小房间，因为他鼾声比较大，容易吵到我们。（受访者 5）

### 4. 睡前自由时间较少

根据受访者的描述，在工作日里，白天完成工作任务、晚上陪伴和照顾孩子，几乎占据了一天中的绝大部分时间，大部分受访者只能等孩子入睡后，牺牲自己的睡眠时间，才能有片刻的自由时间。

我平时享受自由的机会真的太少了。周一到周五基本下班回家 6 点钟，到晚上 10 点钟之前，我是没有自由时间的，因为我晚上 11 点左右也要睡觉的。虽然孩子一般晚上 9 点左右就睡了，但孩子睡着以后，我还要收拾一下家里，擦擦洗洗，所以没什么自由时间。如果我想做点儿什么，要挤一挤才可能会有时间，比如尽量早点儿哄孩子上床睡觉，或者我稍微晚点睡，这样能挤出 1 个小时左右刷刷抖音，看一下剧，或者做个面膜之类。（受访者 1）

### （二）影响新手妈妈睡眠的因素分析

### 1. 身体因素

角色的转变几乎对每个新手妈妈来说都充满挑战（Belsky & Rovine，1990），怀孕、生育、照顾小孩等经历给身体带来的种种变化和不适，如腰椎、颈椎、肩关节的劳累与损伤，以及偏头痛等，客观上对新手妈妈的睡眠造成了影响。

受访者 3 就因腰椎不太好而受到很大影响，而她本人对此却是后知后觉。她说待自己意识到这个问题时，已经无法对身体进行"完全修复"，只能在有限范围内，尽量缓解，好让自己能睡得舒服一点儿。

我从怀孕开始，腰椎就不太好，但当时我并不知道，因为怀孕时你弯不了腰，（所以）那个时候没感觉。但生完孩子以后，我就发现怎么换尿布的时候，经常腰稍微弯一点儿就疼呢？现在（这种疼痛）虽然没有刚生完孩子时那么严重了，但（这个毛病）医生也说没什么好的治疗方法，没法完全修复了，我就只能平时自己多注意。这个毛病非常影响我，床板如果稍微硬一些，我睡起来腰就很疼，所以我现在变得特别挑床，出差或者出去旅游，如果酒店的床垫不合适，我就很难睡着。（受访者3）

**2. 心理因素**

有学者研究发现，国内女性在生产前，鲜有机会接触和知晓生育之后的几周或几个月里可能的生活情形，这导致很多准妈妈认为"当妈妈是不需要学习的"。因此，无论在心理层面还是护理知识层面，她们都容易对自己面临的多方面变化准备不足（陈晓君，2017）。

受访者1和受访者2就是这类女性的典型代表。由于缺乏育儿知识和相应的心理准备，她们勉强应对着接踵而来的新情况，被迫牺牲自己的睡眠，努力在育儿和自由轻松的状态间寻找平衡，她们在成长为成熟妈妈的路上奋力前行。

> 我们（指自己与丈夫）自己不会带小孩，所以孩子睡觉很不安稳，夜里经常哭闹，我们也睡不好。可能因为她汗多，每天晚上睡觉都出很多汗，我也不知道怎么帮她调理，反正她睡不好，哭闹，我们要哄她，就也没法睡。（受访者1）

> 我完全没想到当妈妈之后是这么惨的感觉，以前可以一觉睡到天亮的，自从生了小孩，我没有睡过一个"整觉"，从来没有过，特别是在孩子8个月大之前，我一晚上要起四五次。现在好好睡一晚，对我来说是很奢侈的一个愿望……我觉得照顾孩子，就是在透支我的健康，提前消耗我年轻的生命，这种感觉非常不好。（受访者2）

此外，生理变化导致的产后抑郁，也会对个别新手妈妈的睡眠造成影响。研究数据显示，中国的产后抑郁发生率较高，为14.7%，且在经济落后地区的发生率更高（钱耀荣、晏晓颖，2013）。受访者3自述自己可能"有轻微的产后抑郁"，她知道这是一种心理问题，但还没有寻求专业帮助的打算。

我经常做噩梦，从心底里会有一种焦虑，偶尔我也会翻翻书，我觉得自己可能有轻微的产后抑郁，但目前还好，在我能控制的范围内，所以我暂时不打算看心理医生。（受访者3）

### 3. 职业发展与育儿因素

访谈发现，关于如何分配个人有限的精力，如何在谋求职业发展与照顾孩子之间获得平衡，多数新手妈妈表现得非常"要强"。她们会选择牺牲睡眠时间来完成工作任务，同时承担工作、育儿带来的巨大压力，时常因此失眠。有些受访者甚至在自我描述的压力指数达到7或者8后，仍然会在每天睡前琢磨怎样才能"既要带小孩，又兼顾赚钱这一块"。

我的身心状态是比较焦虑的，神经紧绷，压力比较大。因为我既要带小孩，又兼顾赚钱这一块。我如果放太多时间在小孩身上，我的钱就少了，而我们家本来房贷、车贷，都是要钱的，然后每个月还有各种各样的支出。所以我每天都要想，我今天应该怎么做，才能更好地平衡工作跟带小孩之间的关系，考虑经济收入怎么才能再增加一点，给未来减少一点儿压力，给小孩创造一些更好的条件……每天都要琢磨这些不确定的事情，所以会失眠。（受访者3）

研究显示，网络时代的新手妈妈，在育儿方式上普遍呈现"科学育儿"的特征。当她们有了育儿经验和技巧时，喜欢通过手机软件分享；当她们遇到难以解决的问题时，也会通过手机软件求助，寻求支持。但相应地，网络环境中冗杂的信息更容易让新手妈妈感到不知所措，呈现"他者化"的特征（吴玉娟，2020）。

在大家的自述中，抖音、小红书、微信公众号等手机软件与信息展示平台，几乎已成为每位受访者收集信息的主要渠道，而通过这些媒介"他者化"生成的"完美妈妈形象"，也会在无形中降低新手妈妈的自我评价，使得她们时刻担心自己"不专业""奉献不够"，担心自己不当的抚养措施影响孩子健康成长。访谈中发现的这一情况与前人的研究结果是相符的。

### 4. 社会支持因素

有研究发现，外部支持者的参与度，也是影响母职角色发展速度和程度的主要因素之一（江曼莉，2016）。英国和澳大利亚研究者的相关研究发现，父母、家庭、朋友、其他妈妈和专业人士的支持在早期阶段对新手妈妈更积极的情绪反应都有明显助益（Barclay et al.，1997；Wilkins，2006）。

社会支持的缺乏会显著增加新手妈妈的心理疲惫感。如果新手爸爸的参与积极性很低，不仅会让新手妈妈在心理上感到不平衡，甚至还会影响夫妻关系以及双方对婚姻的看法；反之，若新手爸爸对养育新生儿的参与程度、积极性都很高，新手妈妈的心理压力就能得到缓解（陈晓君，2017）。

本次访谈了解到的情况，也基本验证了以上的研究结论。受访者均表示，如果公婆、父母或者丈夫能帮忙照看一下孩子，让自己可以偶尔摆脱重复枯燥的育儿任务，能外出体验一下颈椎按摩、与闺蜜约饭，甚至夫妻二人能偶尔看个电影、短途旅游等，都能使自己像充电一般获得更轻松的心态，有更好的睡眠。

### （三）新手妈妈改善睡眠的尝试

虽然新手妈妈承担着来自职业发展、养育子女、照顾老人等压力，承受着角色转变带来的身体不适、睡眠质量下降、压力增加等困扰，但她们在尝试缓解问题、摆脱困境的过程中表现出的主动学习的勤勉、积极改变的乐观、时刻心系家人的无私，也同样令人印象深刻。为了更有效地改善睡眠质量，新手妈妈从以下四个方面做出了积极的尝试。

#### 1. 身体护理

大部分受访者会结合即时的身体需要，挤出时间"对自己好一点儿"。多数受访者会利用中午时间在办公室午睡，补足精神；她们中的很多人还喜欢能够使颈椎放松的推拿按摩，或者全身 SPA；眼部按摩仪、蒸汽眼罩等也被一些受访者认为能有效促进眼部的血液循环，缓解眼部疲劳；在访谈中，足浴是被提及次数较多的减压方式之一，有些受访者喜欢去足疗店享受足底按摩，有些受访者则习惯在家中，利用睡前的自由时间一边泡脚，一边用手机刷直播或抖音。

#### 2. 心理调适

访谈发现，年轻的新手妈妈普遍都很懂得珍爱自己，她们深知过重的心理负担会反过来拖累身体，所以大部分受访者愿意并且能够向身边的亲人、朋友寻求社会支持。例如，拜托公婆临时帮忙照顾孩子，自己便可与闺蜜或丈夫去看电影、逛街、享受美食，或者爬山、打球、游泳等，在进行体育锻炼的同时，分享生活趣闻、聊天解压。很多受访者表示，如果偶尔让自己脱离一成不变的生活，哪怕只是短暂地享受一下，也能让自己放下身上的担子，心情愉悦很多，而心情好了，睡眠自然就会变好。

**3. 养生学习及应用**

当感觉自己在睡眠方面遇到问题时，受访者习惯通过看抖音、小红书、微信公众号、书籍等，获取感觉对自己有益的养生信息。根据接收的信息，有些受访者会尝试吃粗粮、阿胶、燕窝、海参等，用食补的方式调理身体；有些受访者则喜欢买维生素、褪黑素、助眠茶等来调节；还有的受访者会主动改变自己的睡前习惯，睡前喝一杯热牛奶，同时强迫自己在睡前不看手机、平板电脑等，减少电子产品的使用，防止屏幕蓝光影响睡眠。

**4. 睡眠环境的改善**

多数受访者表示，有了孩子以后，他们会更加重视家人的健康。为了改善睡眠质量，他们会选择材质环保、软硬适中的床垫，搭配舒适的枕头，让自己和家人躺在床上时，能感觉舒适又温馨。此外，为了营造更好的睡眠氛围，在卧室使用加湿器、香薰蜡烛，播放助眠音乐……只要听说某商品可能对睡眠有益，多数受访者都愿意尝试。

## 四　讨论

### （一）个人：减少睡眠干扰因素，适当放下"完美妈妈"的执念

本次研究发现，新手妈妈"整觉"较少，睡眠问题较多。为了改善睡眠质量，建议新手妈妈养成良好的作息规律，保持健康的睡眠习惯，合理使用手机等电子产品。国外学者的研究发现，电子产品发出的蓝光会干扰大脑褪黑素的分泌，影响生理节律，从而影响睡眠（Cajochen et al.，2011）。因而建议新手妈妈在睡前放下手机，避免电子产品干扰睡眠。

此外，尽量减少影响睡眠的干扰因素。如睡前尽量避免饮用酒、咖啡、茶等，热牛奶和汤品也要适量，减少起夜次数。注意睡眠环境的改善，如适时调整灯光，营造睡眠氛围，选用能让自己感觉舒适、温馨的寝具，还可采取一些适合自己的助眠措施，如洗热水澡、泡脚、按摩等。

同时，针对孩子的个体情况，新手妈妈可在相关专业人士的指导下，将孩子的睡眠节律调整到与自己更加契合的状态，尽量减少喂夜奶、夜间哄睡的次数，哪怕难以获得理想的睡眠时长，也尽量增加深度睡眠的时长。

　　除了受到媒介"他者化"的影响外，研究发现，年轻的新手妈妈都不愿因为工作而降低对宝宝的照顾质量，工作并不能阻碍她们对理想化母亲形象的追求（洪慧芬，2015）。所以新手妈妈要注意避免因追求"完美妈妈"形象而让自己承受过多的心理压力。研究发现，新手妈妈在遇到困扰时，最需要来自专业人士的支持，这能帮她们更好地将自己的感受和遭遇合理化（Darvill，Skirton，& Farrand，2010），所以遇到困扰及时向专业人士倾诉、求助，有助于新手妈妈悦纳自己，改善在某些问题上不知所措的现状。如觉察到有影响睡眠、身心健康的身体症状，不要讳疾忌医，应及时求助于专业医生加以诊断治疗。

### （二）家庭：构建融洽的家庭关系，提供家庭支持

　　从家庭层面来说，新手妈妈的丈夫、其他家人等，应充分重视新手妈妈在育儿过程中表现出的各种情绪变化。受传统"男主外，女主内"的观念影响，有些女性往往只能从事较低阶层的工作（陈惠娟、郭丁萤，1998）。因而，家庭中应避免类似偏见，给予新手妈妈更多的支持和帮助，多替新手妈妈减轻负担。融洽和谐的家庭关系，能有效减轻新手妈妈的心理压力，提升她们的睡眠质量，对促进新手妈妈和孩子的心理健康都有非常积极的作用。

### （三）社会：发挥妇幼保健机构的作用，提供育儿支持

　　从社会层面来说，相关媒介应鼓励新手妈妈更多地公开分享、讨论自己正在经历的种种困扰，以引发社会各界关注相关问题、提出解决思路；另外，多宣传正确、科学的健康知识，引导民众科学睡眠，同时注意舆论导向，避免加剧新手妈妈"他者化"的压力。另外，国内有研究认为，必要的护理干预有利于新手妈妈的角色转换（李颖，2014），因此，相关社区卫生机构、妇幼保健机构应该更好地发挥作用，加强相关健康服务的规范供给，利用各种网络平台、线下宣传等，向新手妈妈宣传必要的生理、健康和养生知识，帮助新生儿家庭在面对各方面变化时提前做好心理准备和知识储备，在提高育儿质量的同时，让全家人都能获得更好的睡眠。

### 参考文献

陈惠娟、郭丁萤，1998，《"母职"概念的内涵之探讨——女性主义观点》，《教育研究集

刊》第 7 卷第 41 期。

陈晓君，2017，《新手妈妈产后第一年心理历程》，硕士学位论文，华东师范大学。

甘玉霜，2005，《屏东地区外籍母亲亲职角色知觉与亲职教育需求之相关研究》，博士学位论文，台湾屏东师范学院。

洪慧芬，2015，《新世代台湾母亲的处境与挑战：就业母亲在照顾与工作之间的文化矛盾》，《台湾社会福利学刊》第 13 卷第 1 期。

江曼莉，2016，《新手妈妈的母职角色发展》，博士学位论文，华东师范大学。

李颖，2014，《产妇角色转换不适应原因分析及护理对策》，《当代医学》第 3 期。

钱耀荣、晏晓颖，2013，《中国产后抑郁发生率的系统分析》，《中国实用护理杂志》第 29 卷第 12 期。

吴玉娟，2020，《"他者化"的母职：新手妈妈信息接触与身份认同研究》，硕士学位论文，暨南大学。

Barclay, L., Everitt, L., Rogan, F., Schmied, V., & Wyllie, A. 1997. Becoming a mother—An analysis of women's experience of early motherhood. *Journal of Advanced Nursing*, 25 (4), 719 – 728.

Belsky, J., & Rovine, M. 1990. Patterns of marital change across the transition to parenthood: Pregnancy to three years postpartum. *Journal of Marriage and the Family*, 52 (1), 5 – 19.

Cajochen, C., Frey, S., Anders, D., Späti, J., Bues, M., Pross, A., ... & Stefani, O. 2011. Evening exposure to a light-emitting diodes (LED) -backlit computer screen affects circadian physiology and cognitive performance. *Journal of Applied Physiology*, 110 (5), 1432 – 1438.

Darvill, R., Skirton, H., & Farrand, P. 2010. Psychological factors that impact on women's experiences of first-time motherhood: A qualitative study of the transition. *Midwifery*, 26 (3), 357 – 366.

Wilkins, C. 2006. A qualitative study exploring the support needs of first-time mothers on their journey towards intuitive parenting. *Midwifery*, 22 (2), 169 – 180.

# III

# 睡眠与心理健康和生活质量

# 睡眠质量和心理健康的关系

**摘　要：**随着社会的不断发展与进步，人们对健康的定义在不断更迭，对心理健康的重视程度也在逐渐提高。本研究通过对2021年中国社会科学院开展的中国居民睡眠状况线上调查进行数据研究，旨在了解民众当前睡眠质量和心理健康的现状及二者的关系。结果显示，民众的睡眠质量和心理健康状况较好，客观社会地位更高或资源较多的个体的心理健康水平更高。不仅如此，良好的睡眠质量有助于民众产生积极且正向的心理情绪，从而提高民众的心理健康水平。与之相反，睡眠质量差则更容易使民众产生较为负面的情绪，如焦虑或抑郁，继而对民众的心理健康产生消极影响。因此，改善睡眠质量有助于提高民众的心理健康水平。

**关键词：**睡眠质量　心理健康　抑郁　焦虑　自我肯定

## 一　引言

早期，人们对健康的定义是没有生理疾病即可。然而随着社会的不断发展与进步，人们对健康的定义在不断更迭，对心理健康的重视程度也在逐渐提高。学者Jahoda（1958）针对心理健康的定义发表了自己的观点。他认为心理健康可以被细分为三个领域：自我实现、掌控感和自主意识。自我实现是指个体能够充分展现个人的能力，完成自己的目标或者实现理想。掌控感是指个体对身处的环境有基本的控制能力。自主意识则是指个体有识别、面对和解决问题的能力。随着时间的推移，人们对心理健康的定义在不断更新和完善。根据世界卫生组织（WHO）的定义，心理健康是指一种拥有幸福感的状态。在这种状态下，个体能够通过自己的能力达到自我实现的目的，也可以应对生活中出现的各种压力。这种幸福感不仅可以帮助个体积极且有效率地完成本职工作，也可以使个体为所在的集体做出贡献（WHO，2006）。这个定义在将心理健康概念化的层面取得了里程碑式的进展，但是人们对这个定义也存在一些潜在的误解。积极的情绪固然是心理健康的关键因素，但是悲伤、愤怒或不快乐也是一个心理健康的人应有的正常的情绪。在意识到各国之间存在的价值观、文化和社会背景等方面的差异可能会妨碍人们对心理健康概念达成普遍共识之后，Galderisi 等（2015）给出了更具有包容性的心理健康的定义。首先，心理健康需要满足没有精神疾病这一先决条件，在此基础上，个体应该拥有识别、表达、调节自我情绪，以及与他人共情的能力。个体不仅可以灵活应对生活中出现的各种问题，也可以在承担的社会角色中发挥自己的作用和价值。最重要的一点是，Galderisi 团队给出的定义呈现了一个客观事实：心理健康的人也会有适当的负面情绪，比如恐惧、愤怒、悲伤等。但是，心理健康的个体可以及时地从负面情绪中走出来，不会深陷其中。总的来说，心理健康的个体应有较多的积极情绪和较少的消极情绪。

在心理健康诊断中，关于睡眠质量的问题一直占较大的比例。睡眠质量对个体的心理健康有着重要的影响。睡眠问题的出现，不仅会对个体的心理健康产生较多的负面影响，严重的睡眠问题甚至会导致精神疾病的出现（Gillin et al.，1977：25）。心理健康问题所伴随的症状会影响个体白天的行为和生活，在此情况下夜间睡眠对自我的修复就显得尤为重要。然而，睡眠质量较差或者睡眠障碍不仅会导致个体无法修复白天时所造成的损伤，还会成为心理健康问题愈加严重的促因（Freeman et al.，2017）。因此，探究影响睡眠质量的条件对于心理健康的影响就显得格外重要。Angst 等（1989）表示，大约有 25% 的慢性失眠患者患有抑郁症。此外，严重失眠者患有抑郁症的可能性比普通人增加了四倍左右。睡眠不仅与抑郁有着直接的联系，和焦虑也有着密不可分的关系。严重的焦虑情绪不仅会提高人们患焦虑症的概率，还会使人陷入反刍思维（Rumination）。个体持续保持对社交情景中自我形象和经历事件的负面记忆，导致焦虑情绪加重，引起失眠情况的发生，进而对个体的睡眠质量产生严重影响。总而言之，睡眠质量与心理健康之间有着密不可分的关系。良好的睡眠质量是保证心理健康的基础，有助于自我肯定的积极情绪形成，而睡眠质量较差则会让人更容易产生焦虑或抑郁等消极情绪，从而对心理健康产生严重影响。基于以上原因，本研究的重点放在探讨睡眠质量和心理健康的关系及影响上。

## 二 研究方法

### (一) 数据来源

本研究睡眠指数所用数据来源于中国社会科学院社会学研究所于 2021 年 11 月开展的中国居民睡眠状况线上调查，有效样本为 6037 个，各变量情况可参见本书 "2021 年中国睡眠指数报告"。问卷收回后，根据 "七普" 数据，对省份和性别进行加权，并使用加权后的样本数据进行分析。

### (二) 研究变量

**1. 心理健康**

心理健康与睡眠质量之间的关系，以及心理健康是如何影响民众的睡眠质量的，是本研究的重要关注点。本研究使用了李虹等人修订的《一般健康问卷（GHQ - 20）》。问卷共包括 20 道题，这些题被划分为三个维度，分别为抑郁、焦虑以及自我肯定。每道题的答案有 2 个选项，分别为 "是" 和 "否"。采用题项分数加总的方式计算得分，故心理健康得分为 0~20 分。此外，抑郁维度共 6 道题，故抑郁得分为 0~6 分；焦虑维度共 5 道题，故焦虑得分为 0~5 分；自我肯定维度共 9 道题，故自我肯定得分为 0~9 分。分数经过转换后，三个维度得分越高，代表抑郁、焦虑或自我肯定水平越高；总得分越高，代表心理健康水平越高。该问卷的 Cronbach's α 系数为 0.752，具有较好的内部一致性。

**2. 睡眠质量**

为了对被调查者的睡眠质量进行深入且客观的分析，本研究睡眠质量量表使用的是《匹兹堡睡眠质量指数量表（PSQI）》，该量表将睡眠质量分为 7 个因子：因子 1 是主观睡眠质量，即受访者对自己睡眠质量的主观认识或感觉；因子 2 是睡眠潜伏期，通过测量准备就寝和真正入睡之间的耗时，对睡眠质量进行评判；因子 3 是睡眠持续性，频繁地从睡眠中清醒会对睡眠质量产生影响，因此睡眠持续性也是判断睡眠质量的重要标准之一；因子 4 是习惯性睡眠效率，通过计算实际睡眠时间与待在床上时间的占比得出；因子 5 睡眠紊乱和因子 6 使用睡眠药物，则可以更加直观地反映出受访者是否存在睡眠障碍的问题；因子 7 是白天功能紊乱，侧重于观察被调查者在白天日常生活中身体的各功能情况。个体这 7 个因子的得分越高，表明睡眠状况越差。最后，将 7 个因子的得分进行转换，得到睡眠质量评价得分。该分数范围为 1 ~ 4 分，分数越高表示睡眠质量越好。该量表的 Cronbach's α 系数为 0.796，具有较好的内部一致性。

## 三 研究结果

### （一）睡眠质量和心理健康的描述性分析

由图 1 可知，被调查者在睡眠潜伏期（$M = 1.47$，$SD = 0.85$）这一因子上得分最高，其他因子得分较高的有睡眠紊乱（$M = 1.34$，$SD = 0.63$）和主观睡眠质量（$M = 1.16$，$SD = 0.63$）。得分最低的因子是使用睡眠药物（$M = 0.27$，$SD = 0.65$），其他得分较低的有习惯性睡眠效率（$M = 0.61$，$SD = 0.92$）和睡眠持续性（$M = 0.76$，$SD = 0.68$）。根据量表的得分规定，7 个因子得分越高表示被调查者睡眠质量越差。相反，如果睡眠质量评价得分越高，则表示被调查者睡眠质量越好。因此，根据图 1 显示的数据结果可知，本研究所调查的被调查者整体睡眠质量比较好，但是问题较多的是睡眠潜伏期长和睡眠紊乱。

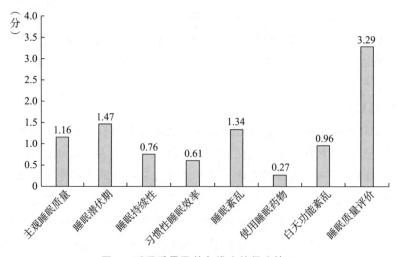

**图 1 睡眠质量及其各维度的得分情况**

　　抑郁的得分范围为 0 ~ 6 分，焦虑的得分范围为 0 ~ 5 分，自我肯定的得分范围为 0 ~ 9 分，心理健康的得分范围为 0 ~ 20 分，调查结果显示（见图2），抑郁和焦虑的平均分均低于中值分，自我肯定和心理健康的平均分均高于中值分，这说明被调查者心理健康状况较好，抑郁水平和焦虑水平较低，较为自我肯定。

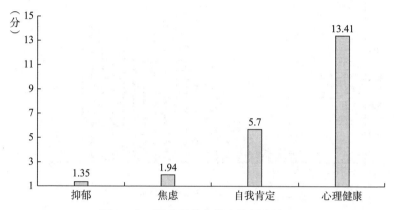

**图2　心理健康及其各维度的得分情况**

　　图 3 显示，睡眠质量很差的被调查者占比最小（0.92%）。睡眠质量一般的被调查者占比约为 10.18%，睡眠质量很好的被调查者占比约为40.63%，睡眠质量还行的被调查者占比最大（48.05%）。这意味着，大部分人对自己的睡眠质量较为满意，对自我睡眠质量不满意的人占比很小。

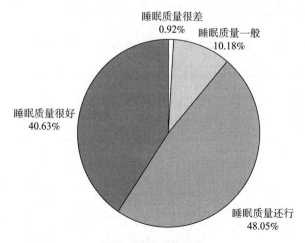

**图3　睡眠质量评价**

注：睡眠质量评价有 13 个缺失值。

由图 4 可知，本研究中心理健康得分频率最高的是 11 分，紧随其后的是 19 分，而得分频率最低的是 0 分。因此不难发现，民众心理健康得分普遍较高，心理健康得分低的民众占比较少，可以理解为参与此次调查的民众的心理健康水平整体较高。

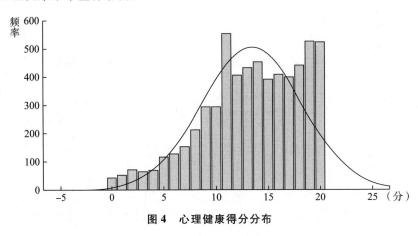

图 4　心理健康得分分布

### （二）睡眠质量和心理健康的差异性分析

#### 1. 睡眠质量和心理健康的性别差异

调查结果显示（见表 1），男女两性在睡眠质量上没有显著差异。在心理健康方面，男性的焦虑得分显著低于女性，且男性的心理健康得分显著高于女性，但是两者在抑郁和自我肯定上没有显著差异。

表 1　睡眠质量和心理健康的性别差异 （$N = 6037$）

单位：人

| 变量 | 性别 | $N$ | 均值 | 标准差 | $F$ 值 |
|------|------|------|------|--------|--------|
| 睡眠质量 | 男 | 3078 | 3.29 | 0.69 | 0.166 |
| | 女 | 2947 | 3.28 | 0.67 | |
| 抑郁 | 男 | 3087 | 1.32 | 1.59 | 2.399 |
| | 女 | 2950 | 1.38 | 1.61 | |
| 焦虑 | 男 | 3087 | 1.86 | 1.87 | 11.610** |
| | 女 | 2950 | 2.02 | 1.86 | |
| 自我肯定 | 男 | 3087 | 5.71 | 2.81 | 0.073 |
| | 女 | 2950 | 5.69 | 2.77 | |

续表

| 变量 | 性别 | N | 均值 | 标准差 | F 值 |
|------|------|------|------|------|------|
| 心理健康 | 男 | 3087 | 13.53 | 4.59 | 4.065 * |
|  | 女 | 2950 | 13.28 | 4.93 |  |

注：部分变量有缺失值，缺失值未列出。

$* p < 0.05$，$** p < 0.01$，$*** p < 0.001$，下同。

**2. 睡眠质量和心理健康的年龄差异**

调查结果显示（见表2），睡眠质量和心理健康在各维度上均存在显著的年龄差异（$p < 0.001$）。总的来说，年龄在60～71岁的被调查者的睡眠质量得分均值显著低于其他被调查者，说明他们的睡眠质量较差。抑郁得分均值最高的也是60～71岁人群，但焦虑得分均值最高的是18～19岁人群，而自我肯定得分均值最高的是50～59岁人群。

表2 睡眠质量与心理健康的年龄差异 （N = 6037）

| 年龄 | 睡眠质量 | 抑郁 | 焦虑 | 自我肯定 | 心理健康 |
|------|------|------|------|------|------|
| 18～19 岁 | 3.27 ± 0.67 | 1.45 ± 1.73 | 2.05 ± 1.95 | 4.86 ± 2.91 | 12.36 ± 4.64 |
| 20～29 岁 | 3.31 ± 0.66 | 1.37 ± 1.63 | 2.03 ± 1.88 | 5.42 ± 2.80 | 13.02 ± 4.76 |
| 30～39 岁 | 3.27 ± 0.68 | 1.34 ± 1.56 | 1.87 ± 1.83 | 6.06 ± 2.69 | 13.86 ± 4.73 |
| 40～49 岁 | 3.30 ± 0.71 | 1.17 ± 1.44 | 1.73 ± 1.84 | 6.41 ± 2.60 | 14.51 ± 4.67 |
| 50～59 岁 | 3.26 ± 0.81 | 1.11 ± 1.41 | 1.66 ± 1.81 | 6.75 ± 2.63 | 14.97 ± 4.54 |
| 60～71 岁 | 2.75 ± 0.90 | 1.81 ± 1.90 | 1.55 ± 1.82 | 5.70 ± 2.95 | 13.34 ± 4.48 |
| F 值 | 8.109 *** | 3.451 ** | 4.623 *** | 31.540 *** | 20.526 *** |

**3. 睡眠质量和心理健康在不同婚姻状况上的差异**

如表3所示，未婚被调查者的睡眠质量得分均值显著高于已婚被调查者。在心理健康维度上，未婚被调查者的抑郁和焦虑得分均值显著高于已婚被调查者，自我肯定得分均值显著低于已婚被调查者，心理健康得分均值显著低于已婚被调查者。这说明虽然未婚人群睡眠质量较已婚人群好，但他们的心理健康水平更差。

**4. 睡眠质量和心理健康在不同职业类型上的差异**

本研究将不同职业进行分类，分别是党政机关或企事业单位负责人（以下简称单位负责人）、专业技术人员、办事人员、商业人员、服务人员、生产工人、农业生产者及不便分类的其他人员。表4显示，各职业类型被调查

**表 3　睡眠质量和心理健康的婚姻状况差异（*N* = 5998）**

单位：人

| 变量 | 婚姻状况 | *N* | 均值 | 标准差 | *F* 值 |
|------|---------|-----|------|-------|-------|
| 睡眠质量 | 未婚 | 2877 | 3.31 | 0.68 | 4.138 * |
| | 已婚 | 3108 | 3.27 | 0.68 | |
| 抑郁 | 未婚 | 2883 | 1.45 | 1.74 | 22.327 |
| | 已婚 | 3115 | 1.25 | 1.45 | |
| 焦虑 | 未婚 | 2883 | 2.00 | 1.93 | 5.632 *** |
| | 已婚 | 3115 | 1.88 | 1.81 | |
| 自我肯定 | 未婚 | 2883 | 5.11 | 2.85 | 260.585 *** |
| | 已婚 | 3115 | 6.25 | 2.61 | |
| 心理健康 | 未婚 | 2883 | 12.66 | 4.86 | 141.348 *** |
| | 已婚 | 3115 | 14.11 | 4.58 | |

注：部分变量有缺失值，缺失值未列出。

者在睡眠质量上存在显著的差异：单位负责人得分均值最高，其次是专业技术人员；睡眠质量得分均值最低的是商业人员。此外，不同职业类型被调查者在心理健康上的差异也是十分显著的：不便分类的其他人员（主要为自由职业者）的抑郁和焦虑得分均值均最高，心理健康得分均值最低。单位负责人的自我肯定得分均值最高，心理健康得分均值也最高。

**表 4　睡眠质量与心理健康的职业类型差异（*N* = 3123）**

| 职业类型 | 睡眠质量 | 抑郁 | 焦虑 | 自我肯定 | 心理健康 |
|---------|---------|------|------|---------|---------|
| 单位负责人 | 3.40 ± 0.66 | 1.10 ± 1.49 | 1.55 ± 1.78 | 6.38 ± 2.82 | 14.74 ± 4.48 |
| 专业技术人员 | 3.36 ± 0.65 | 1.21 ± 1.60 | 1.83 ± 1.88 | 5.88 ± 2.86 | 13.84 ± 4.79 |
| 办事人员 | 3.30 ± 0.70 | 1.21 ± 1.61 | 2.07 ± 1.93 | 6.18 ± 2.67 | 13.90 ± 4.65 |
| 商业人员 | 3.16 ± 0.77 | 1.42 ± 1.66 | 1.95 ± 1.89 | 5.50 ± 2.84 | 13.13 ± 4.56 |
| 服务人员 | 3.25 ± 0.73 | 1.57 ± 1.84 | 2.20 ± 2.02 | 5.64 ± 2.90 | 12.88 ± 5.10 |
| 生产工人 | 3.31 ± 0.68 | 1.35 ± 1.67 | 1.94 ± 2.02 | 6.03 ± 2.74 | 13.73 ± 4.98 |
| 农业生产者 | 3.25 ± 0.82 | 0.91 ± 1.17 | 1.34 ± 1.90 | 5.96 ± 2.94 | 14.70 ± 4.10 |
| 不便分类的其他人员 | 3.24 ± 0.72 | 1.69 ± 1.88 | 2.21 ± 2.06 | 4.59 ± 2.94 | 11.69 ± 4.86 |
| *F* 值 | 4.650 *** | 5.690 *** | 4.611 *** | 12.032 *** | 11.750 *** |

### 5. 睡眠质量和心理健康在不同居住地上的差异

由表5可知，乡镇被调查者的睡眠质量得分均值显著低于城市和农村被调查者。在心理健康方面，城市被调查者的自我肯定得分均值显著高于农村和乡镇被调查者，且其心理健康水平也最高。

表5 睡眠质量和心理健康的居住地差异（$N = 6037$）

单位：人

| 变量 | 居住地 | N | 均值 | 标准差 | F 值 |
|---|---|---|---|---|---|
| 睡眠质量 | 城市 | 4438 | 3.30 | 0.67 | 7.179* |
| | 乡镇 | 967 | 3.21 | 0.73 | |
| | 农村 | 619 | 3.30 | 0.66 | |
| 抑郁 | 城市 | 4449 | 1.31 | 1.56 | 6.818* |
| | 乡镇 | 969 | 1.42 | 1.70 | |
| | 农村 | 619 | 1.54 | 1.74 | |
| 焦虑 | 城市 | 4449 | 1.91 | 1.85 | 2.329 |
| | 乡镇 | 969 | 2.02 | 1.92 | |
| | 农村 | 619 | 2.04 | 1.96 | |
| 自我肯定 | 城市 | 4449 | 5.87 | 2.74 | 32.397*** |
| | 乡镇 | 969 | 5.30 | 2.82 | |
| | 农村 | 619 | 5.11 | 2.94 | |
| 心理健康 | 城市 | 4449 | 13.65 | 4.77 | 22.926*** |
| | 乡镇 | 969 | 12.86 | 4.66 | |
| | 农村 | 619 | 12.53 | 4.69 | |

注：部分变量有缺失值，缺失值未列出。

### 6. 睡眠质量和心理健康在户口类型上的差异

由表6可知，农业户口和非农户口被调查者在睡眠质量上没有显著差异。但是，农业户口被调查者的抑郁和焦虑得分均值显著高于非农户口被调查者，而其自我肯定得分均值和心理健康得分均值则显著低于非农户口被调查者。

### 7. 睡眠质量和心理健康在不同户口所在地上的差异

表7显示，本地户口被调查者和外地户口被调查者在睡眠质量上没有显著差异，但是外地户口被调查者的抑郁和焦虑得分均值显著高于本地户口被调查者，而自我肯定和心理健康得分均值显著低于本地户口被调查者。

表 6　睡眠质量和心理健康的户口类型差异（$N = 5958$）

单位：人

| 变量 | 户口类型 | $N$ | 均值 | 标准差 | $F$ 值 |
|------|---------|-----|------|--------|--------|
| 睡眠质量 | 农业户口 | 2587 | 3.29 | 0.67 | 0.149 |
| | 非农户口 | 3359 | 3.28 | 0.69 | |
| 抑郁 | 农业户口 | 2589 | 1.42 | 1.65 | 8.409 ** |
| | 非农户口 | 3369 | 1.30 | 1.57 | |
| 焦虑 | 农业户口 | 2589 | 2.08 | 1.92 | 23.730 *** |
| | 非农户口 | 3369 | 1.84 | 1.82 | |
| 自我肯定 | 农业户口 | 2589 | 5.37 | 2.83 | 70.562 *** |
| | 非农户口 | 3369 | 5.98 | 2.72 | |
| 心理健康 | 农业户口 | 2589 | 12.88 | 4.78 | 60.586 *** |
| | 非农户口 | 3369 | 13.84 | 4.73 | |

注：部分变量有缺失值，缺失值未列出。

表 7　睡眠质量和心理健康的户口所在地差异（$N = 5958$）

单位：人

| 变量 | 户口所在地 | $N$ | 均值 | 标准差 | $F$ 值 |
|------|-----------|-----|------|--------|--------|
| 睡眠质量 | 本地户口 | 4499 | 3.29 | 0.68 | 0.138 |
| | 外地户口 | 1446 | 3.28 | 0.67 | |
| 抑郁 | 本地户口 | 4510 | 1.33 | 1.57 | 3.581 |
| | 外地户口 | 1448 | 1.42 | 1.71 | |
| 焦虑 | 本地户口 | 4510 | 1.90 | 1.86 | 11.332 ** |
| | 外地户口 | 1448 | 2.09 | 1.91 | |
| 自我肯定 | 本地户口 | 4510 | 5.86 | 2.77 | 46.254 *** |
| | 外地户口 | 1448 | 5.29 | 2.78 | |
| 心理健康 | 本地户口 | 4510 | 13.63 | 4.74 | 35.028 *** |
| | 外地户口 | 1448 | 12.78 | 4.85 | |

注：部分变量有缺失值，缺失值未列出。

## 8. 睡眠质量和心理健康在有无工作上的差异

表 8 的数据显示，是否有工作对睡眠质量没有显著影响，但是没有工作的被调查者和有工作的被调查者在心理健康方面存在巨大差异，且没有工作的被调查者的抑郁得分均值显著高于有工作的被调查者。不仅如此，没有工

作的被调查者在自我肯定和心理健康上的得分均值也显著低于有工作的被调查者。

表8　睡眠质量和心理健康的有无工作差异 （*N* = 5947）

单位：人

| 变量 | 有无工作 | *N* | 均值 | 标准差 | *F* 值 |
|---|---|---|---|---|---|
| 睡眠质量 | 无工作 | 1632 | 3.28 | 0.69 | 0.077 |
| | 有工作 | 4315 | 3.29 | 0.68 | |
| 抑郁 | 无工作 | 1635 | 1.42 | 1.70 | 5.182 *** |
| | 有工作 | 4323 | 1.31 | 1.55 | |
| 焦虑 | 无工作 | 1635 | 1.98 | 1.93 | 1.184 |
| | 有工作 | 4323 | 1.92 | 1.84 | |
| 自我肯定 | 无工作 | 1635 | 5.05 | 2.83 | 125.321 *** |
| | 有工作 | 4323 | 5.95 | 2.73 | |
| 心理健康 | 无工作 | 1635 | 12.65 | 4.73 | 59.654 *** |
| | 有工作 | 4323 | 13.72 | 4.73 | |

注：部分变量有缺失值，缺失值未列出。

### 9. 睡眠质量和心理健康在住房上的差异

如表9所示，是否在本地拥有住房对睡眠质量没有显著影响，但是对心理健康有显著影响。没有住房的被调查者的抑郁和焦虑得分均值是最高的，心理健康得分均值是最低的。而有2套及以上住房的被调查者的自我肯定得分均值最高，心理健康得分均值也是最高的。

表9　睡眠质量和心理健康的住房差异 （*N* = 6025）

单位：人

| 变量 | 住房 | *N* | 均值 | 标准差 | *F* 值 |
|---|---|---|---|---|---|
| 睡眠质量 | 没有 | 2250 | 3.28 | 0.67 | 0.871 |
| | 有1套 | 3304 | 3.29 | 0.68 | |
| | 有2套及以上 | 471 | 3.32 | 0.73 | |
| 抑郁 | 没有 | 2253 | 1.50 | 1.75 | 17.976 *** |
| | 有1套 | 3314 | 1.27 | 1.51 | |
| | 有2套及以上 | 471 | 1.16 | 1.45 | |

续表

| 变量 | 住房 | $N$ | 均值 | 标准差 | $F$ 值 |
|---|---|---|---|---|---|
| 焦虑 | 没有 | 2253 | 2.11 | 1.93 | 23.901 *** |
| | 有 1 套 | 3314 | 1.89 | 1.83 | |
| | 有 2 套及以上 | 471 | 1.49 | 1.73 | |
| 自我肯定 | 没有 | 2253 | 4.97 | 2.81 | 126.502 *** |
| | 有 1 套 | 3314 | 6.13 | 2.67 | |
| | 有 2 套及以上 | 471 | 6.15 | 2.75 | |
| 心理健康 | 没有 | 2253 | 12.36 | 4.84 | 92.165 *** |
| | 有 1 套 | 3314 | 13.97 | 4.64 | |
| | 有 2 套及以上 | 471 | 14.50 | 4.28 | |

注：部分变量有缺失值，缺失值未列出。

### 10. 睡眠质量和心理健康的受教育程度差异

如表 10 所示，睡眠质量得分均值最高的是受教育程度为研究生的被调查者，其次是受教育程度为本专科的被调查者，而小学及以下受教育程度的被调查者的睡眠质量最差，这说明受教育程度越高，睡眠质量越好。在心理健康方面也呈现类似的趋势，得分均值最高的是受教育程度为研究生的被调查者，其次是受教育程度为本专科的被调查者，最低的是小学及以下受教育程度的被调查者。

表 10　睡眠质量和心理健康的受教育程度差异 （N = 6022）

| 受教育程度 | 睡眠质量 | 抑郁 | 焦虑 | 自我肯定 | 心理健康 |
|---|---|---|---|---|---|
| 小学及以下 | 2.73 ± 0.87 | 2.33 ± 1.91 | 2.49 ± 1.75 | 5.09 ± 2.75 | 11.27 ± 3.46 |
| 初中 | 3.19 ± 0.82 | 2.11 ± 1.99 | 2.08 ± 2.06 | 4.51 ± 2.93 | 11.32 ± 4.78 |
| 高中 | 3.18 ± 0.73 | 1.71 ± 1.87 | 2.38 ± 2.02 | 5.54 ± 2.86 | 12.44 ± 4.78 |
| 本专科 | 3.31 ± 0.66 | 1.28 ± 1.54 | 1.89 ± 1.84 | 5.76 ± 2.77 | 13.58 ± 4.75 |
| 研究生 | 3.33 ± 0.68 | 1.13 ± 1.41 | 1.68 ± 1.78 | 5.79 ± 2.76 | 13.98 ± 4.58 |
| $F$ 值 | 13.469 *** | 25.555 *** | 14.215 *** | 8.197 *** | 19.595 *** |

### 11. 睡眠质量和心理健康在收支方面的相关分析

表 11 显示，家庭月收入与睡眠质量呈显著正相关关系，生活消费支出与睡眠质量呈显著负相关关系，借贷款总额与睡眠质量呈显著负相关关系。这说明收入越高，睡眠质量越好；但是生活消费支出或借贷款总额越高，睡

眠质量越差。然而，个人或家庭月收入、生活消费支出和借贷款总额均与心理健康呈正相关关系，这可能是因为生活消费支出或借贷款总额越高的个体收入也越高，而收入与心理健康正相关。因此，本研究进行了控制变量后的回归分析，以进一步厘清变量间的关系。

表 11　睡眠质量和心理健康在收支方面的相关分布

| 变量 | 过去一年您的月收入 | 过去一年您家庭的月收入 | 过去一年您的生活消费支出 | 目前为止，您的借款或贷款的总额 |
|---|---|---|---|---|
| 睡眠质量 | − 0. 007 | 0. 055 ** | − 0. 043 ** | − 0. 037 ** |
| 抑郁 | − 0. 092 ** | − 0. 094 ** | − 0. 044 ** | − 0. 008 |
| 焦虑 | − 0. 082 ** | − 0. 074 ** | 0 | 0. 039 ** |
| 自我肯定 | 0. 178 ** | 0. 143 ** | 0. 106 ** | 0. 066 ** |
| 心理健康 | 0. 167 ** | 0. 144 ** | 0. 077 ** | 0. 026 * |

## （三）睡眠质量和心理健康的相关分析

如表 12 所示，睡眠质量与抑郁（$r = - 0.291$）和焦虑（$r = - 0.391$）显著负相关，与自我肯定（$r = 0.234$）和心理健康（$r = 0.388$）显著正相关。可见，睡眠质量越好，心理健康水平越高。为了明确睡眠质量各因子和心理健康各维度之间的关系，本研究进一步做了回归分析。

表 12　睡眠质量和心理健康及其各维度的相关分析

| 变量 | 1 | 2 | 3 | 4 | 5 |
|---|---|---|---|---|---|
| 1. 睡眠质量 | 1 | | | | |
| 2. 抑郁 | − 0. 291 ** | 1 | | | |
| 3. 焦虑 | − 0. 391 ** | 0. 488 ** | 1 | | |
| 4. 自我肯定 | 0. 234 ** | − 0. 393 ** | − 0. 231 ** | 1 | |
| 5. 心理健康 | 0. 388 ** | − 0. 758 ** | − 0. 692 ** | 0. 808 ** | 1 |

## （四）睡眠质量和心理健康的回归分析

为了控制性别、居住地、受教育程度、户口类型、住房等变量的影响，分析睡眠质量对心理健康的独立作用，本研究以上述变量为控制变量，以睡眠质量为因变量，进行多元线性回归分析。第一层纳入性别、受教育程度等

人口学变量，第二层则纳入睡眠质量。为节省篇幅，第一层的结果未在表 13
中呈现。在其他变量都不变的情况下，睡眠质量得分可以显著正向预测心理
健康水平。在三个维度方面，在其他变量都不变的情况下，睡眠质量得分可
以显著正向预测自我肯定水平，而显著负向预测抑郁和焦虑水平。因此，可
以得出结论，即睡眠质量和心理健康相关，睡眠质量可能影响心理健康
水平。

**表 13 心理健康对睡眠质量的回归分析结果**

| 变量 | 心理健康（模型二） | 抑郁（模型二） | 焦虑（模型二） | 自我肯定（模型二） |
|---|---|---|---|---|
| 年龄 | 0.066 *** | − 0.02 | − 0.067 *** | 0.056 *** |
| 性别（女 = 0） | 0.036 ** | − 0.030 * | − 0.045 *** | 0.015 |
| 居住地 - 城市（农村 = 0） | 0.004 | − 0.007 | 0.015 | 0.013 |
| 居住地 - 乡镇 | − 0.001 | − 0.02 | − 0.009 | − 0.018 |
| 住房 - 有 1 套（没有 = 0） | 0.060 *** | − 0.035 * | − 0.024 | 0.067 *** |
| 住房 - 有 2 套及以上 | 0.044 ** | − 0.027 | − 0.054 *** | 0.024 |
| 初中（小学及以下 = 0） | − 0.031 | − 0.017 | − 0.012 | − 0.072 ** |
| 高中 | 0.007 | − 0.114 * | 0.017 | − 0.042 |
| 本专科 | 0.089 | − 0.248 *** | − 0.078 | − 0.042 |
| 研究生 | 0.064 | − 0.178 *** | − 0.066 | − 0.037 |
| 婚姻状况（未婚 = 0） | 0.092 *** | − 0.058 ** | − 0.007 | 0.119 *** |
| 非农户口（农业户口 = 0） | 0.027 * | 0.004 | − 0.033 * | 0.027 |
| 外地户口（本地户口 = 0） | − 0.011 | − 0.004 | 0.018 | − 0.009 |
| 有工作（无工作 = 0） | − 0.040 ** | 0.046 ** | 0.050 ** | − 0.008 |
| 过去一年您的月收入 | 0.089 *** | − 0.055 * | − 0.080 *** | 0.068 *** |
| 过去一年您家庭的月收入 | 0.054 *** | − 0.033 * | − 0.030 * | 0.054 *** |
| 过去一年您的生活消费支出 | − 0.012 | − 0.001 | 0.037 * | 0.004 |
| 到目前为止，您的借款或贷款的总额 | − 0.062 *** | 0.041 ** | 0.071 *** | − 0.034 * |
| 睡眠质量 | 0.380 *** | − 0.280 *** | − 0.384 *** | 0.233 *** |
| $R^2$ | 0.21 | 0.11 | 0.183 | 0.125 |
| $F$ 值 | 1040.138 *** | 501.001 *** | 1026.215 *** | 353.767 *** |

# 四　讨论

## （一）民众睡眠质量和心理健康状况较好

总体来看，本研究中被调查者睡眠质量和心理健康总体得分较高，抑郁和焦虑维度得分较低，自我肯定维度得分较高，这说明被调查者的睡眠质量和心理健康状况总体较好。但是，也有部分被调查者的心理健康水平较低。在当下社会，抑郁症和焦虑症患者的人数不断增加，国家和社会需要关注到这些群体。"民惟邦本，本固邦宁"，关注人民生活、不断增进民生福祉、为人民服务一直是我党的执政理念。当温饱问题得到解决后，民众对心理健康的重视程度变得越来越高。因此，我国政府在近年来不断出台与心理相关的政策及法律，为促进民众心理健康和完善社会心理服务体系一直做着不懈的努力。心理健康问题与社会安全稳定发展、人民幸福感交织叠加的特点日益凸显，因此，从国家到个人都应该意识到心理健康的重要性。

## （二）客观地位更高或资源较多的个体的心理健康状况更好

心理健康、抑郁、焦虑和自我肯定在婚姻状况、性别、年龄、居住地、住房数量和收入等方面存在显著的差异。例如，未婚、目前没有房产、受教育程度较低的被调查者的焦虑得分显著高于其他被调查者；没有工作和年长的被调查者的抑郁得分显著更高；户口在本地、生活在城市、受教育程度更高、目前有工作、职业类型为单位负责人的被调查者的自我肯定得分显著更高。总的来说，不难发现，当个体拥有较高的社会地位或较多的社会资源时，其心理健康水平会更高。想要提高民众的整体心理健康水平，关注弱势群体的心理健康状况是重点。

## （三）睡眠质量对心理健康有显著的预测作用

本研究的结果显示，睡眠质量与心理健康息息相关。良好的睡眠质量不仅可以帮助个体消除生理上的疲惫，在很大程度上也会对个体心理的健康发展做出积极有效的贡献。睡眠紊乱、习惯性睡眠效率低下、睡眠潜伏期长及睡眠的持续性较差都容易使人产生抑郁、焦虑等负面情绪，日积月累，会发展成睡眠障碍，最终导致精神疾病的产生。因此，在日常生活中，人们需要深刻认识到睡眠质量的重要性，尽力保证充足的睡眠时间，改善睡眠质量以满足身心健康同步发展的需要。

## 参考文献

杨继玲，2017，《大学生压力事件与心理健康的关系研究：自我同一性、心理弹性与应对方式的中介作用——以南疆地区汉族与维族大学生为例》，硕士学位论文，西南大学。

Angst, J., Vollrath, M., Koch, R., & Dobler-Mikola, A. 1989. The Zurich study. VII. Insomnia: symptoms, classification and prevalence. *European Archives of Psychiatry and Neurological Sciences*, 238 (5 – 6), 285 – 293.

Freeman, D., Sheaves, B., Goodwin, G. M., Yu, L. M., Nickless, A., Harrison, P. J., ... & Espie, C. A. 2017. The effects of improving sleep on mental health (OASIS): a randomised controlled trial with mediation analysis. *The Lancet Psychiatry*, 4 (10), 749 – 758.

Galderisi, S., Heinz, A., Kastrup, M., Beezhold, J., & Sartorius, N. 2015. Toward a new definition of mental health. *World Psychiatry*, 14 (2), 231.

Gillin, J. C., Wyatt, R. J., & Mendelson, W. B. 1977. *Human sleep and its disorders*. Plenum Press.

Jahoda, M. 1958. *Current concepts of positive mental health*. New York: Basic Books Inc.

WHO. 2006. *Promoting mental health: concepts, emerging evidence, practice* (Summary Report). Geneva: World Health Organization.

# 睡眠质量和幸福感的关系

**摘　要：**幸福感是美好生活的重要方面，民众的幸福感会受多种因素影响。本研究旨在分析睡眠质量对幸福感的影响，并进一步考察民众的幸福感在年龄、性别、受教育程度等人口学变量上的差异情况。研究发现，民众的睡眠质量较好，幸福感较强。年龄越小、受教育程度越高、家庭月收入水平越高、拥有房产数量越多及主观社会阶层越高的民众的睡眠质量越好，幸福感越强。睡眠质量能显著正向预测幸福感，即睡眠质量越好，幸福感越强。本研究认为提升民众睡眠质量应成为一项"民生工程"，应将其与改善衣、食、住、行状况同等看待，通过"睡好觉"来增强民众幸福感。

**关键词：**睡眠质量　幸福感　生活满意度　情绪

## 一　引言

幸福感是许多学科共同关注的话题，这一研究的发展过程表现出三个特点：一是从心理学研究逐渐拓展到精神卫生、教育学、组织管理、经济学、政治学、政府管理等领域的研究；二是从学术研究拓展到社会政策研究；三是从个体的主观幸福感研究拓展到社会幸福感研究，进而发展为衡量社会发展的指标体系的研究。与世界上许多国家一样，从发展的角度看幸福已逐渐成为我国政府和人民普遍接受的观念（王俊秀、刘晓柳，2019）。

睡眠质量在一定意义上就是指睡眠的好坏程度，这里的好坏程度是通过睡眠周期稳定性、主观感觉或客观测量指标的变化来衡量的，不同年龄人群的睡眠周期具有一定特征，例如深睡眠和浅睡眠占总睡眠时间的百分比、每个睡眠周期所经历的时间等。深睡眠或者浅睡眠的时间过长或过短、睡眠周期过长或过短都可被视为睡眠质量不佳，即异态睡眠或睡眠障碍。睡眠障碍又分为失眠、日间嗜睡、睡眠呼吸暂停、生物节律睡眠障碍以及睡眠相关练习障碍等。所以，睡眠质量是一种以客观情况为基础、以主观感受为辅对人们睡眠的过程及睡眠效果的综合性评价结果。

目前的研究证实，睡眠质量是影响幸福感的重要因素。研究发现，睡眠质量高的个体，无论是在生活方面还是在工作、学习方面，都具有充沛的体力和精力；积极乐观，自我效能感强，积极情绪就会增多，对生活的满意度也会很高。崔玉玲等（2014）的研究发现，医学生心理健康水平和幸福感会受到睡眠质量的影响。匡玲（2012）对护理实习生的调查显示，该群体存在明显的睡眠问题，并影响到其生活质量和主观幸福感。Weinberg 等（2016）认为，就幸福感而言，无论是通过个体的子量表还是整体的幸福感评分进行评估，幸福感越强，睡眠质量越好。

除此之外，Howell 等（2008）的研究发现，睡个好觉有利于人们在清醒的生活中提高工作和学习效率。睡眠的一个重要功能是调节情绪，在现在的科学文献中，睡眠和情绪之间的关系很明确。Weinberg 等（2016）指出，睡眠质量、情绪和压力之间存在关系，当睡眠不足时，一个特别容易受到影响的领域是情绪调节，而情绪调节对主观幸福感有影响。而当睡眠质量足够好时，压力对主观幸福感的影响会降低。低压力水平和良好的睡眠质量相结合有助于人们获得最强的主观幸福感。当根据参与者的压力水平和睡眠质量水平进行分组时，那些压力水平较高但睡眠质量良好的人的主观幸福感与那些压力水平较低但睡眠质量较差的人相当。这一发现初步表明，如果睡眠充足，压力对主观幸福感的影响可能会被削弱。

本研究将分析不同人口学变量间睡眠质量和幸福感的差异，考察睡眠质量和幸福感的关系，并且进一步考察在控制了年龄、性别、受教育程度、婚姻状况、月收入等人口学变量后，睡眠质量对幸福感的影响。

## 二 研究方法

### （一）数据来源

本研究所用数据来源于中国社会科学院社会学研究所于 2021 年 11 月开展的中国居民睡眠状况线上调查，有效样本量为 6037，各变量情况可参见本书"2021 年中国睡眠指数报告"。根据"七普"数据，本研究对省份和性别进行了加权，并使用加权后的样本进行分析。

## （二）研究变量

### 1. 睡眠质量

本研究的自变量为睡眠质量。本研究使用中文版《匹兹堡睡眠质量指数量表（PSQI）》进行睡眠质量的测量。PSQI 是 1989 年由 Buysse 等提出的，由刘贤臣等于 1996 年译成中文，在中国人群中应用，初步验证了其测量信度和效度（刘贤臣等，1996）。因其简单易用，且在不同人群中的信度和效度都已经得到充分检验，所以其已经成为睡眠质量调查研究中最常使用的量表之一。

PSQI 适用于一般人群近一个月的睡眠状况调查。本研究仅使用该量表的自评部分，包括主观睡眠质量、睡眠潜伏期、睡眠持续性、习惯性睡眠效率、睡眠紊乱、使用睡眠药物和白天功能紊乱 7 个因子，每个因子按 0~3 分分成 4 个等级，因子得分越高，睡眠质量越差。本研究对 PSQI 的最终得分进行了转换，将 PSQI 总分 0~5 分计为 4，总分 6~10 分计为 3，总分11~15 分计为 2，总分 16~21 分计为 1。1 表示睡眠质量很差，2 表示睡眠质量一般，3 表示睡眠质量还行，4 表示睡眠质量很好。因此，PSQI 得分越高，睡眠质量越好。

### 2. 幸福感

本研究的因变量为幸福感，分为情绪和生活满意度两个维度，共有 7 道题，总分为 1~5 分，为情绪和生活满意度得分的平均分，得分越高，幸福感越强。其中，第一个维度是情绪，共两道题，分别询问被调查者过去一个月的积极和消极感受，选项为"没有""偶尔有""时有时无""经常有""总是有"，积极感受的计分依次为 1 分、2 分、3 分、4 分和 5 分，消极感受的计分依次为 5 分、4 分、3 分、2 分和 1 分。因此，两道题总分越高，代表积极情绪水平越高。第二个维度是生活满意度，使用的是 Diener 等（1985）编制的《生活满意度量表》，共 5 道题，分别为："我的生活大致符合我的理想""我的生活状况非常圆满""我满意自己的生活""直到现在为止，我都能够得到我在生活上希望拥有的重要东西""即使生活可以从头再来，我也没什么想要改变的"。选项为"非常不同意""不同意""不太同意""中立""比较同意""同意""非常同意"，计分依次为 1 分、2 分、3

分、4 分、5 分、6 分和 7 分，得分越高，生活满意度水平越高。根据研究需要，在数据处理过程中将生活满意度的 7 点计分转换为 5 点计分，具体操作为：5 级新变量 = 4 × (7 级旧变量 − 1)/6 + 1[①]。转换后的得分越高，生活满意度水平越高。

**3. 人口学变量**

控制变量包括年龄、性别、受教育程度、婚姻状况、赡养老人情况、户口、居住地、个人月收入、家庭月收入、就业及工作情况、房产情况、主观社会阶层等 12 个人口学变量。

### （三）数据处理

本研究采用 SPSS 26.0 对调查数据进行分析，采用的方法有描述性统计分析、独立样本 T 检验、单因素方差分析、相关性分析、多元线性回归分析、回归分析等。

## 三　研究结果

### （一）睡眠质量和幸福感的整体状况

被调查者睡眠质量的平均值为 3.29，明显高于中值（2.50），这说明被调查者的睡眠质量整体较好，各因子情况可见本书"睡眠质量和心理健康的关系"。整体上来看，被调查者的幸福感平均值为 3.32，略高于中值（3.00），表明当下被调查者的幸福感整体水平较高。从不同维度上看，被调查者在情绪（$M = 3.41$）和生活满意度（$M = 3.23$）两个维度上的平均值均略高于该维度的中值（3.00），这表明被调查者的积极情绪水平和生活满意度水平均较高。

### （二）不同人口学变量下睡眠质量和幸福感的差异性分析

#### 1. 睡眠质量和幸福感的年龄差异

采用多元线性回归分析方法，分析年龄对睡眠质量和幸福感的影响，结果如表 1 所示。年龄显著负向影响被调查者的睡眠质量（$B = -0.003$，$p = 0.002$），表现为随着年龄增长，被调查者的睡眠质量呈下降趋势；年龄显著

---

① 公式来源于 https://www.ibm.com/support/pages/node/422073。

正向影响被调查者的幸福感（$B = 0.007$，$p < 0.001$），表现为随着年龄增长，被调查者的幸福感呈上升趋势。

表 1    睡眠质量和幸福感对年龄的回归分析

| 因变量 | 自变量 | 未标准化系数 | | 标准化系数 | $t$ | $p$ |
|---|---|---|---|---|---|---|
| | | $B$ | 标准误 | | | |
| 睡眠质量 | 年龄 | − 0.003 | 0.001 | − 0.040 | − 3.140 | 0.002 |
| 幸福感 | 年龄 | 0.007 | 0.001 | 0.089 | 6.940 | < 0.001 |

**2. 睡眠质量和幸福感的性别差异**

如表 2 和表 3 所示，不同性别被调查者的睡眠质量和幸福感均不存在显著差异。

**3. 睡眠质量和幸福感的受教育程度差异**

如表 2 所示，不同受教育程度被调查者的睡眠质量存在显著差异（$F = 6.659$，$p < 0.001$），其中研究生受教育程度被调查者的平均值最高（$M = 3.33$），小学受教育程度被调查者的平均值最低（$M = 2.64$）。随着受教育程度上升，被调查者的睡眠质量平均值有轻微上升的趋势。如表 3 所示，不同受教育程度被调查者的幸福感存在显著差异（$F = 14.160$，$p < 0.001$），其中研究生受教育程度被调查者的平均值最高（$M = 3.35$），未上学被调查者的平均值最低（$M = 2.56$）。随着受教育程度上升，被调查者的幸福感呈明显上升的趋势。

**4. 睡眠质量和幸福感的婚姻状况差异**

如表 2 所示，不同婚姻状况被调查者的睡眠质量存在显著差异（$F = 8.645$，$p < 0.001$），其中未婚被调查者的平均值最高（$M = 3.32$），其次是同居和初婚有配偶被调查者（$M = 3.28$），丧偶被调查者的平均值最低（$M = 2.73$）。如表 3 所示，不同婚姻状况被调查者的幸福感存在显著差异（$F = 32.730$，$p < 0.001$），其中初婚有配偶被调查者的平均值最高（$M = 3.44$），其次是同居被调查者（$M = 3.40$），丧偶被调查者的平均值最低（$M = 2.93$），这与睡眠质量在婚姻状况上的差异一致。

**5. 睡眠质量和幸福感的赡养老人情况差异**

如表 2 所示，赡养老人情况不同的被调查者的睡眠质量存在显著差异（$F = 4.320$，$p < 0.01$），其中有五个及以上的老人需要赡养的被调查者的平均值最高（$M = 3.38$），其次是无老人需要赡养的被调查者（$M = 3.34$），有

一个老人需要赡养的被调查者的平均值最低（$M = 3.20$）。如表 3 所示，赡养老人情况不同的被调查者的幸福感存在显著差异（$F = 3.975$，$p < 0.01$），但平均值差别不大。其中，有四个老人需要赡养和有五个及以上的老人需要赡养的被调查者的平均值最高（$M = 3.39$），无老人需要赡养的被调查者的平均值最低（$M = 3.28$）。

**6. 睡眠质量和幸福感的户口差异**

如表 2 所示，不同户口被调查者的睡眠质量不存在显著差异。如表 3 所示，不同户口被调查者的幸福感存在显著差异（$F = 26.265$，$p < 0.001$），其中本地非农户口被调查者的平均值最高（$M = 3.41$），其次是本地农业户口被调查者（$M = 3.30$），外地农业户口被调查者的平均值最低（$M = 3.17$）。本地户口被调查者的平均值高于外地户口被调查者，非农户口被调查者的平均值高于农业户口被调查者。

**7. 睡眠质量和幸福感的居住地差异**

如表 2 所示，不同居住地被调查者的睡眠质量存在显著差异（$F = 7.179$，$p < 0.01$），其中城市被调查者和农村被调查者的平均值最高（$M = 3.30$），乡镇被调查者的平均值最低（$M = 3.21$）。如表 3 所示，不同居住地被调查者的幸福感存在显著差异（$F = 17.947$，$p < 0.01$），其中城市被调查者的平均值最高（$M = 3.35$），其次是农村被调查者（$M = 3.24$），乡镇被调查者的平均值最低（$M = 3.23$）。

**8. 睡眠质量和幸福感的个人月收入差异**

如表 2 所示，个人月收入不同的被调查者的睡眠质量存在显著差异（$F = 3.182$，$p < 0.01$），其中个人月收入 5 万 ~ 10 万元的被调查者的平均值最高（$M = 3.45$），个人月收入 3 万 ~ 5 万元的被调查者的平均值最低（$M = 3.07$）。如表 3 所示，个人月收入不同的被调查者的幸福感存在显著差异（$F = 32.138$，$p < 0.001$），其中个人月收入 10 万元以上的被调查者的平均值最高（$M = 3.55$），个人月收入 1000 元及以下的被调查者的平均值最低（$M = 3.12$）。随着个人月收入的提高，被调查者的幸福感呈现总体上升趋势。

**9. 睡眠质量和幸福感的家庭月收入差异**

如表 2 所示，家庭月收入不同的被调查者的睡眠质量存在显著差异（$F = 4.150$，$p < 0.001$），其中家庭月收入 10 万元以上的被调查者的平均值最高（$M = 3.37$），家庭月收入 2000 元及以下的被调查者的平均值最低（$M = 3.17$）。随着家庭月收入水平的提高，被调查者的睡眠质量有上升趋势。

如表 3 所示，家庭月收入不同的被调查者的幸福感存在显著差异（$F = 27.737$，$p < 0.01$），其中家庭月收入 1.5 万 ~ 3 万元的被调查者的平均值最高（$M = 3.48$），家庭月收入 2000 元及以下的被调查者的平均值最低（$M = 3.09$）。家庭月收入越高，被调查者的幸福感较强。

**10. 睡眠质量和幸福感的就业及工作情况差异**

如表 2 所示，不同就业及工作情况被调查者的睡眠质量存在显著差异（$F = 12.833$，$p < 0.001$），其中务农被调查者的平均值最高（$M = 3.53$），离退后重新应聘被调查者的平均值最低（$M = 2.77$）。如表 3 所示，不同就业及工作情况被调查者的幸福感存在显著差异（$F = 22.514$，$p < 0.001$），其中在职工作被调查者的平均值最高（$M = 3.39$），一直无工作被调查者的平均值最低（$M = 2.86$）。

**11. 睡眠质量和幸福感的房产情况差异**

如表 2 所示，不同房产情况被调查者的睡眠质量不存在显著差异。如表 3 所示，不同房产情况被调查者的幸福感存在显著差异（$F = 147.519$，$p < 0.001$），其中有 2 套及以上房产的被调查者的平均值最高（$M = 3.47$），没有房产的被调查者的平均值最低（$M = 3.13$）。随着拥有房产数量的增多，被调查者的幸福感逐渐上升。

**12. 睡眠质量和幸福感的主观社会阶层差异**

如表 2 所示，不同主观社会阶层被调查者的睡眠质量存在显著差异（$F = 12.674$，$p < 0.001$），其中中上层被调查者的平均值最高（$M = 3.35$），其次是中层被调查者（$M = 3.32$），上层被调查者的平均值最低（$M = 3.08$）。除了上层被调查者外，随着主观社会阶层的提高，被调查者的睡眠质量有上升趋势。如表 3 所示，不同主观社会阶层被调查者的幸福感存在显著差异（$F = 196.033$，$p < 0.001$），其中中上层被调查者的平均值最高（$M = 3.61$），其次是中层被调查者（$M = 3.46$），下层被调查者的平均值最低（$M = 2.83$）。除了上层被调查者外，随着主观社会阶层的提高，被调查者的幸福感有上升趋势。

表 2　睡眠质量的差异分析

| 变量 | | 平均值 | 标准差 | $t$ 值/$F$ 值 |
|---|---|---|---|---|
| 性别 | 男性 | 3.29 | 0.69 | 0.407 |
| | 女性 | 3.28 | 0.67 | |

续表

| | 变量 | 平均值 | 标准差 | $t$ 值/$F$ 值 |
|---|---|---|---|---|
| 受教育程度 | 未上学 | 3.02 | 0.92 | 6.659 *** |
| | 私塾 | 2.69 | 0.48 | |
| | 小学 | 2.64 | 1.04 | |
| | 初中 | 3.19 | 0.82 | |
| | 高中 | 3.19 | 0.74 | |
| | 中专/职高/技校 | 3.17 | 0.72 | |
| | 大学专科 | 3.27 | 0.70 | |
| | 大学本科 | 3.32 | 0.65 | |
| | 研究生 | 3.33 | 0.68 | |
| 婚姻状况 | 未婚 | 3.32 | 0.67 | 8.645 *** |
| | 初婚有配偶 | 3.28 | 0.67 | |
| | 再婚有配偶 | 3.02 | 0.88 | |
| | 离婚 | 2.99 | 0.88 | |
| | 丧偶 | 2.73 | 1.01 | |
| | 同居 | 3.28 | 0.69 | |
| | 其他 | 3.15 | 0.62 | |
| 赡养老人情况 | 无老人需要赡养 | 3.34 | 0.67 | 4.320 ** |
| | 有一个老人需要赡养 | 3.20 | 0.75 | |
| | 有两个老人需要赡养 | 3.29 | 0.67 | |
| | 有三个老人需要赡养 | 3.26 | 0.69 | |
| | 有四个老人需要赡养 | 3.28 | 0.66 | |
| | 有五个及以上的老人需要赡养 | 3.38 | 0.63 | |
| 户口 | 本地非农户口 | 3.29 | 0.69 | 0.759 |
| | 本地农业户口 | 3.29 | 0.67 | |
| | 外地非农户口 | 3.26 | 0.68 | |
| | 外地农业户口 | 3.30 | 0.66 | |
| | 其他 | 3.19 | 0.74 | |
| 居住地 | 城市 | 3.30 | 0.67 | 7.179 ** |
| | 乡镇 | 3.21 | 0.73 | |
| | 农村 | 3.30 | 0.66 | |

续表

| 变量 | | 平均值 | 标准差 | *t* 值/*F* 值 |
|---|---|---|---|---|
| 个人月收入 | 1000 元及以下 | 3.24 | 0.69 | 3.182 ** |
| | 1000~3000 元 | 3.32 | 0.65 | |
| | 3000~5000 元 | 3.27 | 0.68 | |
| | 5000~7000 元 | 3.30 | 0.69 | |
| | 7000~10000 元 | 3.30 | 0.65 | |
| | 1 万~1.5 万元 | 3.29 | 0.69 | |
| | 1.5 万~3 万元 | 3.19 | 0.76 | |
| | 3 万~5 万元 | 3.07 | 0.78 | |
| | 5 万~10 万元 | 3.45 | 0.66 | |
| | 10 万元以上 | 3.27 | 0.75 | |
| 家庭月收入 | 2000 元及以下 | 3.17 | 0.75 | 4.150 *** |
| | 2000~6000 元 | 3.22 | 0.72 | |
| | 6000~10000 元 | 3.30 | 0.69 | |
| | 1 万~1.5 万元 | 3.28 | 0.67 | |
| | 1.5 万~3 万元 | 3.31 | 0.65 | |
| | 3 万~4.5 万元 | 3.25 | 0.66 | |
| | 4.5 万~6 万元 | 3.27 | 0.71 | |
| | 6 万~10 万元 | 3.36 | 0.66 | |
| | 10 万元以上 | 3.37 | 0.68 | |
| 就业及工作情况 | 全日制学生 | 3.36 | 0.63 | 12.833 *** |
| | 一直无工作 | 2.93 | 0.80 | |
| | 在职工作 | 3.30 | 0.67 | |
| | 离退在家 | 3.00 | 0.86 | |
| | 离退后重新应聘 | 2.77 | 0.82 | |
| | 辞职、内退或下岗 | 2.94 | 0.92 | |
| | 非固定工作 | 3.16 | 0.70 | |
| | 失业 | 3.09 | 0.79 | |
| | 务农 | 3.53 | 0.56 | |
| | 边务农边打工 | 3.20 | 0.66 | |
| | 其他 | 3.36 | 0.71 | |

续表

| 变量 | | 平均值 | 标准差 | $t$ 值/$F$ 值 |
|---|---|---|---|---|
| 房产情况 | 没有 | 3.28 | 0.67 | 0.871 |
| | 有 1 套 | 3.29 | 0.68 | |
| | 有 2 套及以上 | 3.32 | 0.73 | |
| 主观社会阶层 | 下 | 3.14 | 0.73 | 12.674 *** |
| | 中下 | 3.27 | 0.64 | |
| | 中 | 3.32 | 0.69 | |
| | 中上 | 3.35 | 0.68 | |
| | 上 | 3.08 | 0.84 | |

* $p < 0.05$, ** $p < 0.01$, *** $p < 0.001$, 下同。

表 3　幸福感的差异分析

| 变量 | | 平均值 | 标准差 | $t$ 值/$F$ 值 |
|---|---|---|---|---|
| 性别 | 男性 | 3.31 | 0.67 | -1.528 |
| | 女性 | 3.34 | 0.68 | |
| 受教育程度 | 未上学 | 2.56 | 0.55 | 14.160 *** |
| | 私塾 | 2.99 | 0.28 | |
| | 小学 | 3.13 | 0.64 | |
| | 初中 | 3.05 | 0.72 | |
| | 高中 | 3.19 | 0.66 | |
| | 中专/职高/技校 | 3.20 | 0.65 | |
| | 大学专科 | 3.22 | 0.66 | |
| | 大学本科 | 3.40 | 0.67 | |
| | 研究生 | 3.35 | 0.67 | |
| 婚姻状况 | 未婚 | 3.21 | 0.67 | 32.730 *** |
| | 初婚有配偶 | 3.44 | 0.66 | |
| | 再婚有配偶 | 3.23 | 0.57 | |
| | 离婚 | 3.06 | 0.65 | |
| | 丧偶 | 2.93 | 0.57 | |
| | 同居 | 3.40 | 0.69 | |
| | 其他 | 3.22 | 0.61 | |

续表

| 变量 | | 平均值 | 标准差 | t 值/F 值 |
|---|---|---|---|---|
| 赡养老人情况 | 无老人需要赡养 | 3.28 | 0.69 | 3.975 ** |
| | 有一个老人需要赡养 | 3.30 | 0.62 | |
| | 有两个老人需要赡养 | 3.34 | 0.69 | |
| | 有三个老人需要赡养 | 3.30 | 0.66 | |
| | 有四个老人需要赡养 | 3.39 | 0.63 | |
| | 有五个及以上的老人需要赡养 | 3.39 | 0.77 | |
| 户口 | 本地非农户口 | 3.41 | 0.68 | 26.265 *** |
| | 本地农业户口 | 3.30 | 0.66 | |
| | 外地非农户口 | 3.24 | 0.63 | |
| | 外地农业户口 | 3.17 | 0.67 | |
| | 其他 | 3.21 | 0.57 | |
| 居住地 | 城市 | 3.35 | 0.67 | 17.947 ** |
| | 乡镇 | 3.23 | 0.65 | |
| | 农村 | 3.24 | 0.69 | |
| 个人月收入 | 1000 元及以下 | 3.12 | 0.64 | 32.138 *** |
| | 1000~3000 元 | 3.21 | 0.67 | |
| | 3000~5000 元 | 3.15 | 0.67 | |
| | 5000~7000 元 | 3.32 | 0.67 | |
| | 7000~10000 元 | 3.43 | 0.66 | |
| | 1 万~1.5 万元 | 3.54 | 0.64 | |
| | 1.5 万~3 万元 | 3.51 | 0.63 | |
| | 3 万~5 万元 | 3.40 | 0.67 | |
| | 5 万~10 万元 | 3.45 | 0.62 | |
| | 10 万元以上 | 3.55 | 0.69 | |
| 家庭月收入 | 2000 元及以下 | 3.09 | 0.64 | 27.737 ** |
| | 2000~6000 元 | 3.14 | 0.63 | |
| | 6000~10000 元 | 3.20 | 0.69 | |
| | 1 万~1.5 万元 | 3.31 | 0.67 | |
| | 1.5 万~3 万元 | 3.48 | 0.65 | |
| | 3 万~4.5 万元 | 3.43 | 0.69 | |
| | 4.5 万~6 万元 | 3.39 | 0.67 | |

续表

| 变量 | | 平均值 | 标准差 | *t* 值/*F* 值 |
|---|---|---|---|---|
| 家庭月收入 | 6 万 ~ 10 万元 | 3.33 | 0.65 | |
| | 10 万元以上 | 3.43 | 0.65 | |
| 就业及工作情况 | 全日制学生 | 3.26 | 0.63 | 22.514 *** |
| | 一直无工作 | 2.86 | 0.70 | |
| | 在职工作 | 3.39 | 0.67 | |
| | 离退在家 | 3.18 | 0.62 | |
| | 离退后重新应聘 | 3.12 | 0.59 | |
| | 辞职、内退或下岗 | 2.99 | 0.61 | |
| | 非固定工作 | 3.03 | 0.71 | |
| | 失业 | 2.72 | 0.66 | |
| | 务农 | 3.33 | 0.69 | |
| | 边务农边打工 | 3.33 | 0.70 | |
| | 其他 | 3.23 | 0.82 | |
| 房产情况 | 没有 | 3.13 | 0.65 | 147.519 *** |
| | 有 1 套 | 3.43 | 0.66 | |
| | 有 2 套及以上 | 3.47 | 0.66 | |
| 主观社会阶层 | 下 | 2.83 | 0.71 | 196.033 *** |
| | 中下 | 3.15 | 0.63 | |
| | 中 | 3.46 | 0.60 | |
| | 中上 | 3.61 | 0.69 | |
| | 上 | 3.22 | 0.62 | |

### （三）睡眠质量与幸福感的相关分析

通过对睡眠质量和幸福感进行相关分析（见表 4），可以发现，从变量整体的相关性来看，睡眠质量与幸福感的相关系数为 0.325，且在 0.001 水平上存在显著的正相关关系，即睡眠质量越好，幸福感越强。为了明确在排除其他因素干扰的情况下睡眠质量与幸福感之间的关系，本研究做了控制变量后的回归分析。

表 4  睡眠质量与幸福感的相关分析

| | 睡眠质量 | 情绪 | 生活满意度 | 幸福感 |
|---|---|---|---|---|
| 睡眠质量 | 1 | | | |
| 情绪 | 0.305 *** | 1 | | |
| 生活满意度 | 0.259 *** | 0.486 *** | 1 | |
| 幸福感 | 0.325 *** | 0.835 *** | 0.886 *** | 1 |

### （四）幸福感对睡眠质量的回归分析

#### 1. 睡眠质量与幸福感

本研究控制了年龄、性别、受教育程度、婚姻状况、赡养老人情况等人口学变量，分析了睡眠质量对幸福感的独立作用。以上述人口学变量和睡眠质量为自变量，以幸福感为因变量，进行分层回归分析，自变量依次进入控制模型，通过分析增加变量后 $R^2$ 的变化来判定该变量是否和因变量独立相关及其相关程度。具体操作是，第一层纳入年龄、性别、受教育程度、婚姻状况、赡养老人情况等人口学变量，其中男性、未上学、未婚、无老人需要赡养等为参照组；第二层纳入睡眠质量自变量。每层变量采用全部进入的方式，结果如表 5 所示。

两步回归模型均能在一定程度上解释幸福感的变化。模型 1 累计能解释幸福感 15.6% 的变异量，模型 2 在模型 1 的基础上增加了睡眠质量，累计能解释幸福感 23.9% 的变异量。整体来看，睡眠质量能显著正向影响幸福感（$B = 0.291$，$p < 0.001$），即睡眠质量越好，民众的幸福感越强。

表 5  幸福感对睡眠质量的回归分析

| 变量 | | 模型 1 | | 模型 2 | |
|---|---|---|---|---|---|
| | | $B$ | $p$ | $B$ | $p$ |
| 年龄 | | 0.003 | 0.015 | 0.002 | 0.062 |
| 性别（男 = 0） | 女 | 0.019 | 0.239 | 0.024 | 0.128 |
| 受教育程度<br>（未上学 = 0） | 私塾 | 0.373 | 0.168 | 0.466 | 0.070 |
| | 小学 | 0.609 | 0.013 | 0.713 | 0.002 |
| | 初中 | 0.505 | 0.016 | 0.471 | 0.018 |
| | 高中 | 0.589 | 0.004 | 0.570 | 0.004 |
| | 中专/职高/技校 | 0.591 | 0.004 | 0.577 | 0.003 |

续表

| 变量 | | 模型 1 | | 模型 2 | |
|---|---|---|---|---|---|
| | | *B* | *p* | *B* | *p* |
| 受教育程度<br>（未上学 =0） | 大学专科 | 0.601 | 0.003 | 0.567 | 0.004 |
| | 大学本科 | 0.700 | 0.001 | 0.656 | 0.001 |
| | 研究生 | 0.611 | 0.003 | 0.571 | 0.004 |
| 婚姻状况<br>（未婚 =0） | 初婚有配偶 | 0.111 | 0.000 | 0.128 | 0.000 |
| | 再婚有配偶 | - 0.003 | 0.960 | 0.061 | 0.353 |
| | 离婚 | - 0.014 | 0.858 | 0.042 | 0.558 |
| | 丧偶 | - 0.251 | 0.081 | - 0.103 | 0.452 |
| | 同居 | 0.129 | 0.041 | 0.138 | 0.022 |
| | 其他 | 0.000 | 0.998 | 0.038 | 0.699 |
| 赡养老人情况<br>（无老人需要赡养 =0） | 有一个老人需要赡养 | - 0.049 | 0.098 | - 0.017 | 0.541 |
| | 有两个老人需要赡养 | - 0.025 | 0.238 | - 0.012 | 0.556 |
| | 有三个老人需要赡养 | - 0.074 | 0.035 | - 0.057 | 0.085 |
| | 有四个老人需要赡养 | - 0.052 | 0.073 | - 0.036 | 0.185 |
| | 有五个及以上的老人<br>需要赡养 | 0.091 | 0.273 | 0.066 | 0.400 |
| 户口<br>（本地非农户口 =0） | 本地农业户口 | 0.012 | 0.576 | 0.003 | 0.869 |
| | 外地非农户口 | - 0.012 | 0.689 | - 0.011 | 0.693 |
| | 外地农业户口 | 0.002 | 0.955 | - 0.011 | 0.669 |
| | 其他 | 0.042 | 0.569 | 0.057 | 0.411 |
| 居住地<br>（城市 =0） | 乡镇 | - 0.020 | 0.405 | - 0.003 | 0.878 |
| | 农村 | 0.061 | 0.043 | 0.056 | 0.050 |
| 个人月收入 | | 0.013 | 0.020 | 0.020 | 0.000 |
| 家庭月收入 | | 0.015 | 0.000 | 0.010 | 0.019 |
| 就业及工作情况<br>（全日制学生 =0） | 一直无工作 | - 0.441 | 0.000 | - 0.336 | 0.000 |
| | 在职工作 | - 0.145 | 0.000 | - 0.137 | 0.000 |
| | 离退在家 | - 0.257 | 0.000 | - 0.177 | 0.005 |
| | 离退后重新应聘 | - 0.277 | 0.004 | - 0.142 | 0.117 |
| | 辞职、内退或下岗 | - 0.405 | 0.000 | - 0.304 | 0.000 |
| | 非固定工作 | - 0.343 | 0.000 | - 0.306 | 0.000 |
| | 失业 | - 0.512 | 0.000 | - 0.465 | 0.000 |

续表

| 变量 | | 模型 1 | | 模型 2 | |
|---|---|---|---|---|---|
| | | $B$ | $p$ | $B$ | $p$ |
| 就业及工作情况<br>（全日制学生 = 0） | 务农 | -0.017 | 0.877 | -0.100 | 0.336 |
| | 边务农边打工 | -0.074 | 0.490 | -0.046 | 0.650 |
| | 其他工作情况 | -0.135 | 0.073 | -0.148 | 0.038 |
| 房产情况<br>（没有 = 0） | 有 1 套 | 0.138 | 0.000 | 0.123 | 0.000 |
| | 有 2 套及以上 | 0.128 | 0.000 | 0.101 | 0.004 |
| 主观社会阶层 | | 0.190 | 0.000 | 0.176 | 0.000 |
| 睡眠质量 | | | | 0.291 | 0.000 |
| $R^2$ | | 0.156 | | 0.239 | |
| 调整后 $R^2$ | | 0.150 | | 0.233 | |
| $F$ | | 26.340*** | | 43.623*** | |

## 2. 睡眠质量与情绪

如表 6 所示，两步回归模型均能在一定程度上解释情绪水平的变化。模型 1 累计能解释情绪水平 8.0% 的变异量，模型 2 在模型 1 的基础上增加了睡眠质量，累计能解释情绪水平 15.8% 的变异量。整体来看，睡眠质量能显著正向影响情绪水平（$B = 0.299$，$p < 0.001$），即睡眠质量越好，民众的积极情绪水平越高。

表 6 情绪对睡眠质量的回归分析

| 变量 | | 模型 1 | | 模型 2 | |
|---|---|---|---|---|---|
| | | $B$ | $p$ | $B$ | $p$ |
| 年龄 | | 0.005 | 0.000 | 0.004 | 0.001 |
| 性别（男 = 0） | 女 | 0.022 | 0.228 | 0.027 | 0.128 |
| 受教育程度<br>（未上学 = 0） | 私塾 | 0.220 | 0.464 | 0.315 | 0.272 |
| | 小学 | 0.425 | 0.118 | 0.532 | 0.041 |
| | 初中 | 0.269 | 0.246 | 0.234 | 0.293 |
| | 高中 | 0.404 | 0.077 | 0.384 | 0.079 |
| | 中专/职高/技校 | 0.384 | 0.092 | 0.369 | 0.090 |
| | 大学专科 | 0.403 | 0.075 | 0.368 | 0.090 |
| | 大学本科 | 0.510 | 0.024 | 0.466 | 0.032 |
| | 研究生 | 0.429 | 0.060 | 0.388 | 0.076 |

续表

| 变量 | | 模型 1 | | 模型 2 | |
|---|---|---|---|---|---|
| | | *B* | *p* | *B* | *p* |
| 婚姻状况<br>（未婚 = 0） | 初婚有配偶 | 0.077 | 0.006 | 0.095 | 0.000 |
| | 再婚有配偶 | − 0.006 | 0.933 | 0.060 | 0.413 |
| | 离婚 | 0.046 | 0.579 | 0.104 | 0.195 |
| | 丧偶 | − 0.281 | 0.078 | − 0.129 | 0.398 |
| | 同居 | 0.060 | 0.393 | 0.069 | 0.302 |
| | 其他 | − 0.058 | 0.615 | − 0.019 | 0.864 |
| 赡养老人情况<br>（无老人需要赡养 = 0） | 有一个老人需要赡养 | − 0.053 | 0.106 | − 0.020 | 0.519 |
| | 有两个老人需要赡养 | − 0.056 | 0.017 | − 0.043 | 0.059 |
| | 有三个老人需要赡养 | − 0.084 | 0.030 | − 0.067 | 0.071 |
| | 有四个老人需要赡养 | − 0.076 | 0.016 | − 0.061 | 0.047 |
| | 有五个及以上的老人<br>需要赡养 | 0.079 | 0.392 | 0.053 | 0.545 |
| 户口<br>（本地非农户口 = 0） | 本地农业户口 | 0.009 | 0.711 | 0 | 0.997 |
| | 外地非农户口 | 0.009 | 0.794 | 0.009 | 0.766 |
| | 外地农业户口 | 0.033 | 0.269 | 0.020 | 0.480 |
| | 其他 | 0.016 | 0.844 | 0.032 | 0.680 |
| 居住地<br>（城市 = 0） | 乡镇 | − 0.029 | 0.270 | − 0.012 | 0.629 |
| | 农村 | 0.059 | 0.076 | 0.054 | 0.090 |
| 个人月收入 | | 0.005 | 0.427 | 0.012 | 0.050 |
| 家庭月收入 | | 0.018 | 0.000 | 0.012 | 0.010 |
| 就业及工作情况<br>（全日制学生 = 0） | 一直无工作 | − 0.375 | 0.000 | − 0.267 | 0.000 |
| | 在职工作 | − 0.070 | 0.023 | − 0.062 | 0.036 |
| | 离退在家 | − 0.198 | 0.007 | − 0.115 | 0.099 |
| | 离退后重新应聘 | − 0.111 | 0.292 | 0.028 | 0.781 |
| | 辞职、内退或下岗 | − 0.248 | 0.012 | − 0.144 | 0.128 |
| | 非固定工作 | − 0.229 | 0.000 | − 0.191 | 0.000 |
| | 失业 | − 0.370 | 0.000 | − 0.321 | 0.000 |
| | 务农 | − 0.036 | 0.769 | − 0.121 | 0.296 |
| | 边务农边打工 | − 0.156 | 0.187 | − 0.127 | 0.259 |
| | 其他工作情况 | − 0.057 | 0.491 | − 0.071 | 0.369 |

**续表**

| 变量 | | 模型 1 | | 模型 2 | |
|---|---|---|---|---|---|
| | | *B* | *p* | *B* | *p* |
| 房产情况 （没有 =0） | 有 1 套 | 0.091 | 0.000 | 0.075 | 0.002 |
| | 有 2 套及以上 | 0.059 | 0.145 | 0.032 | 0.415 |
| 主观社会阶层 | | 0.126 | 0.000 | 0.112 | 0.000 |
| 睡眠质量 | | | | 0.299 | 0.000 |
| $R^2$ | | 0.080 | | 0.158 | |
| 调整后 $R^2$ | | 0.073 | | 0.152 | |
| *F* | | 12. 346 *** | | 26. 049 *** | |

### 3. 睡眠质量与生活满意度

如表 7 所示，两步回归模型均能在一定程度上解释生活满意度的变化。模型 1 累计能解释生活满意度 16.0% 的变异量，模型 2 在模型 1 的基础上增加了睡眠质量，累计能解释生活满意度 20.9% 的变异量，对情绪的解释力度（15.8%）更大。整体来看，睡眠质量能显著正向影响生活满意度（$B = 0.282$，$p < 0.001$），即睡眠质量越好，民众的生活满意度越高。

**表 7　生活满意度对睡眠质量的回归分析**

| 变量 | | 模型 1 | | 模型 2 | |
|---|---|---|---|---|---|
| | | *B* | *p* | *B* | *p* |
| 年龄 | | 0.001 | 0.537 | 0.000 | 0.915 |
| 性别（男 =0） | 女 | 0.017 | 0.416 | 0.021 | 0.292 |
| 受教育程度 （未上学 =0） | 私塾 | 0.527 | 0.121 | 0.617 | 0.062 |
| | 小学 | 0.792 | 0.010 | 0.893 | 0.003 |
| | 初中 | 0.742 | 0.005 | 0.708 | 0.006 |
| | 高中 | 0.774 | 0.003 | 0.755 | 0.003 |
| | 中专/职高/技校 | 0.799 | 0.002 | 0.785 | 0.002 |
| | 大学专科 | 0.800 | 0.002 | 0.767 | 0.002 |
| | 大学本科 | 0.889 | 0.001 | 0.847 | 0.001 |
| | 研究生 | 0.793 | 0.002 | 0.754 | 0.003 |

续表

| 变量 | | 模型 1 | | 模型 2 | |
|---|---|---|---|---|---|
| | | *B* | *p* | *B* | *p* |
| 婚姻状况<br>（未婚＝0） | 初婚有配偶 | 0.145 | 0.000 | 0.162 | 0.000 |
| | 再婚有配偶 | − 0.001 | 0.995 | 0.062 | 0.461 |
| | 离婚 | − 0.074 | 0.439 | − 0.019 | 0.833 |
| | 丧偶 | − 0.221 | 0.222 | − 0.077 | 0.661 |
| | 同居 | 0.199 | 0.012 | 0.208 | 0.007 |
| | 其他 | 0.058 | 0.655 | 0.095 | 0.452 |
| 赡养老人情况<br>（无老人需要赡养＝0） | 有一个老人需要赡养 | − 0.045 | 0.225 | − 0.014 | 0.694 |
| | 有两个老人需要赡养 | 0.006 | 0.823 | 0.019 | 0.469 |
| | 有三个老人需要赡养 | − 0.064 | 0.146 | − 0.048 | 0.262 |
| | 有四个老人需要赡养 | − 0.027 | 0.459 | − 0.012 | 0.735 |
| | 有五个及以上的老人<br>需要赡养 | 0.104 | 0.320 | 0.080 | 0.431 |
| 户口<br>（本地非农户口＝0） | 本地农业户口 | 0.016 | 0.573 | 0.007 | 0.795 |
| | 外地非农户口 | − 0.032 | 0.385 | − 0.032 | 0.382 |
| | 外地农业户口 | − 0.030 | 0.376 | − 0.042 | 0.200 |
| | 其他 | 0.067 | 0.463 | 0.082 | 0.355 |
| 居住地<br>（城市＝0） | 乡镇 | − 0.011 | 0.722 | 0.005 | 0.856 |
| | 农村 | 0.063 | 0.096 | 0.058 | 0.113 |
| 个人月收入 | | 0.021 | 0.003 | 0.028 | 0.000 |
| 家庭月收入 | | 0.013 | 0.017 | 0.007 | 0.160 |
| 就业及工作情况<br>（全日制学生＝0） | 一直无工作 | − 0.506 | 0.000 | − 0.404 | 0.000 |
| | 在职工作 | − 0.220 | 0.000 | − 0.212 | 0.000 |
| | 离退在家 | − 0.317 | 0.000 | − 0.238 | 0.003 |
| | 离退后重新应聘 | − 0.443 | 0.000 | − 0.312 | 0.007 |
| | 辞职、内退或下岗 | − 0.563 | 0.000 | − 0.464 | 0.000 |
| | 非固定工作 | − 0.458 | 0.000 | − 0.421 | 0.000 |
| | 失业 | − 0.655 | 0.000 | − 0.608 | 0.000 |
| | 务农 | 0.002 | 0.989 | − 0.079 | 0.554 |
| | 边务农边打工 | 0.009 | 0.949 | 0.035 | 0.785 |
| | 其他工作情况 | − 0.212 | 0.025 | − 0.225 | 0.014 |

续表

| 变量 | | 模型 1 | | 模型 2 | |
|---|---|---|---|---|---|
| | | *B* | *p* | *B* | *p* |
| 房产情况（没有 = 0） | 有 1 套 | 0.184 | 0.000 | 0.170 | 0.000 |
| | 有 2 套及以上 | 0.196 | 0.000 | 0.170 | 0.000 |
| 主观社会阶层 | | 0.253 | 0.000 | 0.239 | 0.000 |
| 睡眠质量 | | | | 0.282 | 0.000 |
| $R^2$ | | 0.160 | | 0.209 | |
| 调整后 $R^2$ | | 0.154 | | 0.203 | |
| *F* | | 27.068 *** | | 36.746 *** | |

# 四　讨论

## （一）民众睡眠质量和幸福感的整体情况较好

整体来讲，首先，本研究中被调查者的睡眠质量平均值很高，表明当下民众的睡眠质量较好。其次，被调查者的幸福感及生活满意感和情绪两个维度的平均值都略高于中值，这表明当下民众的幸福感处于一般偏上水平。民众睡眠质量较好和幸福感较强的现象与经济社会的良好发展密切相关，随着社会进步，民众更加关注自身健康和生活质量，追求更优质的生活品质。

## （二）睡眠质量存在显著的人口学差异

本研究中，年龄越小、受教育程度越高、家庭月收入水平越高、拥有房产数量越多及主观社会阶层越高的被调查者的睡眠质量越好。第一，随着年龄的增长，主控睡眠的激素分泌会逐渐减少，从而调节睡眠的能力减弱，入睡的时间延长，深睡的时间减少，导致睡眠问题。第二，受教育程度高的民众更可能从事与脑力相关的活动，在日常生活中，或许更需要睡眠来恢复脑力和精力。第三，持续、稳定、丰富的收入来源有助于维持和谐的家庭关系，提高家庭成员的生活品质。第四，在满足了居住刚需之后，拥有更多房产意味着拥有更多财富，经济条件较好在一定情况下可以减少焦虑、沮丧等消极情绪的产生，使人达到心理平衡，有利于消除睡眠障碍。第五，高社会阶层的民众既有更高的修养，又有更强大的心理素质，他们遵循健康的生活方式，有着规律的起居作息，因而更加重视提高睡眠质量。最后，未婚民众和同居民众的睡眠质量较高，而离婚和丧偶民众的睡眠质量较低。婚姻可能不会提高睡眠质量，但不幸的婚姻却不利于高质量睡眠。除此之外，务农、在职工作和全日制学生的睡眠质量显著高于其他就业及工作情况的民众。

### （三）幸福感存在显著的人口学差异

本研究中，年龄越小、受教育程度越高、个人和家庭月收入水平越高、拥有房产数量越多及主观社会阶层越高的被调查者的幸福感越强。第一，更高的受教育程度可以提升个人素质和技能水平，给个体提供更多选择，所以受教育程度更高的民众对生活的满意度比未受教育者高，幸福感比未受教育者强。第二，无论是个人月收入还是家庭月收入均会显著影响民众的幸福感。这与以往的研究结论相似，收入水平的提高有助于提升民众的生活满意度和幸福感。政府应该由此着手，不断增加就业机会，提高福利待遇，继续完善社会保障体系，持续提高民众的收入水平。第三，有房产的民众的幸福感强于无房产的民众，这与现实情况一致。我国自古就有重视"家"的传统，有房的民众在心理上会比无房民众更有安全感和归属感，所以无论是生活满意度水平、积极情绪水平还是幸福感水平都会更高。第四，更高的主观社会阶层意味着更强的幸福感，这与现实情况一致。社会阶层高的民众会掌握更多资源，获得更多物质回报，生活满意度更高，美好生活体验也更好。第五，初婚有配偶的民众和同居民众的幸福感显著强于再婚有配偶、离婚、丧偶和其他婚姻状况的民众。婚姻的不幸会降低民众的幸福体验，好的伴侣会给民众的生活带来更多积极影响。除此之外，一直无工作，辞职、内退或下岗以及失业的民众的幸福感显著弱于在职工作、务农和边务农边打工的民众及全日制学生。工作可以给民众带来持续稳定的收入，而失业或无工作会给民众带来精神压力和心理压力，可能减弱民众的幸福感。

### （四）睡眠质量能显著正向预测幸福感

幸福感是美好生活的一项重要指标，而民众的睡眠质量与幸福感息息相关。本研究中，睡眠质量可以显著正向预测积极情绪水平、生活满意度及幸福感，这说明改善睡眠质量有助于改善民众的美好生活状况。世界卫生组织的调查显示，27%的人有睡眠问题，睡眠障碍已经成为威胁世界公众健康的突出问题。对个体来说，睡眠障碍属于一类疾病。长期的睡眠质量不佳会令人烦躁、不安、沮丧、压抑，直接影响人们的精神状态、健康质量，严重者还会诱发其他身体疾病。"欲文明其精神，先野蛮其体魄"，若想野蛮其体魄，也需文明其精神。这里的"精神"指的正是良好睡眠之后，获得的良好的精神状态。提升民众睡眠质量应成为一项"民生工程"，应将其与改善衣、食、住、行状况同等看待，通过"睡好觉"来增强民众幸福感。

## 参考文献

崔玉玲、倪守建、刘鹏飞等，2014，《医学生睡眠质量与心理健康及总体幸福感的关系》，《中国健康心理学杂志》第 6 期。

匡玲，2012，《护理在校生及实习生睡眠质量、生活质量和主观幸福感调查分析》，《实用医院临床杂志》第 9 期。

刘贤臣、唐茂芹、胡蕾等，1996，《匹兹堡睡眠质量指数的信度和效度研究》，《中华精神科杂志》第 2 期。

王俊秀、刘晓柳，2019，《现状、变化和相互关系：安全感、获得感与幸福感及其提升路径》，《江苏社会科学》第 1 期。

Howell, A. J., Digdon, N. L., Buro, K., & Sheptycki, A. R. 2008. Relations among mindfulness, well-being, and sleep. *Personality and Individual Differences*, 45 (8), 773 – 777.

Weinberg, M. K., Noble, J. M., & Hammond, T. G. 2016. Sleep well feel well: An investigation into the protective value of sleep quality on subjective well-being. *Australian journal of psychology*, 68 (2), 91 – 97.

Diener, E. D., Emmons, R. A., Larsen, R. J., & Griffin, S. 1985. The satisfaction with life scale. *Journal of Personality Assessment*, 49 (1), 71 – 75.

# 睡眠时长和睡眠质量对生存质量的影响

**摘　要**：生存质量是影响美好生活的重要方面，也是衡量社会发展的重要指标。本研究对睡眠与生存质量的关系进行了分析。研究表明，睡眠时长和睡眠质量自评均能够影响生理、心理、社会关系和环境四个领域的生存质量。充足的睡眠时间、良好的睡眠质量能够显著提升居民的生存质量；同时，睡眠对生存质量的影响存在显著的群体差异，睡眠的影响在年龄、城乡、受教育程度、收入状况、社会地位以及工作状况等领域产生了分化。

**关键词**：睡眠质量　生存质量　睡眠时长

## 一　引言

随着社会的不断发展和人们物质生活水平的不断提升，尤其是医疗科技的快速发展，人们对绝大部分疾病的有效干预水平大大提升，这使得人类预期寿命不断延长。随着寿命的延长，人们注意到疾病带来的社会性影响。在这种背景下，人们对健康的看法和关注程度发生了巨大的转变，人们愿意将更多的精力花费在关注健康问题上。对于健康的关注最主要的目的是提高人们的生存质量，尤其是提升个体晚年的生存质量，而不单纯是生命长度的延伸。生存质量这一概念最早出现在美国经济学家加尔布雷思的《富裕社会》（1958）一书中。世界卫生组织生存质量（WHOQOL）研究小组将生存质量定义为个体对自我社会地位的感知。这种感知建立在多领域的基础之上，不仅需要了解个体的目标、期望、对待事物的标准及生活侧重点，还不能脱离个体所生活的文化背景和社会价值体系。这个定义阐明了一种观点，即生存质量是指人们对文化、社会和生存环境的一种主观评价（WHOQOL Group，

1998）。在《世界卫生组织生存质量测定量表（WHOQOL)》中，生存质量被分为生理健康、心理健康、社会关系和环境四个领域。

生理健康作为衡量生存质量的重要指标一直被人们广泛关注。但是，鲜少有人会将睡眠质量与身体健康相联系。殊不知，睡眠质量对身体健康有着至关重要的影响，并在很大程度上决定着个体的生存质量。睡眠质量较差或者有睡眠障碍的群体普遍免疫力差于睡眠正常的个体，不仅如此，他们还更容易患肥胖症。因为当身体缺乏睡眠时瘦素激素的分泌会减少，饥饿激素的产生会导致人们更容易感到饥饿，吃更多的食物，最后导致肥胖相关的问题出现。另外，此类人群患心脏病、糖尿病等疾病的概率也远高于睡眠正常的群体（Vaidya et al.，2020）。有研究显示，在35～55岁的人群中，睡眠时间少于6小时的个体相比于睡眠时间7小时的个体患高血压的风险升高56%；如果睡眠时间少于5小时，则患高血压的可能性会增加94%。不仅是身体健康，睡眠和我们的心理健康也有密切的联系。在报告健康状况良好的被调查者中，睡眠正常的人占比较高。再有，与健康状况良好的短睡眠者和长睡眠者相比，正常睡眠者的抑郁严重指数的得分也明显较低，睡眠不足会降低生活质量（Chattu et al.，2019）。另外，长期的睡眠不足或者睡眠障碍，极容易让人产生暴躁、易怒等负面情绪。这会对我们的日常的人际交往带来不好的影响，人际交往体验感变差也会降低我们的幸福感及生存质量。不仅是身心健康，人际交往会因为影响睡眠质量而影响人们的生存质量，生活的居住环境满意度也是影响生存质量的重要因素，其也和睡眠质量密切相关。Chang等（2020）发现，人们对生存环境的满意程度对生存质量有着非常重要的影响。良好的生存环境会让人更加容易进入较为放松的状态，有助于缓解疲劳感。而不理想的生存环境意味着生活需要伴随着噪声或者没有足够的安全感，这使人时刻处于神经紧绷状态；身心无法放松、得不到良好的睡眠休息会严重降低个体的生存质量。本研究采用《世界卫生组织生存质量测定量表（WHOQOL)》分析了睡眠质量对生存质量的影响。

## 二　研究方法

### （一）数据来源

本研究睡眠指数所用数据来源于中国社会科学院社会学研究所于2021年11月开展的中国居民睡眠状况线上调查，有效样本为6037个，各变量情况可参见本书"2021 年中国睡眠指数报告"。根据"七普"数据，对省份和性别进行加权，并使用加权后的样本进行分析。

### （二）研究变量和测量方法

#### 1. 研究变量

本研究主旨是分析睡眠对生存质量的影响，然而由于生存质量指标过多，为了能够更简易清晰地表达两者之间的关系，本研究对生存质量的指标进行了加总并取均值，概括为生理领域、心理领域、社会关系领域以及环境领域四个领域；此外，还计算得到了符合世界卫生组织标准的总体生存质量均值，具体变量描述情况见表 1。四个领域的均值仅略有差异，其中均值最高的是心理领域，为 3.48；最低的是环境领域，为 3.43。按照世界卫生组织的标准综合测算，总体生存质量均值为 3.44。

在自变量方面，本研究选取了晚上睡眠时长以及近一个月以来睡眠质量自评两个指标来测量民众的睡眠状况。其中被调查者晚上平均睡眠时长为 7.05 小时。睡眠质量自评的问题为"过去一个月，您的总睡眠质量"，被调查者从非常好（=4）、尚好（=3）、不好（=2）和非常差（=1）四个选项中进行选择。被调查者睡眠质量自评的均值为 2.85，其中认为自己睡眠质量非常好、尚好、不好以及非常差的被调查者的比例分别为 11.83%、64.54%、20.62% 和 3.01%。从整体上看，被调查者睡眠质量自评较好。本研究的控制变量包括年龄、性别、婚姻状况、民族、居住地性质、宗教信仰、个人月收入、受教育程度、社会地位自评以及工作状况，样本详细特征可参见本书"2021 年中国睡眠指数报告"。

表 1　睡眠和生存质量描述情况

| | 变量 | 均值 | 最小值 | 最大值 |
|---|---|---|---|---|
| 睡眠 | 睡眠时长 | 7.05 | 0 | 21 |
| | 睡眠质量自评 | 2.85 | 1 | 4 |
| 生存质量 | 生存质量 - 生理领域 | 3.46 | 1 | 5 |
| | 生存质量 - 心理领域 | 3.48 | 1 | 5 |
| | 生存质量 - 社会关系领域 | 3.45 | 1 | 5 |
| | 生存质量 - 环境领域 | 3.43 | 1 | 5 |
| | 总体生存质量 | 3.44 | 1.12 | 5 |

## 2. 测量方法

为了分析睡眠对生存质量的影响，本研究在对生存质量进行测量时使用了《世界卫生组织生存质量测定量表（WHOQOL）》。因为评估过程简单、方便、准确且易于管理，在有关大型流行病学调查研究和临床试验中，《世界卫生组织生存质量测定量表（WHOQOL）》经常被研究人员使用。本研究选择使用的是《世界卫生组织生存质量测定量表简表（WHOQOL-BREF）》，《世界卫生组织生存质量测定量表简表（WHOQOL-BREF）》是《世界卫生组织生存质量测定量表（WHOQOL）》的简化版本，它包括 4 个领域 24 个方面。这 4 个领域分别是：生理健康、心理健康、社会关系和环境。学者Skevington 等（2004）基于对 23 个国家调查数据的分析发现，《世界卫生组织生存质量测定量表简表（WHOQOL-BREF）》不仅具备优异的信度心理测量学特性，同时在效度初步测试中表现良好。《世界卫生组织生存质量测定量表简表（WHOQOL-BREF）》是一个可靠的，且可以被作为针对评估不同文化背景下的被试者生存质量的有效量表，具有国际可比性，即不同文化背景下测定的生存质量得分具有可比性。每个领域均为 1～5 分计分，得分越高表明回答者在此项问题上的情况就越好。《世界卫生组织生存质量测定量表简表（WHOQOL-BREF）》各题目分析情况见表 2。

首先来看生理领域的生存质量。其中疼痛对于生存质量的影响最大，其次是睡眠满意度。而其余方面的均值均在 3.50 及以上，这表明在生理领域，被调查者的生存质量是比较高的。从心理领域上看，只有消极感受的均值较低，但也有 3.29，即心理领域的生存质量也是比较乐观的。社会关系领域的三道题的均值也均在一般水平之上。在环境领域，仅钱是否够用一项略低于一般水平。从整个调查结果来看，整体上被调查者各个领域的生存质量均较好。

**表 2　《世界卫生组织生存质量测定量表简表（WHOQOL-BREF）》各题目分析**

| 领域 | 题目 | 均值 |
|---|---|---|
| 生理领域 | 您觉得疼痛妨碍您去做自己需要做的事情吗？ | 2.79 |
| | 您需要依靠医疗的帮助进行日常生活吗？ | 3.89 |
| | 您有充沛的精力去应付日常生活吗？ | 3.53 |
| | 您行动的能力如何？ | 3.67 |
| | 您对自己的睡眠情况满意吗？ | 3.27 |
| | 您对自己做日常生活事情的能力满意吗？ | 3.50 |
| | 您对自己的工作能力满意吗？ | 3.56 |

续表

| 领域 | 题目 | 均值 |
|---|---|---|
| 心理领域 | 您觉得生活有乐趣吗？ | 3.51 |
| | 您觉得自己的生活有意义吗？ | 3.58 |
| | 您能集中注意力吗？ | 3.49 |
| | 您认为自己的外形过得去吗？ | 3.46 |
| | 您对自己满意吗？ | 3.54 |
| | 您有消极感受（如情绪低落、绝望、焦虑、忧郁）吗？ | 3.29 |
| 社会关系领域 | 您对自己的人际关系满意吗？ | 3.40 |
| | 您对自己的性生活满意吗？ | 3.33 |
| | 您对自己从朋友那里得到的支持满意吗？ | 3.63 |
| 环境领域 | 日常生活中您感觉安全吗？ | 3.72 |
| | 您的生活环境对健康好吗？ | 3.50 |
| | 您的钱够用吗？ | 2.95 |
| | 在日常生活中您需要的信息都齐备吗？ | 3.33 |
| | 您有机会进行休闲活动吗？ | 3.38 |
| | 您对自己居住地的条件满意吗？ | 3.50 |
| | 您对得到卫生保健服务的方便程度满意吗？ | 3.53 |
| | 您对自己的交通情况满意吗？ | 3.52 |

# 三　研究结果

## （一）睡眠与生存质量关系的描述性分析

首先，表 3 展示了各个领域的 24 道题与睡眠时长和睡眠质量自评之间的相关关系。相关分析发现，除了生理领域（您觉得疼痛妨碍您去做自己需要做的事情吗？）与睡眠时长之间存在负相关（没有统计显著性）关系以外，其余各个领域与睡眠时长和睡眠质量自评之间均呈现正向关系，即晚上睡眠时间越长、睡眠质量自评越高，则各领域的生存质量水平也越高，且所有题目之间的正向相关均在 $p < 0.001$ 的水平上具有统计显著性。总体生存质量与睡眠时长和睡眠质量自评之间也在 $p < 0.001$ 的水平上呈现显著的正相关关系。通过描述分析来看，睡眠和生存质量之间存在积极关系，充足的

睡眠时长、良好的睡眠状态有助于提升被调查者整体的生存质量。

**表 3 睡眠与生存质量相关性分析**

| 变量 | | 睡眠时长 | 睡眠质量自评 |
|---|---|---|---|
| 生理领域 | PHYS1 | -0.01 | 0.09 |
| | PHYS2 | 0.1 | 0.18 |
| | PHYS3 | 0.16 | 0.35 |
| | PHYS4 | 0.12 | 0.22 |
| | PHYS5 | 0.25 | 0.55 |
| | PHYS6 | 0.15 | 0.35 |
| | PHYS7 | 0.11 | 0.28 |
| 心理领域 | PSYCH1 | 0.14 | 0.27 |
| | PSYCH2 | 0.15 | 0.26 |
| | PSYCH3 | 0.15 | 0.31 |
| | PSYCH4 | 0.12 | 0.21 |
| | PSYCH5 | 0.14 | 0.32 |
| | PSYCH6 | 0.09 | 0.23 |
| 社会关系领域 | SOCIL1 | 0.09 | 0.26 |
| | SOCIL2 | 0.1 | 0.25 |
| | SOCIL3 | 0.12 | 0.23 |
| 环境领域 | ENVIR1 | 0.14 | 0.25 |
| | ENVIR2 | 0.16 | 0.29 |
| | ENVIR3 | 0.07 | 0.25 |
| | ENVIR4 | 0.11 | 0.24 |
| | ENVIR5 | 0.12 | 0.21 |
| | ENVIR6 | 0.08 | 0.25 |
| | ENVIR7 | 0.1 | 0.25 |
| | ENVIR8 | 0.08 | 0.21 |
| 生存质量 | 生理领域 | 0.21 | 0.46 |
| | 心理领域 | 0.18 | 0.37 |
| | 社会关系领域 | 0.13 | 0.31 |
| | 环境领域 | 0.15 | 0.34 |
| | 总体生存质量 | 0.21 | 0.44 |

注：以上相关均在 $p < 0.001$ 的水平上具有统计显著性。

### （二）睡眠与生存质量关系的回归分析

通过描述分析可以发现，睡眠与生存质量存在显著的正相关，睡眠状况越好，生存质量越高。但这种描述仅是一种相关性描述，并不能严格说明睡眠是否会影响生存质量。因此，本部分采用回归模型对两者的关系进行实证检验，以验证睡眠对生存质量产生的影响是否存在显著性。为了简化分析程序，本研究将生存质量的四个领域得分和生存质量得分作为因变量，并采用多元线性回归方法进行分析。

从表 4 来看，在控制了人口学以及个体社会经济变量后，睡眠对于生存质量仍然有显著的影响。睡眠时长每增加一个小时，生理领域的生存质量就会提升 0.044，而睡眠质量自评每增加一个单位，生理领域的生存质量就会上升 0.369；睡眠时长每增加一个小时，心理领域的生存质量就会提升 0.045，而睡眠质量自评每增加一个单位，心理领域的生存质量就会上升 0.324；睡眠时长每增加一个小时，社会关系领域的生存质量就会提升 0.030，而睡眠质量自评每增加一个单位，社会关系领域的生存质量就会上升 0.311；睡眠时长每增加一个小时，环境领域的生存质量就会提升 0.035，而睡眠质量自评每增加一个单位，环境领域的生存质量就会上升 0.282；最后看总体生存质量，其中睡眠时长每增加一个小时，总体生存质量就会上升 0.042，而睡眠质量自评每增加一个单位，总体生存质量就会上升 0.335。我们还对睡眠时长和睡眠质量自评的影响系数进行了标准化处理，发现睡眠质量自评的影响远大于睡眠时长。因此，从回归结果上看，睡眠会显著影响生存质量，尤其是睡眠质量自评，对于生存质量的影响就更大了。睡眠时长的影响虽然也具有显著性，但影响程度低了很多。从不同领域来看，睡眠对于心理领域和生理领域的影响最大，而对社会关系领域和环境领域的影响相对较小。

个体的人口学特征和社会经济特征也具有不同的影响。随着年龄的增长，生理领域和心理领域的生存质量明显上升，但是这在社会关系领域和环境领域却没有显著性。总体上看，随着年龄的增长，四个领域的生存质量是在提高的（$\beta = 0.003$，$p < 0.001$）。生存质量并没有表现出明显的性别不平等；拥有配偶的被调查者在各个领域的生存质量均高于没有配偶的被调查者；受教育程度越高，生存质量就越高，但这在社会关系领域没有显著性；收入较高的被调查者的生存质量明显高于收入一般和收入较低的被调查者，

社会地位也表现出相同的趋势；民族、居住地以及宗教信仰没有表现出明显的生存质量差异，但是居住在城镇里的被调查者在环境领域的生存质量显著高于农村被调查者（$\beta = 0.041$，$p < 0.05$）。有意思的是，全日制学生在各个领域的生存质量要比目前有工作和目前无工作的被调查者都高，且目前有工作的被调查者在各个领域的生存质量是最差的。

表 4  睡眠影响生存质量的回归分析

| 变量 | 生理领域 | 心理领域 | 社会关系领域 | 环境领域 | 总体生存质量 |
|---|---|---|---|---|---|
| 睡眠时长 | 0.044 *** (0.005) | 0.045 *** (0.006) | 0.030 *** (0.007) | 0.035 *** (0.006) | 0.042 *** (0.005) |
| 睡眠质量自评 | 0.369 *** (0.010) | 0.324 *** (0.012) | 0.311 *** (0.015) | 0.282 *** (0.012) | 0.335 *** (0.010) |
| 年龄 | 0.005 *** (0.001) | 0.005 *** (0.001) | −0.002 (0.001) | 0.002 (0.001) | 0.003 *** (0.001) |
| 男性 | 0.023 (0.013) | −0.010 (0.015) | −0.004 (0.019) | 0.008 (0.015) | 0.004 (0.013) |
| 有配偶 | 0.065 *** (0.017) | 0.149 *** (0.020) | 0.132 *** (0.025) | 0.063 ** (0.020) | 0.094 *** (0.017) |
| 大学专科 | 0.022 (0.023) | 0.060 * (0.026) | −0.029 (0.033) | 0.013 (0.026) | 0.021 (0.022) |
| 本科及以上 | 0.049 * (0.021) | 0.131 *** (0.024) | 0.009 (0.030) | 0.068 ** (0.024) | 0.070 *** (0.020) |
| 汉族 | −0.018 (0.028) | −0.053 (0.033) | −0.033 (0.040) | 0.003 (0.033) | −0.022 (0.027) |
| 城镇 | 0.026 (0.016) | 0.015 (0.018) | −0.006 (0.023) | 0.041 * (0.018) | 0.021 (0.015) |
| 有宗教信仰 | −0.013 (0.017) | −0.027 (0.020) | 0.030 (0.024) | −0.027 (0.020) | −0.010 (0.016) |
| 收入 – 3001~7000 元 | 0.027 (0.023) | 0.042 (0.026) | 0.030 (0.032) | 0.039 (0.026) | 0.034 (0.022) |
| 收入 – 7000 元以上 | 0.096 *** (0.025) | 0.131 *** (0.029) | 0.135 *** (0.036) | 0.146 *** (0.029) | 0.127 *** (0.024) |
| 社会地位 – 一般 | 0.142 *** (0.015) | 0.222 *** (0.017) | 0.284 *** (0.021) | 0.291 *** (0.017) | 0.234 *** (0.014) |

续表

| 变量 | 生理领域 | 心理领域 | 社会关系领域 | 环境领域 | 总体生存质量 |
|---|---|---|---|---|---|
| 社会地位 - 较高 | 0.212 *** | 0.278 *** | 0.435 *** | 0.436 *** | 0.339 *** |
| | (0.021) | (0.024) | (0.029) | (0.024) | (0.020) |
| 目前有工作 | -0.191 *** | -0.262 *** | -0.218 *** | -0.248 *** | -0.234 *** |
| | (0.035) | (0.040) | (0.050) | (0.040) | (0.033) |
| 目前无工作 | -0.072 ** | -0.113 *** | -0.084 * | -0.147 *** | -0.110 *** |
| | (0.024) | (0.028) | (0.035) | (0.028) | (0.023) |
| 省份 | 已控制 | 已控制 | 已控制 | 已控制 | 已控制 |
| 常数项 | 1.795 *** | 1.810 *** | 2.203 *** | 2.038 *** | 1.868 *** |
| | (0.067) | (0.078) | (0.096) | (0.078) | (0.065) |
| $R^2$ | 0.284 | 0.248 | 0.176 | 0.234 | 0.316 |

$^*p < 0.05$，$^{**}p < 0.01$，$^{***}p < 0.001$；括号内为标准误差；下同。

### （三）睡眠影响生存质量的群体性差异

本研究已经分析了睡眠对于生存质量的影响是显著的，睡眠状况好的确有助于提升整体的生存质量，但是这种影响是否存在群体性差异呢？例如，睡眠对于生存质量的影响是否存在性别差异，是否存在城乡区别。在探究了睡眠的整体影响后，本研究继续对影响的群体性差异展开讨论，主要分析睡眠对生存质量的影响是否在性别、年龄、受教育程度、城乡居住地、收入状况以及社会地位等方面存在差异。

表5和表6分别对睡眠时长和睡眠质量自评影响生存质量的群体性差异进行了实证分析。首先来看睡眠时长，从性别模型来看，睡眠时长对生存质量的影响并没有表现出明显的性别不平等，男女在各领域的系数几乎是趋同的。从年龄模型来看，睡眠时长对于生存质量的影响存在显著的年龄差异。在生存质量的生理领域，30~39岁的被调查者的生存质量受到睡眠时长的影响最为强烈，其次是40~49岁的被调查者，而对于50岁及以上的被调查者来说，睡眠时长对于生存质量则没有显著影响。在心理领域也具有相同的趋势。只有30~39岁的被调查者的睡眠时长才会显著影响其生存质量，在其他年龄段均没有显著影响。环境领域的影响则主要存在于40岁以下的被调查者中。从总体生存质量来看，睡眠时长只影响到了50岁以下的被调查者的生存质量。因此整体上看，睡眠时长更能够影响年轻群体的生存质量，尤

其是30～39岁的青壮年群体，对于年龄较大的中年人和老年人群体则没有产生实质性影响。从受教育程度上看，睡眠时长对于接受过高等教育的被调查者的生存质量具有更明显的影响。无论是在四个领域还是在生存质量方面，睡眠时长对于本科及以上受教育程度被调查者的生存质量的影响更明显，而对于高中及以下受教育程度被调查者的影响就相对较小，而且睡眠时长对于高中及以下受教育程度被调查者的影响在社会关系领域和环境领域不具有显著性。在城乡属性上，睡眠时长对于城镇居民的生存质量影响更大，这在生理领域和心理领域体现得尤为明显。从收入来看，睡眠时长对于月收入在3000元以上的被调查者的生存质量影响更大，对于月收入在3000元及以下的被调查者的影响则要小一些，在社会关系领域，其甚至没有显著影响。从社会地位自评来看，睡眠时长对于社会地位自评较高、一般或者较低的被调查者的差异并没有表现出明显的规律性，整体上看，睡眠时长对社会地位自评为一般的群体的影响更大一些。从目前的工作状况来看，睡眠时长并没有影响到目前不工作的被调查者。但是睡眠时长的确能够显著影响学生和目前工作的被调查者的生活质量，且对于已工作的被调查者的影响最为强烈。

表6对睡眠质量自评与生存质量的群体性差异进行了实证分析。首先来看性别模型，除了在生理领域睡眠质量对于女性的影响更大之外，在其他领域，睡眠质量更能够影响男性的生存质量，不过各个领域的性别差异并不大。与睡眠时长一样，在四个生存质量领域和总体生存质量上，睡眠质量对于生存质量的影响也出现了明显的梯度趋势。整体而言，年龄越大，睡眠质量对生存质量的影响就越小，30岁以下年轻人的生存质量受到的睡眠质量的影响是最大的。这种影响随着年龄的增长逐渐变小，到了60岁及以上的老年群体中，睡眠质量对于生存质量已经没有了显著影响。从受教育程度上看，受教育程度为大学专科的被调查者，其生存质量受到睡眠质量的影响就更大一些，但与受教育程度在高中及以下和本科及以上的被调查者的差异并不大，且后两者之间也没有明显的系数差异。城乡模型出现了与睡眠时长相反的趋势，即乡镇/农村居民的生存质量受到睡眠质量的影响更大，不过这种差异并不明显，只在社会关系领域和环境领域存在较大城乡差异。从收入视角来看，睡眠质量似乎对中间收入（3001～7000元）被调查者的生存质量影响略大一些，但实际上收入靠下、中等和靠上的被调查者之间的系数差异并不明显。从社会地位自评上看，睡眠质量对于社

会地位自评较低的被调查者的生存质量影响更大，而社会地位自评一般和较高的被调查者之间的差异不明显。最后来看工作情况，与睡眠时长相同，睡眠质量对于目前不工作的被调查者的生存质量的影响依然是最小的，但是睡眠质量对于全职学生的生存质量的影响是最大的，其次才是已经工作的被调查者。

表 5　睡眠时长影响生存质量的群体性差异

| 分群体模型 | | 生理领域 | 心理领域 | 社会关系领域 | 环境领域 | 总体生存质量 | 样本量 |
|---|---|---|---|---|---|---|---|
| 性别模型 | 女性 | 0.044 *** | 0.045 *** | 0.032 ** | 0.030 ** | 0.042 *** | 2691 |
| | 男性 | 0.043 *** | 0.046 *** | 0.031 ** | 0.040 *** | 0.042 *** | 3320 |
| 年龄模型 | 18~29 岁 | 0.037 *** | 0.042 *** | 0.016 | 0.031 *** | 0.036 *** | 2952 |
| | 30~39 岁 | 0.060 *** | 0.061 *** | 0.063 *** | 0.056 *** | 0.060 *** | 1891 |
| | 40~49 岁 | 0.045 * | 0.054 * | 0.037 | 0.036 | 0.048 ** | 522 |
| | 50~59 岁 | 0.005 | 0.014 | 0.057 | -0.004 | 0.017 | 168 |
| | 60 岁及以上 | 0.022 | 0.033 | 0.026 | 0.003 | 0.022 | 65 |
| 教育模型 | 高中及以下 | 0.029 * | 0.035 ** | 0.005 | 0.019 | 0.024 * | 865 |
| | 大学专科 | 0.032 ** | 0.024 * | 0.033 * | 0.036 ** | 0.032 ** | 1251 |
| | 本科及以上 | 0.055 *** | 0.058 *** | 0.041 *** | 0.043 *** | 0.054 *** | 3895 |
| 城乡模型 | 乡镇/农村 | 0.036 *** | 0.033 ** | 0.030 * | 0.035 ** | 0.036 *** | 1517 |
| | 城市 | 0.046 *** | 0.052 *** | 0.030 ** | 0.036 *** | 0.045 *** | 4494 |
| 收入模型 | 3000 元及以下 | 0.030 ** | 0.032 * | 0.024 | 0.032 * | 0.032 ** | 1288 |
| | 3001~7000 元 | 0.046 *** | 0.049 *** | 0.032 ** | 0.035 ** | 0.042 *** | 2211 |
| | 7000 元以上 | 0.049 *** | 0.047 *** | 0.029 * | 0.037 *** | 0.045 *** | 2512 |
| 地位模型 | 较低 | 0.041 *** | 0.038 *** | 0.032 ** | 0.031 ** | 0.037 *** | 2363 |
| | 一般 | 0.050 *** | 0.049 *** | 0.030 ** | 0.035 *** | 0.045 *** | 2770 |
| | 较高 | 0.038 ** | 0.053 *** | 0.029 | 0.047 ** | 0.044 *** | 878 |
| 工作模型 | 全职学生 | 0.038 ** | 0.029 * | 0.023 | 0.032 * | 0.033 ** | 1189 |
| | 目前不工作 | 0.014 | 0.021 | -0.017 | 0.007 | 0.01 | 350 |
| | 目前工作 | 0.051 *** | 0.053 *** | 0.039 *** | 0.041 *** | 0.049 *** | 4472 |

　　注：以上模型控制变量均为年龄、性别、婚姻状况、民族、城乡居住地、宗教信仰、受教育程度、收入状况、社会地位自评和省份。

表6　睡眠质量自评影响生存质量的群体性差异

| 分群体模型 | | 生理领域 | 心理领域 | 社会关系 | 环境领域 | 总体生存质量 | 样本量 |
|---|---|---|---|---|---|---|---|
| 性别模型 | 女性 | 0.380 *** | 0.321 *** | 0.273 *** | 0.275 *** | 0.328 *** | 2691 |
| | 男性 | 0.358 *** | 0.326 *** | 0.341 *** | 0.288 *** | 0.340 *** | 3320 |
| 年龄模型 | 18~29岁 | 0.373 *** | 0.342 *** | 0.352 *** | 0.311 *** | 0.354 *** | 2952 |
| | 30~39岁 | 0.360 *** | 0.285 *** | 0.228 *** | 0.237 *** | 0.298 *** | 1891 |
| | 40~49岁 | 0.355 *** | 0.280 *** | 0.365 *** | 0.238 *** | 0.316 *** | 522 |
| | 50~59岁 | 0.347 *** | 0.259 *** | 0.123 | 0.088 | 0.242 *** | 168 |
| | 60岁及以上 | 0.105 | 0.12 | 0.083 | -0.067 | 0.085 | 65 |
| 教育模型 | 高中及以下 | 0.357 *** | 0.289 *** | 0.332 *** | 0.285 *** | 0.327 *** | 865 |
| | 大学专科 | 0.379 *** | 0.379 *** | 0.337 *** | 0.299 *** | 0.361 *** | 1251 |
| | 本科及以上 | 0.367 *** | 0.313 *** | 0.293 *** | 0.271 *** | 0.326 *** | 3895 |
| 城乡模型 | 乡镇/农村 | 0.369 *** | 0.343 *** | 0.356 *** | 0.338 *** | 0.363 *** | 1517 |
| | 城市 | 0.368 *** | 0.315 *** | 0.294 *** | 0.260 *** | 0.323 *** | 4494 |
| 收入模型 | 3000元及以下 | 0.361 *** | 0.344 *** | 0.274 *** | 0.275 *** | 0.326 *** | 1288 |
| | 3001~7000元 | 0.383 *** | 0.336 *** | 0.341 *** | 0.304 *** | 0.355 *** | 2211 |
| | 7000元以上 | 0.358 *** | 0.300 *** | 0.301 *** | 0.261 *** | 0.320 *** | 2512 |
| 地位模型 | 较低 | 0.382 *** | 0.357 *** | 0.322 *** | 0.312 *** | 0.356 *** | 2363 |
| | 一般 | 0.381 *** | 0.296 *** | 0.295 *** | 0.234 *** | 0.316 *** | 2770 |
| | 较高 | 0.303 *** | 0.299 *** | 0.317 *** | 0.297 *** | 0.317 *** | 878 |
| 工作模型 | 全职学生 | 0.393 *** | 0.392 *** | 0.368 *** | 0.355 *** | 0.386 *** | 1189 |
| | 目前不工作 | 0.270 *** | 0.214 *** | 0.205 *** | 0.145 ** | 0.219 *** | 350 |
| | 目前工作 | 0.368 *** | 0.315 *** | 0.306 *** | 0.275 *** | 0.331 *** | 4472 |

注：以上模型控制变量均为年龄、性别、婚姻状况、民族、城乡居住地、宗教信仰、受教育程度、收入状况、社会地位自评和省份。

# 四　讨论

## （一）睡眠状况越好，生存质量越高

本研究在控制了人口学以及个体社会经济特征的干扰后，发现睡眠对生存质量仍然有显著的影响。睡眠时长每增加一个小时，生存质量的生理领域、心理领域、社会关系领域以及环境领域的得分均显著提升，同时总体生存质量得分也显著上升；睡眠质量自评每提升一个单位，生理领域、心理领域、社会关系领域以及环境领域的生存质量均有显著提升，总体生存质量也会提升。其次，睡眠质量自评比睡眠时长更能够影响居民的生存质量。因此要特别重视中国居民的睡眠质量，睡眠是保证生存质量的基础，相应地，睡眠质量也是保证人民群众美好生活的基础。

### （二）睡眠对生存质量的影响具有群体性差异

睡眠对生存质量的影响在不同群体之间具有差异性。睡眠对于男性的影响程度略高于女性。睡眠时长和睡眠质量对于 40 岁以下的青壮年群体的生存质量影响更大，对于 50 岁以上的中老年人的影响则比较弱。其中睡眠时长对于 30~39 岁群体的生存质量影响最大，而睡眠质量更能够影响 30 岁以下的群体。睡眠时长对于接受过高等教育的群体的生存质量具有更明显的影响，不过这一点在睡眠质量方面差异不大。睡眠时长对于城镇居民的生存质量影响更大，但农村居民的生存质量受到睡眠质量的影响更大。睡眠时长对于月收入在 3000 元以上的群体的生存质量的影响更大，但其在睡眠质量方面并没有表现出明显的差异性。睡眠质量对于社会地位自评较低群体的生存质量的影响更大，但睡眠时长在这方面的影响差异不明显。睡眠时长对目前工作群体的生活质量的影响最大，但是睡眠质量则对学生群体的生存质量的影响更大一些。总体来看，睡眠对生存质量的影响表现出了明显的群体性差异。

生存质量涵盖了生理领域、心理领域、社会关系领域和环境领域，是衡量个体美好生活的重要参考标准，提升居民的生存质量也是积极打造美好生活的基础。本研究着重探讨了睡眠对于生存质量的影响，睡眠是影响居民生活质量的重要指标，良好的睡眠是满足居民美好生活需要的重要条件。本研究表明，睡眠能够显著影响居民的生存质量，充足的睡眠、较好的睡眠质量都是提升居民生存质量的重要保证。

**参考文献**

Chang, K. K. P., Wong, F. K. Y., Chan, K. L., Wong, F., Ho, H. C., Wong, M. S., ... & Yang, L. 2020. The Impact of the environment on the quality of life and the mediating effects of sleep and stress. *International Journal of Environmental Research and Public Health*, 17 (22), 8529.

Chattu, V. K. , Manzar, M. D. , Kumary, S. , Burman, D. , Spence, D. W. , & Pandi-Perumal, S. R. 2019. The global problem of insufficient sleep and its serious public health implications. In *Healthcare* ( Vol. 7, No. 1, p. 1 ). Multidisciplinary Digital Publishing Institute.

Skevington, S. M. , Lotfy, M. , & O'Connell, K. A. 2004. The World Health Organization's WHOQOL-BREF quality of life assessment: psychometric properties and results of the international field trial. A report from the WHOQOL group. *Quality of life Research*, 13 ( 2 ), 299 – 310.

Vaidya, S. , Gothi, D. , & Patro, M. 2020. Prevalence of sleep disorders in chronic obstructive pulmonary disease and utility of global sleep assessment questionnaire: An observational case-control study. *Annals of Thoracic Medicine*, 15 ( 4 ), 230.

WHOQOL Group. 1998. Development of the World Health Organization WHOQOL-BREF quality of life assessment. *Psychological medicine*, 28 ( 3 ), 551 – 558.

# 睡眠拖延和睡眠质量的关系

**摘　要：** 本研究旨在分析睡眠拖延和睡眠质量的关系以及睡眠拖延对睡眠质量的预测作用，并将睡眠拖延分为一般睡眠拖延行为、手机拖延睡眠行为和上网拖延睡眠行为，进一步考察了民众睡眠拖延的人口学差异。研究发现，民众的一般睡眠拖延行为、手机拖延睡眠行为以及上网拖延睡眠行为较普遍。年龄小、女性、受教育程度高、未婚民众的手机拖延睡眠行为相对较多，而个人月收入越高、拥有房产数量越多、主观社会阶层越高的民众的手机拖延睡眠行为和上网拖延睡眠行为相对越少。年龄小、女性、受教育程度高、未婚、赡养老人多、居住在城市、失业的民众的一般睡眠拖延行为较多，但60~71岁群体的一般睡眠拖延行为有所增多，主观社会阶层越高的民众的一般睡眠拖延行为越少。一般睡眠拖延行为、手机拖延睡眠行为和上网拖延睡眠行为均能显著负向预测睡眠质量，即睡眠拖延行为越多，睡眠质量越差。

**关键词：** 手机使用　网络使用　睡眠拖延　睡眠质量

## 一　引言

随着社会的不断进步，手机和网络几乎普及世界每个角落，它们在给我们的生活带来方便的同时，也带来了很多负面影响，睡眠质量的下降就是其中之一。Söderqvist 等（2008）指出，年轻人不受控制的手机使用会直接或间接地影响到睡眠质量。如果每天使用手机的时间超过7小时，人们就会出现头疼、焦虑、认知能力变差、睡眠质量下降等一系列的身体负面反应，严重者还会产生手机振动的幻听。Yogesh 等（2014）基于医学生手机使用和睡眠模式的研究显示，手机使用时长和睡眠质量呈负相关；每日手机使用时长超过 2 小时会导致睡眠障碍、日间功能紊乱及学习能力下降等连锁反应。Huang 等（2020）对长沙一所卫生职业学院的 439 名大学生进行了睡眠质量与智能手机使用的相关性研究，结果表明，过度使用智能手机和手机成瘾等与睡眠质量差有关。吴贤华（2020）通过研究大学生手机依赖、睡眠质量与信息焦虑的关系发现，手机依赖与睡眠质量呈负相关。苟双玉等（2021）通过元分析指出，青少年手机依赖与睡眠质量存在显著的正相关关系。

除此之外，反复过度使用网络，会对个体的学业、生活以及身心健康产生不良影响，会对性格、人际关系、社会功能等带来损害。涂作胜（2009）对 305 名大学生的调查研究发现，大学生睡眠障碍发生率为 13.4%，大学生网络过度使用、网络成瘾状况与睡眠质量显著相关。网络依赖是影响大学生睡眠质量的一个重要因素。

除了手机和网络的使用，睡眠拖延行为也会直接破坏健康的睡眠行为。以往研究显示，近 70% 的荷兰成年人及 80% 的荷兰青少年每周至少出现一次睡眠拖延行为，且拖延程度与睡眠不足的严重度呈高度正相关。Ma 等（2020）对 1550 名大学生的研究表明，除睡眠时长外，睡眠拖延行为与睡眠质量的其他维度（如日间功能等）也密切相关。Zhang 和 Wu（2020）进一步证实，睡眠拖延行为在大学生的不良睡眠质量与智能手机成瘾之间起中介作用。同时，睡眠拖延行为也可在一定程度上影响心理健康。最新研究发现，睡眠拖延行为与大学生的临床抑郁症状相关，可被用于预测临床抑郁症状的产生。

综上所述，睡眠拖延对健康的影响早已经得到多方证实，基于此，本研究通过问卷调查的方式，分析民众一般睡眠拖延行为、手机拖延睡眠行为和上网拖延睡眠行为的状况及其人口学差异，并考察睡眠拖延和睡眠质量的关系，以及睡眠拖延对睡眠质量的预测作用。

## 二　研究方法

### （一）数据来源

本研究所用数据来源于中国社会科学院社会学研究所于 2021 年 11 月开展的中国民众睡眠状况线上调查，有效样本量为 6037，各变量情况可参见本书"2021 年中国睡眠指数报告"。根据"七普"数据，对省份和性别进行加权，并使用加权后的样本进行分析。

### (二) 研究变量

#### 1. 手机拖延睡眠行为

本研究的第一个自变量是手机拖延睡眠行为。本研究设置了两道题，分别是"因为花时间在手机上而导致失眠"和"每天睡觉前我都看一会儿手机"。选项为"几乎从不""很少""一般""有时""总是"，计分依次为 1~5 分，得分越高，手机拖延睡眠行为越多。

#### 2. 上网拖延睡眠行为

本研究的第二个自变量是上网拖延睡眠行为。本研究设置了两道题："我曾不止一次因为上网而睡不到四小时""我曾因为熬夜上网而导致白天精神不佳"。选项为"几乎从不""很少""一般""有时""总是"，计分依次为 1~5 分，得分越高，上网拖延睡眠行为越多。

#### 3. 一般睡眠拖延行为

本研究的第三个自变量是一般睡眠拖延行为。本研究采用马晓涵等 (2021) 翻译的中文版《睡眠拖延行为量表》进行睡眠拖延行为的测量，共 9 道题，分别为"我睡得比自己预想得晚""即使第二天不需要早起，前一晚我也会早睡""如果到了应该关灯睡觉的时间，我会立刻关灯睡觉""我经常在应该睡觉的时候还在做其他事情""即使非常想睡觉，我也会很容易被其他事情分心""我不按时上床睡觉""我有一个规律的就寝时间""我想按时上床睡觉，但就是做不到""如果到了应该睡觉的时间，我会很容易停止正在进行的活动"。选项为"几乎从不""很少""一般""有时""总是"，计分依次为 1~5 分，其中第 2、3、7 和 9 题是反向计分题。由于既往研究认为该量表为单因子结构，故常用这 9 道题的平均分作为量表得分。量表得分范围为 1~5 分，得分越高，一般睡眠拖延行为越多。

#### 4. 睡眠质量

本研究的自变量为睡眠质量。本研究采用中文版《匹兹堡睡眠质量指数量表 (PSQI)》进行睡眠质量的测量。PSQI 是 1989 年由 Buysse 等提出的，由刘贤臣等于 1996 年译成中文，并在中国人群中应用，初步验证了其测量信度和效度 (刘贤臣等，1996)。因其简单易用，且在不同人群中的信度和效度都已经得到充分检验，所以其已经成为睡眠质量调查研究中最常使用的量表之一。

PSQI 适用于一般人群近一个月的睡眠状况的调查。本研究仅使用该量表的自评部分，包括主观睡眠质量、睡眠潜伏期、睡眠持续性、习惯性睡眠效率、睡眠紊乱、使用睡眠药物和白天功能紊乱 7 个因子，每个因子按 0～3 分分成 4 个等级，因子得分越高，睡眠质量越差。本研究对 PSQI 的最终得分进行了转换，将 PSQI 总分 0～5 分计为 4，总分 6～10 分计为 3，总分 11～15 分计为 2，总分 16～21 分计为 1。1 代表睡眠质量很差，2 代表睡眠质量一般，3 代表睡眠质量还行，4 代表睡眠质量很好。因此，PSQI 得分越高，睡眠质量越好。

**5. 人口学变量**

控制变量包括年龄、性别、受教育程度、婚姻状况、赡养老人情况、户口、居住地、个人月收入、家庭月收入、就业及工作情况、房产情况、主观社会阶层等 12 个人口学变量。

### （三）数据处理

本研究使用 SPSS 26.0 对调查数据进行分析，采用的方法有描述性统计分析、独立样本 T 检验、单因素方差分析、相关性分析、多元线性回归分析、回归分析等。

## 三　研究结果

### （一）睡眠拖延的整体状况

手机拖延睡眠行为的均值为 3.73，高于中值（3.00），表明民众的手机拖延睡眠行为较为普遍；上网拖延睡眠行为的均值为 2.84，表明民众的上网拖延睡眠行为程度一般；一般睡眠拖延行为的均值为 3.19，略高于中值，表明民众存在一定的一般睡眠拖延行为。

### （二）不同人口学变量下睡眠拖延的差异性分析

#### 1. 年龄差异

分年龄段的调查显示（见图 1），年龄越大，被调查者的一般睡眠拖延行为越少，手机拖延睡眠行为和上网拖延睡眠行为也越少。但是在 60～71

岁年龄段，被调查者的一般睡眠拖延行为有些许增多，这可能与人体生理因素有关，年长者入睡更为困难。

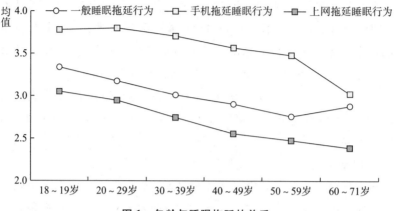

**图 1　年龄与睡眠拖延的关系**

**2. 性别差异**

如表 1、表 2 和表 3 所示，手机拖延睡眠行为（$t = -11.465$，$p < 0.001$）和一般睡眠拖延行为（$t = -10.644$，$p < 0.001$）在性别上存在显著差异，女性得分均显著高于男性，说明相对于男性而言，女性的手机拖延睡眠行为和一般睡眠拖延行为较多。而上网拖延睡眠行为在性别上不存在显著差异。

**3. 受教育程度差异**

如表 1、表 2 和表 3 所示，手机拖延睡眠行为（$F = 7.176$，$p < 0.001$）、上网拖延睡眠行为（$F = 2.919$，$p < 0.01$）和一般睡眠拖延行为（$F = 11.767$，$p < 0.001$）在受教育程度上均存在显著差异。在手机拖延睡眠行为上，大学本科被调查者的均值最高（$M = 3.78$），私塾被调查者的均值最低（$M = 2.59$），整体呈现随着受教育程度提高，被调查者的手机拖延睡眠行为轻微增多的趋势。在上网拖延睡眠行为上，中专/职高/技校被调查者的均值最高（$M = 2.98$），其次是大学专科被调查者（$M = 2.91$），私塾被调查者的均值最低（$M = 2.36$）。在一般睡眠拖延行为上，大学本科被调查者的均值最高（$M = 3.23$），其次是研究生被调查者（$M = 3.21$），未上学被调查者的均值最低（$M = 2.25$），整体呈现随着受教育程度提高，民众的一般睡眠拖延行为增多的趋势。总的来说，随着受教育程度提高，睡眠拖延行为增多。

**4. 婚姻状况差异**

如表 1、表 2 和表 3 所示，手机拖延睡眠行为（$F = 4.998$，$p < 0.01$）、

上网拖延睡眠行为（$F = 11.058$，$p < 0.001$）、一般睡眠拖延行为（$F = 15.023$，$p < 0.001$）在婚姻状况上均存在显著差异。在手机拖延睡眠行为上，未婚被调查者的均值最高（$M = 3.79$），其次是离婚被调查者（$M = 3.77$），其他婚姻状况被调查者的均值最低（$M = 3.31$）。在上网拖延睡眠行为上，未婚被调查者的均值最高（$M = 2.97$），初婚有配偶被调查者的均值最低（$M = 2.73$）。在一般睡眠拖延行为上，初婚有配偶被调查者的均值最高（$M = 3.25$），其他婚姻状况被调查者的均值最低（$M = 2.97$）。

### 5. 赡养老人情况差异

如表1、表2和表3所示，手机拖延睡眠行为（$F = 6.189$，$p < 0.001$）、上网拖延睡眠行为（$F = 3.083$，$p < 0.01$）和一般睡眠拖延行为（$F = 11.194$，$p < 0.001$）在赡养老人情况上均存在显著差异。在手机拖延睡眠行为上，有五个及以上的老人需要赡养的被调查者的均值最高（$M = 3.91$），其次是有四个老人需要赡养的被调查者（$M = 3.85$），有一个老人需要赡养的被调查者的均值最低（$M = 3.59$），整体呈现随着赡养老人数量增多，手机拖延睡眠行为增多的趋势。在上网拖延睡眠行为上，有两个老人需要赡养的被调查者的均值最高（$M = 2.88$），有五个及以上的老人需要赡养的被调查者的均值最低（$M = 2.50$）。在一般睡眠拖延行为上，有四个老人需要赡养的被调查者和有五个及以上的老人需要赡养的被调查者的均值最高（$M = 3.28$），无老人需要赡养的被调查者的均值最低（$M = 3.13$），整体呈现随着赡养老人数量增多，民众的一般睡眠拖延行为增多的趋势。

### 6. 户口差异

如表1、表2和表3所示，手机拖延睡眠行为（$F = 15.376$，$p < 0.001$）、上网拖延睡眠行为（$F = 7.678$，$p < 0.001$）、一般睡眠拖延行为（$F = 10.262$，$p < 0.001$）在户口上均存在显著差异。在手机拖延睡眠行为上，外地农业户口被调查者的均值最高（$M = 3.94$），本地非农户口被调查者的均值最低（$M = 3.68$），整体呈现外地户口高于本地户口、农业户口高于非农户口的趋势。在上网拖延睡眠行为上，外地农业户口被调查者的均值最高（$M = 2.98$），本地非农户口被调查者的均值最低（$M = 2.76$）。在一般睡眠拖延行为上，外地农业户口被调查者的均值最高（$M = 3.23$），其他户口被调查者的均值最低（$M = 3.00$）。总的来说，外地户口被调查者的手机拖延睡眠行为和上网拖延睡眠行为多于本地户口被调查者，农业户口被调查者的手机拖延睡眠行为和上网拖延睡眠行为多于非农户口被调查者。

### 7. 居住地差异

如表1、表2和表3所示，手机拖延睡眠行为（$F = 7.674$，$p < 0.001$）、上网拖延睡眠行为（$F = 3.945$，$p < 0.05$）、一般睡眠拖延行为（$F = 17.381$，$p < 0.001$）在居住地上均存在显著差异。在手机拖延睡眠行为上，城市被调查者的均值最高（$M = 3.76$），农村被调查者的均值最低（$M = 3.64$）。在上网拖延睡眠行为上，乡镇被调查者的均值最高（$M = 2.92$），城市被调查者的均值最低（$M = 2.82$）。在一般睡眠拖延行为上，城市被调查者的均值最高（$M = 3.21$），农村被调查者的均值最低（$M = 3.11$）。总的来说，城市被调查者的手机拖延睡眠行为和一般睡眠拖延行为均多于乡镇被调查者，乡镇被调查者的手机拖延睡眠行为和一般睡眠拖延行为均多于农村被调查者。

### 8. 个人月收入差异

如表1、表2和表3所示，手机拖延睡眠行为（$F = 8.109$，$p < 0.001$）、上网拖延睡眠行为（$F = 5.277$，$p < 0.001$）、一般睡眠拖延行为（$F = 2.546$，$p < 0.01$）在个人月收入上均存在显著差异。在手机拖延睡眠行为上，个人月收入1000~3000元的被调查者的均值最高（$M = 3.91$），个人月收入5万~10万元的被调查者的均值最低（$M = 3.49$），整体呈现随着个人月收入增加，手机拖延睡眠行为减少的趋势。在上网拖延睡眠行为上，个人月收入1000元及以下的被调查者的均值最高（$M = 2.99$），个人月收入5万~10万元的被调查者的均值最低（$M = 2.65$），且随着个人月收入提高，上网拖延睡眠行为呈减少趋势。在一般睡眠拖延行为上，个人月收入1.5万~3万元的被调查者的均值最高（$M = 3.27$），个人月收入1000元及以下的被调查者的均值最低（$M = 3.10$）。总的来说，个人月收入越高，民众的手机拖延睡眠行为和上网拖延睡眠行为越少。

### 9. 家庭月收入差异

如表1、表2和表3所示，手机拖延睡眠行为（$F = 2.577$，$p < 0.01$）、上网拖延睡眠行为（$F = 3.018$，$p < 0.01$）、一般睡眠拖延行为（$F = 7.628$，$p < 0.001$）在家庭月收入上均存在显著差异。在手机拖延睡眠行为上，家庭月收入6万~10万元的被调查者的均值最高（$M = 3.80$），其次是家庭月收入2000~6000元的被调查者（$M = 3.77$），家庭月收入2000元及以下的被调查者的均值最低（$M = 3.51$）。在上网拖延睡眠行为上，家庭月收入2000~6000元的被调查者的均值最高（$M = 2.96$），家庭月收入10万元以上的被调

查者的均值最低（$M = 2.78$），且随着家庭月收入提高，上网拖延睡眠行为呈减少趋势。在一般睡眠拖延行为上，家庭月收入 1.5 万 ~ 3 万元的被调查者的均值最高（$M = 3.25$），家庭月收入 2000 元及以下的被调查者的均值最低（$M = 3.02$）。总的来说，家庭月收入越高，民众的上网拖延睡眠行为越少。

**10. 就业及工作情况差异**

如表 1、表 2 和表 3 所示，手机拖延睡眠行为（$F = 5.286$，$p < 0.001$）、上网拖延睡眠行为（$F = 5.968$，$p < 0.001$）、一般睡眠拖延行为（$F = 5.693$，$p < 0.001$）在就业及工作情况上均存在显著差异。在手机拖延睡眠行为上，失业的被调查者的均值最高（$M = 4.07$），务农的被调查者的均值最低（$M = 3.13$）。在上网拖延睡眠行为上，一直无工作的被调查者的均值最高（$M = 3.25$），务农的被调查者的均值最低（$M = 2.28$）。在一般睡眠拖延行为上，失业的被调查者的均值最高（$M = 3.29$），务农的被调查者的均值最低（$M = 2.78$）。总的来说，失业或一直无工作的被调查者的睡眠拖延行为最多，务农的被调查者的睡眠拖延行为最少。

**11. 房产情况差异**

如表 1、表 2 和表 3 所示，手机拖延睡眠行为（$F = 35.647$，$p < 0.001$）、上网拖延睡眠行为（$F = 36.155$，$p < 0.001$）、一般睡眠拖延行为（$F = 14.248$，$p < 0.001$）在房产情况上均存在显著差异。在手机拖延睡眠行为上，没有房产的被调查者的均值最高（$M = 3.87$），有 2 套及以上房产的被调查者的均值最低（$M = 3.56$），且随着拥有房产数量增多，手机拖延睡眠行为呈减少趋势。在上网拖延睡眠行为上，没有房产的被调查者的均值最高（$M = 2.99$），有 2 套及以上房产的被调查者的均值最低（$M = 2.58$），且随着拥有房产数量增多，上网拖延睡眠行为呈减少趋势。在一般睡眠拖延行为上，有 1 套房产的被调查者的均值最高（$M = 3.22$），有 2 套及以上房产的被调查者的均值最低（$M = 3.11$）。总的来说，拥有房产数量越多，民众的手机拖延睡眠行为和上网拖延睡眠行为越少。

**12. 主观社会阶层差异**

如表 1、表 2 和表 3 所示，手机拖延睡眠行为（$F = 73.160$，$p < 0.001$）、上网拖延睡眠行为（$F = 19.118$，$p < 0.001$）、一般睡眠拖延行为（$F = 43.182$，$p < 0.001$）在主观社会阶层上均存在显著差异。在手机拖延睡眠行为上，下层被调查者的均值最高（$M = 3.99$），上层被调查者的均值最低（$M = 2.77$），随着主观社会阶层的提高，手机拖延睡眠行为有减少趋势。在

上网拖延睡眠行为上，下层被调查者的均值最高（*M* = 3.06），上层被调查者的均值最低（*M* = 2.61），随着主观社会阶层的提高，上网拖延睡眠行为有减少趋势。在一般睡眠拖延行为上，下层被调查者的均值最高（*M* = 3.25），上层被调查者的均值最低（*M* = 2.55），随着主观社会阶层的提高，一般睡眠拖延行为有减少趋势。总的来说，主观社会阶层越高，民众的睡眠拖延行为越少。

表 1  手机拖延睡眠行为的差异分析

| 变量 | | 均值 | 标准差 | *t* 值/*F* 值 |
|---|---|---|---|---|
| 性别 | 男性 | 3.29 | 0.69 | - 11.465 *** |
| | 女性 | 3.28 | 0.67 | |
| 受教育程度 | 未上学 | 2.81 | 1.72 | 7.176 *** |
| | 私塾 | 2.59 | 0.91 | |
| | 小学 | 3.28 | 1.34 | |
| | 初中 | 3.52 | 1.09 | |
| | 高中 | 3.52 | 1.05 | |
| | 中专/职高/技校 | 3.71 | 0.96 | |
| | 大学专科 | 3.73 | 0.97 | |
| | 大学本科 | 3.78 | 0.97 | |
| | 研究生 | 3.67 | 1.04 | |
| 婚姻状况 | 未婚 | 3.79 | 1.02 | 4.998 ** |
| | 初婚有配偶 | 3.70 | 0.96 | |
| | 再婚有配偶 | 3.42 | 0.94 | |
| | 离婚 | 3.77 | 0.87 | |
| | 丧偶 | 3.38 | 1.09 | |
| | 同居 | 3.71 | 0.99 | |
| | 其他 | 3.31 | 1.16 | |
| 赡养老人情况 | 无老人需要赡养 | 3.73 | 1.02 | 6.189 *** |
| | 有一个老人需要赡养 | 3.59 | 1.02 | |
| | 有两个老人需要赡养 | 3.71 | 1.00 | |
| | 有三个老人需要赡养 | 3.80 | 0.94 | |
| | 有四个老人需要赡养 | 3.85 | 0.91 | |
| | 有五个及以上的老人需要赡养 | 3.91 | 1.02 | |

续表

| 变量 | | 均值 | 标准差 | t 值/F 值 |
|---|---|---|---|---|
| 户口 | 本地非农户口 | 3.68 | 1.01 | 15.376*** |
| | 本地农业户口 | 3.69 | 0.99 | |
| | 外地非农户口 | 3.85 | 0.91 | |
| | 外地农业户口 | 3.94 | 0.93 | |
| | 其他 | 3.49 | 1.09 | |
| 居住地 | 城市 | 3.76 | 0.98 | 7.674*** |
| | 乡镇 | 3.66 | 1.00 | |
| | 农村 | 3.64 | 1.03 | |
| 个人月收入 | 1000 元及以下 | 3.77 | 1.06 | 8.109*** |
| | 1000~3000 元 | 3.91 | 0.97 | |
| | 3000~5000 元 | 3.83 | 0.97 | |
| | 5000~7000 元 | 3.69 | 0.96 | |
| | 7000~10000 元 | 3.65 | 1.00 | |
| | 1 万~1.5 万元 | 3.60 | 0.98 | |
| | 1.5 万~3 万元 | 3.72 | 0.96 | |
| | 3 万~5 万元 | 3.69 | 0.98 | |
| | 5 万~10 万元 | 3.49 | 1.07 | |
| | 10 万元以上 | 3.59 | 1.08 | |
| 家庭月收入 | 2000 元及以下 | 3.51 | 1.05 | 2.577** |
| | 2000~6000 元 | 3.77 | 1.05 | |
| | 6000~10000 元 | 3.76 | 1.02 | |
| | 1 万~1.5 万元 | 3.76 | 0.97 | |
| | 1.5 万~3 万元 | 3.74 | 0.94 | |
| | 3 万~4.5 万元 | 3.68 | 1.00 | |
| | 4.5 万~6 万元 | 3.76 | 1.00 | |
| | 6 万~10 万元 | 3.80 | 0.91 | |
| | 10 万元以上 | 3.71 | 1.02 | |
| 就业及工作情况 | 全日制学生 | 3.82 | 1.00 | |
| | 一直无工作 | 3.83 | 1.07 | |
| | 在职工作 | 3.71 | 0.97 | |
| | 离退在家 | 3.53 | 0.99 | |

续表

| 变量 | | 均值 | 标准差 | t 值/F 值 |
|---|---|---|---|---|
| 就业及工作情况 | 离退后重新应聘 | 3.33 | 1.16 | 5.286 *** |
| | 辞职、内退或下岗 | 3.70 | 1.02 | |
| | 非固定工作 | 3.86 | 0.95 | |
| | 失业 | 4.07 | 0.90 | |
| | 务农 | 3.13 | 1.14 | |
| | 边务农边打工 | 3.56 | 1.16 | |
| | 其他 | 3.64 | 1.20 | |
| 房产情况 | 没有 | 3.87 | 0.97 | 35.647 *** |
| | 有 1 套 | 3.67 | 0.99 | |
| | 有 2 套及以上 | 3.56 | 1.02 | |
| 主观社会阶层 | 下 | 3.99 | 0.92 | 73.160 *** |
| | 中下 | 3.92 | 0.92 | |
| | 中 | 3.68 | 0.97 | |
| | 中上 | 3.38 | 1.08 | |
| | 上 | 2.77 | 1.21 | |

\* $p < 0.05$，\*\* $p < 0.01$，\*\*\* $p < 0.001$，下同。

表 2　上网拖延睡眠行为的差异分析

| 变量 | | 均值 | 标准差 | t 值/F 值 |
|---|---|---|---|---|
| 性别 | 男性 | 2.82 | 1.10 | -1.395 |
| | 女性 | 2.86 | 1.15 | |
| 受教育程度 | 未上学 | 2.68 | 1.39 | 2.919 ** |
| | 私塾 | 2.36 | 0.39 | |
| | 小学 | 2.84 | 0.93 | |
| | 初中 | 2.77 | 1.10 | |
| | 高中 | 2.87 | 1.14 | |
| | 中专/职高/技校 | 2.98 | 1.10 | |
| | 大学专科 | 2.91 | 1.12 | |
| | 大学本科 | 2.83 | 1.12 | |
| | 研究生 | 2.67 | 1.18 | |

| 变量 | | 均值 | 标准差 | *t* 值/*F* 值 |
|---|---|---|---|---|
| 婚姻状况 | 未婚 | 2.97 | 1.14 | 11.058 *** |
| | 初婚有配偶 | 2.73 | 1.10 | |
| | 再婚有配偶 | 2.83 | 1.05 | |
| | 离婚 | 2.87 | 1.11 | |
| | 丧偶 | 2.87 | 1.22 | |
| | 同居 | 2.85 | 1.12 | |
| | 其他 | 2.84 | 1.07 | |
| 赡养老人情况 | 无老人需要赡养 | 2.87 | 1.15 | 3.083 ** |
| | 有一个老人需要赡养 | 2.80 | 1.08 | |
| | 有两个老人需要赡养 | 2.88 | 1.11 | |
| | 有三个老人需要赡养 | 2.87 | 1.11 | |
| | 有四个老人需要赡养 | 2.75 | 1.14 | |
| | 有五个及以上的老人需要赡养 | 2.50 | 1.25 | |
| 户口 | 本地非农户口 | 2.76 | 1.13 | 7.678 *** |
| | 本地农业户口 | 2.89 | 1.08 | |
| | 外地非农户口 | 2.87 | 1.16 | |
| | 外地农业户口 | 2.98 | 1.15 | |
| | 其他 | 2.95 | 1.02 | |
| 居住地 | 城市 | 2.82 | 1.13 | 3.945 * |
| | 乡镇 | 2.92 | 1.09 | |
| | 农村 | 2.89 | 1.09 | |
| 个人月收入 | 1000 元及以下 | 2.99 | 1.12 | 5.277 *** |
| | 1000 ~ 3000 元 | 2.93 | 1.15 | |
| | 3000 ~ 5000 元 | 2.97 | 1.13 | |
| | 5000 ~ 7000 元 | 2.79 | 1.11 | |
| | 7000 ~ 10000 元 | 2.74 | 1.08 | |
| | 1 万 ~ 1.5 万元 | 2.75 | 1.10 | |
| | 1.5 万 ~ 3 万元 | 2.84 | 1.17 | |
| | 3 万 ~ 5 万元 | 2.85 | 1.13 | |
| | 5 万 ~ 10 万元 | 2.65 | 1.14 | |
| | 10 万元以上 | 2.70 | 1.19 | |

续表

| 变量 | | 均值 | 标准差 | *t* 值/*F* 值 |
|---|---|---|---|---|
| 家庭月收入 | 2000 元及以下 | 2.95 | 1.11 | 3.018** |
| | 2000 ~ 6000 元 | 2.96 | 1.14 | |
| | 6000 ~ 10000 元 | 2.91 | 1.14 | |
| | 1 万 ~ 1.5 万元 | 2.81 | 1.10 | |
| | 1.5 万 ~ 3 万元 | 2.78 | 1.12 | |
| | 3 万 ~ 4.5 万元 | 2.77 | 1.13 | |
| | 4.5 万 ~ 6 万元 | 2.83 | 1.11 | |
| | 6 万 ~ 10 万元 | 2.91 | 1.09 | |
| | 10 万元以上 | 2.78 | 1.16 | |
| 就业及工作情况 | 全日制学生 | 2.95 | 1.14 | 5.968*** |
| | 一直无工作 | 3.25 | 1.13 | |
| | 在职工作 | 2.79 | 1.11 | |
| | 离退在家 | 2.81 | 1.06 | |
| | 离退后重新应聘 | 2.93 | 1.16 | |
| | 辞职、内退或下岗 | 2.84 | 1.00 | |
| | 非固定工作 | 3.09 | 1.15 | |
| | 失业 | 3.15 | 1.28 | |
| | 务农 | 2.28 | 1.03 | |
| | 边务农边打工 | 2.72 | 1.24 | |
| | 其他 | 2.91 | 1.19 | |
| 房产情况 | 没有 | 2.99 | 1.14 | 36.155*** |
| | 有 1 套 | 2.78 | 1.10 | |
| | 有 2 套及以上 | 2.58 | 1.12 | |
| 主观社会阶层 | 下 | 3.06 | 1.14 | 19.118*** |
| | 中下 | 2.97 | 1.13 | |
| | 中 | 2.76 | 1.10 | |
| | 中上 | 2.71 | 1.11 | |
| | 上 | 2.61 | 1.17 | |

表 3　一般睡眠拖延行为的差异分析

| 变量 | | 均值 | 标准差 | *t* 值/*F* 值 |
|---|---|---|---|---|
| 性别 | 男性 | 3.12 | 0.57 | −10.644 *** |
| | 女性 | 3.26 | 0.46 | |
| 受教育程度 | 未上学 | 2.25 | 1.12 | 11.767 *** |
| | 私塾 | 2.65 | 0.34 | |
| | 小学 | 2.91 | 0.59 | |
| | 初中 | 3.04 | 0.67 | |
| | 高中 | 3.07 | 0.58 | |
| | 中专/职高/技校 | 3.16 | 0.57 | |
| | 大学专科 | 3.15 | 0.54 | |
| | 大学本科 | 3.23 | 0.49 | |
| | 研究生 | 3.21 | 0.54 | |
| 婚姻状况 | 未婚 | 3.13 | 0.56 | 15.023 *** |
| | 初婚有配偶 | 3.25 | 0.46 | |
| | 再婚有配偶 | 3.06 | 0.59 | |
| | 离婚 | 3.21 | 0.55 | |
| | 丧偶 | 3.06 | 0.80 | |
| | 同居 | 3.23 | 0.64 | |
| | 其他 | 2.97 | 0.76 | |
| 赡养老人情况 | 无老人需要赡养 | 3.13 | 0.55 | 11.194 *** |
| | 有一个老人需要赡养 | 3.17 | 0.57 | |
| | 有两个老人需要赡养 | 3.19 | 0.51 | |
| | 有三个老人需要赡养 | 3.21 | 0.49 | |
| | 有四个老人需要赡养 | 3.28 | 0.46 | |
| | 有五个及以上的老人需要赡养 | 3.28 | 0.61 | |
| 户口 | 本地非农户口 | 3.21 | 0.51 | 10.262 *** |
| | 本地农业户口 | 3.13 | 0.55 | |
| | 外地非农户口 | 3.20 | 0.48 | |
| | 外地农业户口 | 3.23 | 0.52 | |
| | 其他 | 3.00 | 0.70 | |
| 居住地 | 城市 | 3.21 | 0.51 | 17.381 *** |
| | 乡镇 | 3.13 | 0.53 | |
| | 农村 | 3.11 | 0.61 | |

续表

| 变量 | | 均值 | 标准差 | t 值/F 值 |
|---|---|---|---|---|
| 个人月收入 | 1000 元及以下 | 3.10 | 0.61 | 2.546 ** |
| | 1000~3000 元 | 3.18 | 0.53 | |
| | 3000~5000 元 | 3.19 | 0.53 | |
| | 5000~7000 元 | 3.18 | 0.51 | |
| | 7000~10000 元 | 3.20 | 0.49 | |
| | 1 万~1.5 万元 | 3.22 | 0.51 | |
| | 1.5 万~3 万元 | 3.27 | 0.57 | |
| | 3 万~5 万元 | 3.15 | 0.52 | |
| | 5 万~10 万元 | 3.19 | 0.45 | |
| | 10 万元以上 | 3.20 | 0.52 | |
| 家庭月收入 | 2000 元及以下 | 3.02 | 0.67 | 7.628 *** |
| | 2000~6000 元 | 3.16 | 0.62 | |
| | 6000~10000 元 | 3.15 | 0.53 | |
| | 1 万~1.5 万元 | 3.22 | 0.50 | |
| | 1.5 万~3 万元 | 3.25 | 0.45 | |
| | 3 万~4.5 万元 | 3.18 | 0.52 | |
| | 4.5 万~6 万元 | 3.19 | 0.49 | |
| | 6 万~10 万元 | 3.22 | 0.50 | |
| | 10 万元以上 | 3.18 | 0.50 | |
| 就业及工作情况 | 全日制学生 | 3.15 | 0.57 | 5.693 *** |
| | 一直无工作 | 3.17 | 0.55 | |
| | 在职工作 | 3.21 | 0.49 | |
| | 离退在家 | 3.13 | 0.55 | |
| | 离退后重新应聘 | 2.98 | 0.66 | |
| | 辞职、内退或下岗 | 3.07 | 0.81 | |
| | 非固定工作 | 3.21 | 0.47 | |
| | 失业 | 3.29 | 0.52 | |
| | 务农 | 2.78 | 0.75 | |
| | 边务农边打工 | 3.10 | 0.54 | |
| | 其他 | 3.12 | 0.63 | |

| 变量 | | 均值 | 标准差 | t 值/F 值 |
|---|---|---|---|---|
| 房产情况 | 没有 | 3.16 | 0.53 | 14.248 *** |
| | 有 1 套 | 3.22 | 0.51 | |
| | 有 2 套及以上 | 3.11 | 0.54 | |
| 主观社会阶层 | 下 | 3.25 | 0.51 | 43.182 *** |
| | 中下 | 3.22 | 0.48 | |
| | 中 | 3.21 | 0.49 | |
| | 中上 | 3.07 | 0.63 | |
| | 上 | 2.55 | 0.90 | |

## （三）睡眠拖延与睡眠质量的相关分析

通过相关分析，可以发现，手机拖延睡眠行为、网络拖延睡眠行为和一般睡眠拖延行为均与睡眠质量显著负相关，即越是睡眠拖延的个体，睡眠质量越差。为了明确在其他因素不变的情况下睡眠拖延与睡眠质量之间的关系，本研究做了控制变量后的回归分析（见表4）。

**表 4　睡眠拖延与睡眠质量的相关分析**

| | 手机拖延睡眠行为 | 上网拖延睡眠行为 | 一般睡眠拖延行为 | 睡眠质量 |
|---|---|---|---|---|
| 手机拖延睡眠行为 | 1 | | | |
| 上网拖延睡眠行为 | 0.497 *** | 1 | | |
| 一般睡眠拖延行为 | 0.478 *** | 0.324 *** | 1 | |
| 睡眠质量 | − 0.209 *** | − 0.318 *** | − 0.180 *** | 1 |

## （四）睡眠拖延对睡眠质量的预测作用

### 1. 手机拖延睡眠行为与睡眠质量

本研究控制了年龄、性别、受教育程度、婚姻状况、赡养老人情况等人口学变量的影响，分析了手机拖延睡眠行为对睡眠质量的独立作用。以上述人口学变量和手机拖延睡眠行为为自变量，以睡眠质量为因变量，进行分层回归分析，自变量依次纳入控制模型，通过分析增加变量后 $R^2$ 的变化来判定该变量是否和因变量独立相关及相关程度。具体操作是，第一层纳入年龄、性别、受教育程度、婚姻状况、赡养老人情况等人口学变量，其中男性、未上学、未婚、无老人需要赡养等为参照组；第二层纳入自变量手机拖延睡眠行为。每层变量采用全部进入的方式，结果如表 5 所示。

两步回归模型均能在一定程度上解释睡眠质量的变化。模型 1 累计能解释睡眠质量 4.2% 的变异量，模型 2 在模型 1 的基础上增加了手机拖延睡眠行为，累计能解释睡眠质量 8.9% 的变异量。整体来看，手机拖延睡眠行为能显著负向影响睡眠质量（$B = -0.157$，$p < 0.001$），即手机拖延睡眠行为越多，民众的睡眠质量越差。

表 5　睡眠质量对手机拖延睡眠行为的回归分析

| 变量 | | 模型 1 | | 模型 2 | |
| --- | --- | --- | --- | --- | --- |
| | | $B$ | $p$ | $B$ | $p$ |
| 年龄 | | 0.003 | 0.034 | 0.002 | 0.232 |
| 性别（男 = 0） | 女 | -0.015 | 0.389 | 0.024 | 0.169 |
| 受教育程度（未上学 = 0） | 私塾 | -0.318 | 0.275 | -0.374 | 0.188 |
| | 小学 | -0.357 | 0.177 | -0.298 | 0.248 |
| | 初中 | 0.120 | 0.597 | 0.217 | 0.325 |
| | 高中 | 0.067 | 0.764 | 0.159 | 0.464 |
| | 中专/职高/技校 | 0.049 | 0.824 | 0.171 | 0.430 |
| | 大学专科 | 0.118 | 0.593 | 0.233 | 0.278 |
| | 大学本科 | 0.149 | 0.497 | 0.273 | 0.204 |
| | 研究生 | 0.136 | 0.539 | 0.248 | 0.252 |
| 婚姻状况（未婚 = 0） | 初婚有配偶 | -0.060 | 0.028 | -0.052 | 0.049 |
| | 再婚有配偶 | -0.222 | 0.003 | -0.229 | 0.002 |
| | 离婚 | -0.192 | 0.019 | -0.171 | 0.032 |
| | 丧偶 | -0.509 | 0.001 | -0.538 | 0.000 |
| | 同居 | -0.031 | 0.648 | -0.015 | 0.826 |
| | 其他 | -0.131 | 0.243 | -0.157 | 0.150 |
| 赡养老人情况（无老人需要赡养 = 0） | 有一个老人需要赡养 | -0.109 | 0.001 | -0.113 | 0.000 |
| | 有两个老人需要赡养 | -0.046 | 0.048 | -0.040 | 0.076 |
| | 有三个老人需要赡养 | -0.057 | 0.131 | -0.040 | 0.272 |
| | 有四个老人需要赡养 | -0.053 | 0.088 | -0.033 | 0.273 |
| | 有五个及以上的老人需要赡养 | 0.085 | 0.343 | 0.107 | 0.222 |

续表

| 变量 | | 模型1 | | 模型2 | |
|---|---|---|---|---|---|
| | | *B* | *p* | *B* | *p* |
| 户口<br>（本地非农户口 = 0） | 本地农业户口 | 0.030 | 0.199 | 0.031 | 0.181 |
| | 外地非农户口 | − 0.003 | 0.935 | 0.012 | 0.706 |
| | 外地农业户口 | 0.043 | 0.140 | 0.062 | 0.030 |
| | 其他 | − 0.053 | 0.498 | − 0.085 | 0.269 |
| 居住地<br>（城市 = 0） | 乡镇 | − 0.056 | 0.028 | − 0.073 | 0.003 |
| | 农村 | 0.017 | 0.594 | − 0.006 | 0.844 |
| 个人月收入 | | − 0.023 | 0.000 | − 0.027 | 0.000 |
| 家庭月收入 | | 0.020 | 0.000 | 0.023 | 0.000 |
| 就业及工作情况<br>（全日制学生 = 0） | 一直无工作 | − 0.361 | 0.000 | − 0.342 | 0.000 |
| | 在职工作 | − 0.027 | 0.365 | − 0.015 | 0.619 |
| | 离退在家 | − 0.277 | 0.000 | − 0.266 | 0.000 |
| | 离退后重新应聘 | − 0.464 | 0.000 | − 0.474 | 0.000 |
| | 辞职、内退或下岗 | − 0.348 | 0.000 | − 0.328 | 0.000 |
| | 非固定工作 | − 0.128 | 0.012 | − 0.093 | 0.061 |
| | 失业 | − 0.165 | 0.073 | − 0.121 | 0.175 |
| | 务农 | 0.287 | 0.015 | 0.242 | 0.036 |
| | 边务农边打工 | − 0.095 | 0.408 | − 0.092 | 0.410 |
| | 其他 | 0.047 | 0.558 | 0.041 | 0.604 |
| 房产情况<br>（没有 = 0） | 有1套 | 0.053 | 0.033 | 0.044 | 0.071 |
| | 有2套及以上 | 0.092 | 0.020 | 0.081 | 0.036 |
| 主观社会阶层 | | 0.049 | 0.000 | 0.016 | 0.129 |
| 手机拖延睡眠行为 | | | | − 0.157 | 0.000 |
| $R^2$ | | 0.042 | | 0.089 | |
| 调整后 $R^2$ | | 0.035 | | 0.083 | |
| $F$ | | 6.262*** | | 13.611*** | |

## 2. 上网拖延睡眠行为与睡眠质量

采用同样的步骤，以上网拖延睡眠行为为自变量进行线性回归分析，结果如表6所示。

两步回归模型均能在一定程度上解释睡眠质量的变化。模型1累计能解释睡眠质量 4.2% 的变异量，模型 2 在模型 1 的基础上增加了上网拖延睡眠行为，累计能解释睡眠质量 13.8% 的变异量。整体来看，上网拖延睡眠行为能显著负向影响睡眠质量（$B = -0.192$，$p < 0.001$），即上网拖延睡眠行为越多，民众的睡眠质量越差。

**表 6　睡眠质量对上网拖延睡眠行为的回归分析**

| 变量 | | 模型 1 | | 模型 2 | |
|---|---|---|---|---|---|
| | | $B$ | $p$ | $B$ | $p$ |
| 年龄 | | 0.003 | 0.034 | -0.001 | 0.632 |
| 性别（男 = 0） | 女 | -0.015 | 0.389 | -0.003 | 0.845 |
| 受教育程度<br>（未上学 = 0） | 私塾 | -0.318 | 0.275 | -0.368 | 0.184 |
| | 小学 | -0.357 | 0.177 | -0.289 | 0.250 |
| | 初中 | 0.120 | 0.597 | 0.149 | 0.486 |
| | 高中 | 0.067 | 0.764 | 0.116 | 0.584 |
| | 中专/职高/技校 | 0.049 | 0.824 | 0.116 | 0.582 |
| | 大学专科 | 0.118 | 0.593 | 0.165 | 0.430 |
| | 大学本科 | 0.149 | 0.497 | 0.184 | 0.378 |
| | 研究生 | 0.136 | 0.539 | 0.148 | 0.484 |
| 婚姻状况<br>（未婚 = 0） | 初婚有配偶 | -0.060 | 0.028 | -0.069 | 0.007 |
| | 再婚有配偶 | -0.222 | 0.003 | -0.204 | 0.004 |
| | 离婚 | -0.192 | 0.019 | -0.191 | 0.013 |
| | 丧偶 | -0.509 | 0.001 | -0.484 | 0.001 |
| | 同居 | -0.031 | 0.648 | -0.022 | 0.739 |
| | 其他 | -0.131 | 0.243 | -0.099 | 0.353 |
| 赡养老人情况<br>（无老人需要赡养 = 0） | 有一个老人需要赡养 | -0.109 | 0.001 | -0.097 | 0.001 |
| | 有两个老人需要赡养 | -0.046 | 0.048 | -0.027 | 0.212 |
| | 有三个老人需要赡养 | -0.057 | 0.131 | -0.032 | 0.365 |
| | 有四个老人需要赡养 | -0.053 | 0.088 | -0.047 | 0.110 |
| | 有五个及以上的老人<br>需要赡养 | 0.085 | 0.343 | 0.021 | 0.802 |
| 户口<br>（本地非农户口 = 0） | 本地农业户口 | 0.030 | 0.199 | 0.027 | 0.235 |
| | 外地非农户口 | -0.003 | 0.935 | -0.005 | 0.864 |
| | 外地农业户口 | 0.043 | 0.140 | 0.047 | 0.091 |
| | 其他 | -0.053 | 0.498 | -0.053 | 0.475 |

续表

| 变量 | | 模型 1 | | 模型 2 | |
|---|---|---|---|---|---|
| | | *B* | *p* | *B* | *p* |
| 居住地（城市 = 0） | 乡镇 | − 0.056 | 0.028 | − 0.050 | 0.038 |
| | 农村 | 0.017 | 0.594 | 0.009 | 0.763 |
| 个人月收入 | | − 0.023 | 0.000 | − 0.021 | 0.000 |
| 家庭月收入 | | 0.020 | 0.000 | 0.018 | 0.000 |
| 就业及工作情况（全日制学生 = 0） | 一直无工作 | − 0.361 | 0.000 | − 0.281 | 0.000 |
| | 在职工作 | − 0.027 | 0.365 | − 0.014 | 0.610 |
| | 离退在家 | − 0.277 | 0.000 | − 0.230 | 0.001 |
| | 离退后重新应聘 | − 0.464 | 0.000 | − 0.418 | 0.000 |
| | 辞职、内退或下岗 | − 0.348 | 0.000 | − 0.321 | 0.000 |
| | 非固定工作 | − 0.128 | 0.012 | − 0.068 | 0.162 |
| | 失业 | − 0.165 | 0.073 | − 0.118 | 0.176 |
| | 务农 | 0.287 | 0.015 | 0.203 | 0.070 |
| | 边务农边打工 | − 0.095 | 0.408 | − 0.102 | 0.349 |
| | 其他 | 0.047 | 0.558 | 0.067 | 0.382 |
| 房产情况（没有 = 0） | 有 1 套 | 0.053 | 0.033 | 0.047 | 0.043 |
| | 有 2 套及以上 | 0.092 | 0.020 | 0.063 | 0.093 |
| 主观社会阶层 | | 0.049 | 0.000 | 0.030 | 0.004 |
| 上网拖延睡眠行为 | | | | − 0.192 | 0.000 |
| $R^2$ | | 0.042 | | 0.138 | |
| 调整后 $R^2$ | | 0.035 | | 0.132 | |
| *F* | | 6.262 *** | | 22.217 *** | |

### 3. 一般睡眠拖延行为与睡眠质量

采用同样的步骤，以一般睡眠拖延行为为自变量进行线性回归分析，结果如表 7 所示。

两步回归模型均能在一定程度上解释睡眠质量的变化。模型 1 累计能解释睡眠质量 4.2% 的变异量，模型 2 在模型 1 的基础上增加了一般睡眠拖延行为，累计能解释睡眠质量 7.6% 的变异量。整体来看，一般睡眠拖延行为能显著负向预测睡眠质量（$B = −0.250$，$p < 0.001$），即一般睡眠拖延行为越多，民众的睡眠质量越差。总的来说，睡眠拖延行为越多的民众，睡眠质量越差。

表 7 睡眠质量对一般睡眠拖延的回归分析

| 变量 | | 模型 1 | | 模型 2 | |
|---|---|---|---|---|---|
| | | B | p | B | p |
| 年龄 | | 0.003 | 0.034 | 0.003 | 0.024 |
| 性别（男 = 0） | 女 | − 0.015 | 0.389 | 0.015 | 0.381 |
| 受教育程度<br>（未上学 = 0） | 私塾 | − 0.318 | 0.275 | − 0.285 | 0.319 |
| | 小学 | − 0.357 | 0.177 | − 0.262 | 0.313 |
| | 初中 | 0.120 | 0.597 | 0.259 | 0.244 |
| | 高中 | 0.067 | 0.764 | 0.211 | 0.336 |
| | 中专/职高/技校 | 0.049 | 0.824 | 0.216 | 0.322 |
| | 大学专科 | 0.118 | 0.593 | 0.277 | 0.201 |
| | 大学本科 | 0.149 | 0.497 | 0.325 | 0.133 |
| | 研究生 | 0.136 | 0.539 | 0.314 | 0.150 |
| 婚姻状况<br>（未婚 = 0） | 初婚有配偶 | − 0.060 | 0.028 | − 0.034 | 0.208 |
| | 再婚有配偶 | − 0.222 | 0.003 | − 0.218 | 0.003 |
| | 离婚 | − 0.192 | 0.019 | − 0.169 | 0.035 |
| | 丧偶 | − 0.509 | 0.001 | − 0.520 | 0.001 |
| | 同居 | − 0.031 | 0.648 | 0.004 | 0.949 |
| | 其他 | − 0.131 | 0.243 | − 0.144 | 0.190 |
| 赡养老人情况<br>（无老人需要赡养 = 0） | 有一个老人需要赡养 | − 0.109 | 0.001 | − 0.101 | 0.001 |
| | 有两个老人需要赡养 | − 0.046 | 0.048 | − 0.035 | 0.125 |
| | 有三个老人需要赡养 | − 0.057 | 0.131 | − 0.051 | 0.167 |
| | 有四个老人需要赡养 | − 0.053 | 0.088 | − 0.039 | 0.205 |
| | 有五个及以上的老人<br>需要赡养 | 0.085 | 0.343 | 0.109 | 0.213 |
| 户口<br>（本地非农户口 = 0） | 本地农业户口 | 0.030 | 0.199 | 0.021 | 0.369 |
| | 外地非农户口 | − 0.003 | 0.935 | − 0.001 | 0.965 |
| | 外地农业户口 | 0.043 | 0.140 | 0.054 | 0.059 |
| | 其他 | − 0.053 | 0.498 | − 0.078 | 0.312 |
| 居住地<br>（城市 = 0） | 乡镇 | − 0.056 | 0.028 | − 0.065 | 0.009 |
| | 农村 | 0.017 | 0.594 | 0.012 | 0.702 |
| 个人月收入 | | − 0.023 | 0.000 | − 0.022 | 0.000 |

| 变量 | | 模型 1 | | 模型 2 | |
|---|---|---|---|---|---|
| | | *B* | *p* | *B* | *p* |
| 家庭月收入 | | 0.020 | 0.000 | 0.021 | 0.000 |
| 就业及工作情况<br>（全日制学生 = 0） | 一直无工作 | − 0.361 | 0.000 | − 0.360 | 0.000 |
| | 在职工作 | − 0.027 | 0.365 | − 0.029 | 0.330 |
| | 离退在家 | − 0.277 | 0.000 | − 0.280 | 0.000 |
| | 离退后重新应聘 | − 0.464 | 0.000 | − 0.480 | 0.000 |
| | 辞职、内退或下岗 | − 0.348 | 0.000 | − 0.367 | 0.000 |
| | 非固定工作 | − 0.128 | 0.012 | − 0.118 | 0.018 |
| | 失业 | − 0.165 | 0.073 | − 0.141 | 0.117 |
| | 务农 | 0.287 | 0.015 | 0.212 | 0.068 |
| | 边务农边打工 | − 0.095 | 0.408 | − 0.111 | 0.325 |
| | 其他 | 0.047 | 0.558 | 0.034 | 0.664 |
| 房产情况<br>（没有 = 0） | 有 1 套 | 0.053 | 0.033 | 0.060 | 0.013 |
| | 有 2 套及以上 | 0.092 | 0.020 | 0.078 | 0.043 |
| 主观社会阶层 | | 0.049 | 0.000 | 0.027 | 0.012 |
| 一般睡眠拖延行为 | | | | − 0.250 | 0.000 |
| $R^2$ | | 0.042 | | 0.076 | |
| 调整后 $R^2$ | | 0.035 | | 0.069 | |
| $F$ | | 6.262 *** | | 11.462 *** | |

# 四 讨论

## （一）民众的睡眠拖延现象比较普遍

首先，被调查者的手机拖延睡眠行为的均值为 3.73，高于中值，表明民众的手机拖延睡眠行为较为普遍；被调查者的上网拖延睡眠行为的均值为 2.84，表明民众的上网拖延睡眠行为程度一般；被调查者的一般睡眠拖延行为的均值为 3.19，略高于中值，表明民众存在一定的一般睡眠拖延行为。其次，被调查者的手机拖延睡眠行为均值高于上网拖延睡眠行为和一般睡眠拖延行为，这表明民众的手机拖延睡眠行为较上网拖延睡眠行为和一般睡眠拖延行为更为普遍。国务院新闻办公室发表的《全面建成小康社会：中国人权事业发展的光辉篇章》白皮书显示，2020 年，全国移动电话普及率达113.90 部/百人。2021 年人均手机数量会更多，相对于电脑来说，手机已经成为一种刚需，所以人们的手机依赖行为更加普遍。但是无论是手机还是网络，都容易让人产生依赖心理，并影响民众的健康生活，所以人们必须合理使用手机和网络。

### （二）睡眠拖延存在显著的人口学差异

年龄小、女性、受教育程度高、未婚、赡养老人数量多、外地或农业户口、居住在城市、失业的民众的手机拖延睡眠行为相对较多，而个人月收入越高、拥有房产数量越多、主观社会阶层越高的民众的手机拖延睡眠行为越少；年龄小、受教育程度高、未婚、一直无工作的民众的上网拖延睡眠行为相对较多，而个人月收入和家庭月收入越高、拥有房产数量越多、主观社会阶层越高的民众的上网拖延睡眠行为越少；年龄小、女性、受教育程度高、未婚、赡养老人多、居住在城市、失业的民众的一般睡眠拖延行为相对较多，但是 60~71 岁的年长者的一般睡眠拖延行为有些许增加；此外，主观社会阶层越高的民众的一般睡眠拖延行为越少。

第一，当下关于手机拖延睡眠和网络拖延睡眠的研究更多侧重于年轻人，年轻人对手机及网络的使用更多，睡眠拖延水平也更高；而对于年长者来说，人体的新陈代谢等生理机能发生变化，可能会面临着较多的睡眠问题，一般睡眠拖延行为也是其中之一。第二，女性往往会体验到更多的情绪压力，相较于男性需要更长的时间进行缓解和恢复。第三，众所周知，无论是在工作中还是学习中，更高的学历意味着需要掌握更精湛的理论知识，而学习资料极大一部分来自网络，所以高学历的人的睡眠拖延可能与工作及学习要求有关。第四，未婚群体除了工作和生活没有其他生活琐事，有更多的时间花在网络娱乐和交友之上，因而更容易依赖手机或网络，产生睡眠拖延行为。第五，外地户口民众可以通过手机获得更多的娱乐和归属感，他们往往会花费更多的时间使用手机，因而导致睡眠拖延。第六，城市居民一般都有固定工作，下班之后往往通过手机进行消遣和娱乐，而且城市的夜生活比乡村丰富，故睡眠拖延行为较多。第七，拥有更高收入的民众往往会将更多的时间投入工作上，所以在手机娱乐上的需求较少。第八，失业或一直无工作的民众的睡眠拖延行为较多，务农民众的睡眠拖延行为最少。一方面，失业群众需要通过手机或网络缓解焦虑和压力；另一方面，失业群众需要借助手机和网络进行再就业，所以他们会有更多的时间花费在手机及网络上，也更易产生睡眠拖延行为。第九，社会阶层高的民众的自信程度高，对生活的掌控感强，更注重健康生活和享受生活，所以睡眠拖延行为较少。

### （三）睡眠拖延能显著负向预测睡眠质量

第一，手机拖延睡眠行为对睡眠质量具有显著的负向预测作用，即手机拖延睡眠行为越多，睡眠质量越差。这与以往的研究结论一致，在控制了不同人口学变量之后，这一现象仍然显著。随处可见的"低头族"、朋友相聚时相看两无言、亲人团聚时各玩各的手机，这种强迫性媒介使用行为，会让民众对现实中的人际交往产生紧张和逃避情绪。"机不离手"不仅会损伤个体的身心健康，也会损害社会成员之间的交往，让社会联结变得愈发空洞，削弱社会成员间的凝聚力。因此，要有意识地控制每天使用手机的时间，加强与身边人的良性互动，增强独立思考和自我判断能力。第二，上网拖延睡眠行为对睡眠质量具有显著的负向预测作用，即上网拖延睡眠行为越多，睡眠质量越差。上网拖延带来的负面影响远远不止睡眠质量变差，过度上网容易增加心理压力，使思维能力变差、工作效率变低。要制订清晰的个人计划，并将目标和计划落实到现实生活当中，只有这样才能有效防止睡眠拖延行为的出现。第三，一般睡眠拖延行为对睡眠质量具有显著的负向预测作用，即一般睡眠拖延行为越多，睡眠质量越差。自我约束力不足和补偿心理容易导致睡眠拖延，在现实生活中应注意培养自律意识，增强对生活的控制感，或者采用正念的方式缓解心理失衡，这都有助于减少睡眠拖延行为，并提高睡眠质量。

**参考文献**

荀双玉、杜美杰、王玲莉等，2021，《青少年手机依赖与睡眠质量相关性的 meta 分析》，《现代预防医学》第 48 期。

刘贤臣、唐茂芹、胡蕾等，1996，《匹兹堡睡眠质量指数的信度和效度研究》，《中华精神科杂志》第 2 期。

马晓涵、祝丽巍、郭婧等，2021，《中文版睡眠拖延行为量表在大学生中的信效度检验》，《中国临床心理学杂志》第 4 期。

涂作胜，2009，《90 后大学生上网过度对睡眠质量的影响》，《中国医学创新》第 12 期。

韦耀阳、谢志斌、江建华，2018，《大学生网络依赖对睡眠质量影响研究》，《海南广播电视大学学报》第 19 期。

吴贤华，2020，《大学生手机依赖、睡眠质量与信息焦虑的关系》，《内江师范学院学报》第 35 期。

Guo, J. , Meng, D. , Ma, X. , Zhu, L. , Yang, L. , & Mu, L. 2020. The impact of bedtime procrastination on depression symptoms in Chinese medical students. *Sleep and Breathing*, 24 (3).

Huang, Q. , Li, Y. , Huang, S. , Qi, J. , Shao, T. , Chen, X. , ... & Chen, H. 2020. Smartphone use and sleep quality in Chinese college students: a preliminary study. *Frontiers in Psychiatry*, 11, 352.

Ma, X. , Meng, D. , Zhu, L. , Xu, H. , Guo, J. , Yang, L. , ... & Mu, L. 2020. Bedtime procrastination predicts the prevalence and severity of poor sleep quality of Chinese undergraduate students. *Journal of American College Health*, 1 – 8.

Söderqvist, F. , Carlberg, M. , & Hardell, L. 2008. Use of wireless telephones and self-reported health symptoms: a population-based study among Swedish adolescents aged 15 – 19 years. *Environmental Health*, 7 (1), 1 – 10.

Yogesh, S. , Abha, S. , & Priyanka, S. 2014. Short Communication Mobile usage and sleep patterns among medical students. *Indian J Physiol Pharmacol*, 58 (1), 100 – 103.

Zhang, M. X. , & Wu, A. M. 2020. Effects of smartphone addiction on sleep quality among Chinese university students: The mediating role of self-regulation and bedtime procrastination. *Addictive Behaviors*, 111, 106552.

# 睡眠不平等及其影响

**摘　要：**在快速发展的当今社会，睡眠不足和睡眠剥夺问题日趋严重，睡眠也呈现日益不平等的趋势。本研究采用中国社会科学院社会学研究所于 2021 年 11 月开展的中国居民睡眠状况线上调查，分析了我国睡眠不平等的现状、影响因素及社会心态。结果显示，总的来说，社会经济地位越高的群体，睡眠状况越好。睡眠质量不平等程度高于睡眠时长不平等程度。经济发展水平和生存质量较高的省份，人们的睡眠时长普遍更长，睡眠质量普遍更高。睡眠不平等程度越高的省份，其民众公平感和社会信任度越低，越表现出"躺平"心态。因此，改善民众的睡眠状况和睡眠不平等现状，一方面可以从个体层面入手，采取改善睡眠环境、缓解生活压力等措施；另一方面可以从宏观层面入手，大力发展经济，提高人们的生活质量，降低社会不平等程度，促进共同富裕，其中不仅应包括物质层面的富裕，还应包括精神层面的富裕。

**关键词：**睡眠不平等　睡眠质量　社会心态

## 一　引言

睡眠是每个人一天花费时间最多的活动，也是必不可少的活动。睡眠问题日渐成为人们关注的重点，这主要源于在快速发展的当今社会，睡眠不足和睡眠剥夺问题日趋严重。"996"和"007"等加班形式，通过挤占人们的睡眠和休息时间来换取更长的工作时间和更多的劳动付出，这可能影响人们的身心健康。不仅如此，睡眠还呈现日益不平等的趋势。一方面，个体间和群体间的睡眠时长与睡眠质量差异明显，有的人一天只有四五个小时的睡眠时间，而有的人的睡眠时间却在 12 个小时以上；另一方面，究竟什么样的人的睡眠状况更好，目前的研究结果并不一致。睡眠的替代效应认为，当工资上涨时，由于收入增加，睡眠时间的机会成本也会增加，人们可能会选择牺牲睡眠时间来换取更多的工作时间，广泛流传的《哈佛凌晨四点半》的励志文章，《华尔街日报》上的《精英夜未眠》的专题文章，似乎都在传递着用睡眠时间来获取工作和学习时间，以获得向上流动的机会的信息。

然而，睡眠的收入效应认为，当收入增加时，人们对睡眠的需求也会增加，而且只有社会地位较高的群体才能拥有更多的睡眠时间。遗憾的是，尽管人们对经济不平等和健康不平等的关注越来越多，对睡眠不平等的关注却较少。王琪延和韦佳佳（2017）基于 1996～2016 年中国人民大学休闲经济研究中心关于北京市居民生活时间分配的调查数据，利用回归模型进行了实证分析。分析结果表明，居民睡眠时间在逐年增加；收入对居民睡眠时间有负向作用，收入越高，睡眠时间越短，睡眠时间的替代效应强于收入效应；工作时间越长，睡眠时间越短；女性比男性的睡眠时间长；年长者的睡眠时间偏短；家中有需要照料的人，人们的睡眠时间会被挤压。但是，除了这些群体间的睡眠不平等以外，群体内部睡眠不平等状况如何，哪些群体的睡眠状况普遍较好，而哪些群体的睡眠状况普遍较差呢？除此之外，有哪些宏观因素对睡眠不平等产生影响，例如，社会发展水平更高的地区的民众睡眠不平等更严重，抑或更同质？最后，睡眠不平等是否会如同经济不平等那样，影响人们的社会心态，例如减弱公平感？这些都是本研究希望去探讨的问题。

## 二 研究方法

本研究所用数据来源于中国社会科学院社会学研究所于 2021 年 11 月开展的中国居民睡眠状况线上调查，有效样本为 6037 个，各变量情况可参见本书"2021 年中国睡眠指数报告"。根据"七普"数据，对省份和性别进行加权，并使用加权后的样本进行分析。

睡眠不平等采用睡眠时长不平等和睡眠质量不平等两个指标，这是因为影响睡眠状况的不仅是睡眠时长，睡眠质量也是一个关键因素。其中，睡眠时长采用一道题"您每晚的实际睡眠时间是多长？"来测量，本次调查总体平均睡眠时长为 7.06 ± 1.32 小时。睡眠质量采用《匹兹堡睡眠质量指数量表（PSQI）》进行测量，该量表共有 7 个因子，将其得分转换为睡眠质量评价分，得分范围为 1～4 分，分数越高，睡眠质量越好。本次调查中的睡眠质量平均得分为 3.29±0.68 分，表明睡眠质量较好。睡眠时长和睡眠质量均使用标准差来代表不平等的程度，因为从理论上来说标准差与样本量无关，标准差越大，代表睡眠时长和睡眠质量的离散程度越大，也即睡眠状况越不平等。但是，在实际研究过程中，标准差往往也可能受到抽样的影响，样本少可能导致离散程度偏大，故本研究检验了各子样本①的样本量与标准差的相关。对于睡眠时长而言，两者的相关系数为 -0.164（$p = 0.187$）；对于睡眠质量而言，两者的相关系数为 -0.205（$p = 0.101$）。可见，在本研究中，样本量和标准差的相关不显著，可以使用标准差作为离散程度也即睡眠不平等的指标。但是因为睡眠时长和睡眠质量的量纲不同，为比较两者的离散程度，本研究将标准差除以平均值得到变异系数，用于比较睡眠时长不平等和睡眠质量不平等。

## 三　研究结果

### （一）睡眠不平等的现状和个体层面的影响因素

被调查者的平均睡眠时长为 7.06 小时，标准差为 1.32，变异系数为 0.19；被调查者的睡眠质量平均值为 3.29，因为睡眠质量的量纲为 1～4 分，故睡眠质量较好，其标准差为 0.68，变异系数为 0.21。可见，我国民众睡眠时长平均不足 8 小时，但睡眠质量偏好，睡眠质量不平等程度高于睡眠时长不平等程度。

表 1　睡眠时长不平等和睡眠质量不平等状况

| 变量 | | 睡眠时长 | | | 睡眠质量 | | |
|---|---|---|---|---|---|---|---|
| | | 平均值 | 标准差 | 变异系数 | 平均值 | 标准差 | 变异系数 |
| 总计 | | 7.06 | 1.32 | 0.19 | 3.29 | 0.68 | 0.21 |
| 年龄段 | 18～19 岁 | 6.87 | 1.60 | 0.23 | 3.27 | 0.67 | 0.20 |
| | 20～29 岁 | 7.18 | 1.28 | 0.18 | 3.31 | 0.66 | 0.20 |
| | 30～39 岁 | 7.06 | 1.26 | 0.18 | 3.27 | 0.68 | 0.21 |
| | 40～49 岁 | 6.75 | 1.23 | 0.18 | 3.30 | 0.71 | 0.22 |

---

① 子样本用年龄段、性别、户口类型、受教育程度、收入和财富、工作状况及省份划分。

续表

| 变量 | | 睡眠时长 | | | 睡眠质量 | | |
|---|---|---|---|---|---|---|---|
| | | 平均值 | 标准差 | 变异系数 | 平均值 | 标准差 | 变异系数 |
| 年龄段 | 50~59 岁 | 6.76 | 1.32 | 0.20 | 3.26 | 0.81 | 0.25 |
| | 60~71 岁 | 6.15 | 2.39 | 0.39 | 2.75 | 0.90 | 0.33 |
| 性别 | 男性 | 7.00 | 1.37 | 0.20 | 3.29 | 0.69 | 0.21 |
| | 女性 | 7.13 | 1.26 | 0.18 | 3.28 | 0.67 | 0.21 |
| 居住地 | 城市 | 7.07 | 1.24 | 0.18 | 3.30 | 0.67 | 0.20 |
| | 乡镇 | 6.97 | 1.54 | 0.22 | 3.21 | 0.73 | 0.23 |
| | 农村 | 7.14 | 1.48 | 0.21 | 3.30 | 0.66 | 0.20 |
| 户口类型 | 农业户口 | 7.15 | 1.33 | 0.19 | 3.29 | 0.67 | 0.20 |
| | 非农户口 | 7.00 | 1.30 | 0.19 | 3.28 | 0.69 | 0.21 |
| 户口所在地 | 本地户口 | 7.08 | 1.35 | 0.19 | 3.29 | 0.68 | 0.21 |
| | 外地户口 | 7.02 | 1.21 | 0.17 | 3.28 | 0.67 | 0.20 |
| 受教育程度 | 小学及以下 | 5.78 | 1.96 | 0.34 | 2.73 | 0.87 | 0.32 |
| | 初中 | 6.81 | 1.86 | 0.27 | 3.19 | 0.82 | 0.26 |
| | 高中 | 6.87 | 1.65 | 0.24 | 3.18 | 0.73 | 0.23 |
| | 本专科 | 7.11 | 1.25 | 0.18 | 3.31 | 0.66 | 0.20 |
| | 研究生 | 7.03 | 1.05 | 0.15 | 3.33 | 0.68 | 0.20 |
| 家庭月收入 | 2000 元及以下 | 6.81 | 1.55 | 0.23 | 3.17 | 0.75 | 0.24 |
| | 2000~6000 元 | 6.95 | 1.52 | 0.22 | 3.21 | 0.72 | 0.22 |
| | 6000~10000 元 | 7.05 | 1.42 | 0.20 | 3.30 | 0.69 | 0.21 |
| | 1 万~1.5 万元 | 7.09 | 1.24 | 0.18 | 3.28 | 0.67 | 0.20 |
| | 1.5 万~3 万元 | 7.12 | 1.17 | 0.16 | 3.31 | 0.65 | 0.20 |
| | 3 万~4.5 万元 | 7.04 | 1.29 | 0.18 | 3.25 | 0.66 | 0.20 |
| | 4.5 万~6 万元 | 7.06 | 1.46 | 0.21 | 3.27 | 0.71 | 0.22 |
| | 6 万~10 万元 | 7.09 | 1.22 | 0.17 | 3.36 | 0.66 | 0.20 |
| | 10 万元以上 | 7.21 | 1.23 | 0.17 | 3.37 | 0.68 | 0.20 |
| 现居住地房产 | 无房 | 7.00 | 1.27 | 0.18 | 3.28 | 0.67 | 0.20 |
| | 有 1 套房 | 7.11 | 1.33 | 0.19 | 3.29 | 0.68 | 0.21 |
| | 有 2 套房及以上 | 7.03 | 1.49 | 0.21 | 3.32 | 0.73 | 0.22 |
| 工作状况 | 无工作 | 6.99 | 1.45 | 0.21 | 3.28 | 0.69 | 0.21 |
| | 有工作 | 7.09 | 1.27 | 0.18 | 3.29 | 0.68 | 0.21 |

续表

| 变量 | | 睡眠时长 | | | 睡眠质量 | | |
|---|---|---|---|---|---|---|---|
| | | 平均值 | 标准差 | 变异系数 | 平均值 | 标准差 | 变异系数 |
| 职业 | 负责人 | 6.99 | 1.27 | 0.18 | 3.40 | 0.66 | 0.19 |
| | 专业技术人员 | 7.01 | 1.11 | 0.16 | 3.36 | 0.65 | 0.20 |
| | 办事人员 | 6.95 | 1.27 | 0.18 | 3.30 | 0.70 | 0.21 |
| | 商业人员 | 6.87 | 1.65 | 0.24 | 3.16 | 0.77 | 0.24 |
| | 服务人员 | 7.03 | 1.52 | 0.22 | 3.25 | 0.73 | 0.23 |
| | 生产工人 | 6.95 | 1.30 | 0.19 | 3.31 | 0.68 | 0.21 |
| | 农业生产者 | 6.91 | 1.59 | 0.23 | 3.25 | 0.82 | 0.25 |
| | 不便分类者 | 7.03 | 1.46 | 0.21 | 3.24 | 0.72 | 0.22 |

## 1. 年龄与睡眠不平等

将被调查者按年龄段分成 18～19 岁、20～29 岁、30～39 岁、40～49 岁、50～59 岁和 60～71 岁六个，以下分析了这六个年龄段被调查者的睡眠不平等状况。如表 1 和图 1 所示，18～19 岁和 60～71 岁被调查者的睡眠时长较短，且标准差更大，即睡眠时长不平等问题更严重；20～29 岁被调查者的睡眠时长最长，且标准差较小，即他们睡眠状况普遍较好；40～49 岁被调查者的睡眠时长较短，但标准差最小，说明他们睡眠时长普遍较短。在睡眠质量方面，60 岁以下被调查者的差异不大，但是 20～59 岁的被调查者的标

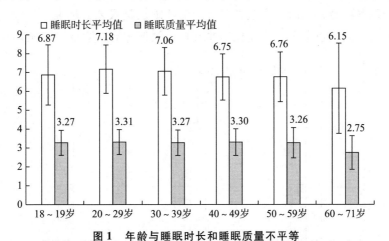

**图 1　年龄与睡眠时长和睡眠质量不平等**

注：图中误差线表示的是上下一个标准差，此线越长代表标准差越大，即睡眠不平等越严重，下同。

准差随年龄增大而逐渐增加；60～71 岁被调查者的睡眠质量最差，且标准差最大，即睡眠质量不平等问题最严重。

**2. 性别与睡眠不平等**

如表 1 和图 2 所示，在调查结果中，男性的平均睡眠时长少于女性，但是男女在睡眠质量上差异较小。在标准差上面，均是男性的睡眠时长和睡眠质量标准差高于女性，可见男性的睡眠不平等问题更严重。

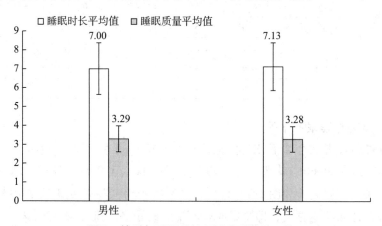

图 2　性别与睡眠时长和睡眠质量不平等

**3. 居住地和户口类型与睡眠不平等**

在居住地上，乡镇被调查者的睡眠时长最短，标准差最大，睡眠时长不平等问题最严重；同时，乡镇被调查者的睡眠质量最差，标准差最大，睡眠质量不平等问题也最严重。相比于非农户口被调查者，农业户口被调查者的

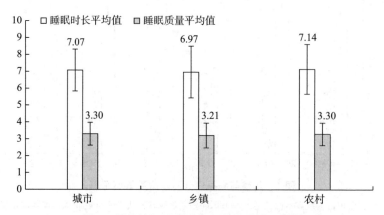

图 3　居住地与睡眠时长和睡眠质量不平等

睡眠时长更长、睡眠质量更好，标准差更大，睡眠不平等问题更严重。相比于外地户口被调查者，本地户口被调查者的睡眠时长更长、睡眠质量更好，标准差更大，睡眠不平等问题更严重。

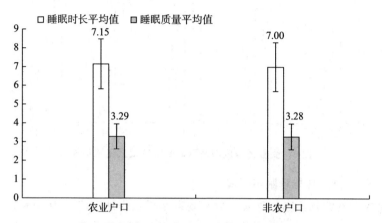

**图 4　户口类型与睡眠时长和睡眠质量不平等**

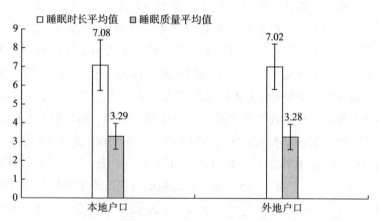

**图 5　户口所在地与睡眠时长和睡眠质量不平等**

### 4. 受教育程度与睡眠不平等

在受教育程度方面，被调查者的睡眠时长呈现先上升后下降的趋势，本专科学历被调查者的睡眠时长最长，但是睡眠质量基本上随受教育程度的提高而提高，研究生学历被调查者的睡眠质量最好。睡眠时长和睡眠质量的标准差基本上随受教育程度的提高而下降，说明受教育程度越高，睡眠时长和睡眠质量的状况越同质。

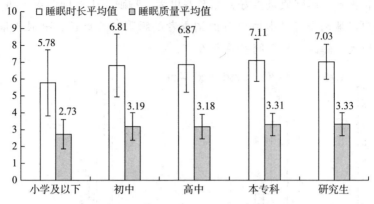

**图 6　受教育程度与睡眠时长和睡眠质量不平等**

### 5. 收入和财富与睡眠不平等

收入考察的是家庭月收入，财富则以是否在本地有房产为衡量标准。调查结果发现，睡眠时长和睡眠质量均呈现先上升后下降再上升的趋势，睡眠时长的两个高点分别位于家庭月收入 1.5 万～3 万元 (7.12 小时) 和 10 万元以上 (7.21 小时)，两个低点分别位于家庭月收入 2000 元及以下 (6.81 小时) 和 3 万～4.5 万元 (7.04 小时)。睡眠质量的两个高点分别位于家庭月收入 1.5 万～3 万元 (3.31 分) 和 10 万元以上 (3.37 分)，两个低点分别位于家庭月收入 2000 元及以下 (3.17 分) 和 3 万～4.5 万元 (3.27 分)。但是标准差却反过来呈现先下降后上升再下降的趋势，睡眠时长标准差的两个高点分别位于家庭月收入 2000 元及以下 (1.55) 和 4.5 万～6 万元 (1.46 小时)，两个低点分别位于家庭月收入 1.5 万～3 万元 (1.17 小时) 和 6 万～10 万元 (1.22 小时)。睡眠质量标准差的两个高点也分别位于家庭月收入 2000 元及以下 (0.75 分) 和 4.5 万～6 万元 (0.71 分)，两个低点分别位于家庭月收入 1.5 万～3 万元 (0.65 分) 和 6 万～10 万元 (0.66 分)。可见，在不同收入群体中，一方面，睡眠时长和睡眠质量变化趋势一致且不平等的变化趋势也一致；另一方面，睡眠时长越长和睡眠质量越好的群体，睡眠不平等问题越不严重。

在财富方面，本地有 1 套房的被调查者的睡眠时长最长，有 2 套房及以上的被调查者的睡眠质量最好，无房的被调查者的睡眠时长最短且睡眠质量最差。但是睡眠时长和睡眠质量的标准差均是房产越多的越大，即财富越多的群体，睡眠不平等问题越严重。

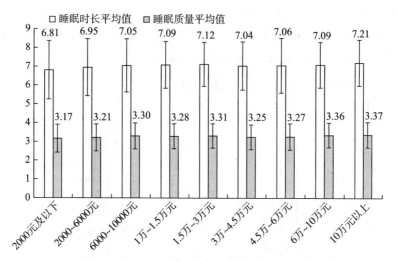

**图7　家庭月收入与睡眠时长和睡眠质量不平等**

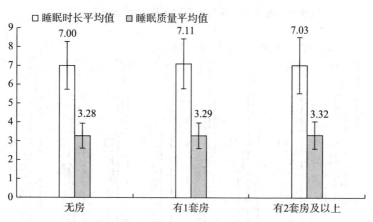

**图8　本地房产数与睡眠时长和睡眠质量**

### 6. 工作状况与睡眠不平等

相比于目前无工作的被调查者而言，目前有工作的被调查者的睡眠时长越长，睡眠质量越好，且睡眠时长和睡眠质量的标准差越小。在职业方面，在调查结果中，商业人员的睡眠时长最短（6.87 小时）、睡眠质量最差（3.16 分），他们的睡眠时长标准差最大（1.65 小时）、睡眠质量标准差次大（0.77 分），仅低于农业生产者的睡眠质量标准差（0.82 分）；而农业生产者的睡眠时长次短（6.91 小时）、睡眠质量较差（3.25 分），睡眠时长标准差次高（1.59 小时）。睡眠时长和睡眠质量标准差最小的是专业技术人员，他们的睡眠时长较长，睡眠质量也较高。可见，虽然睡眠时长和睡眠质量的平均值和标准差的变化趋势并不一致，但是总的来说，睡眠时长越长、睡眠质量越好的群体的睡眠不平等问题也越不严重。

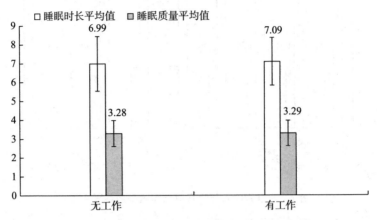

**图 9　是否有工作与睡眠时长和睡眠质量不平等**

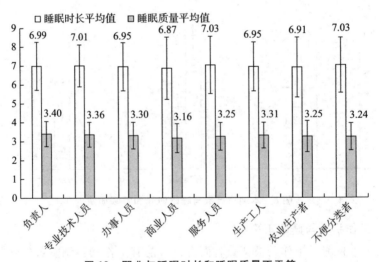

**图 10　职业与睡眠时长和睡眠质量不平等**

### 7. 个体变量与睡眠差异

前面的描述性分析探讨了不同群体间睡眠状况的好坏，但是，这种描述性分析可能受到不同群体间特征差异的影响，例如男女性别的睡眠状况的差异可能是由男女受教育程度、收入和职业差异所致。故笔者采用多元线性回归方法，在控制了其他变量的基础上，再次分析个体变量在睡眠状况上的差异，即睡眠的群体间不平等问题。结果发现，在其他个体变量不变的情况下，年龄越大，睡眠时长越短；女性的睡眠时长显著长于男性；非农户口被调查者的睡眠时长显著短于农业户口被调查者；受教育程度越高，睡眠时长越长，睡眠质量越好；家庭月收入越高，睡眠质量越好；本地有 1 套房的被调查者的睡眠时长显著长于无房的被调查者。单独对有工作的群体进行分析发现，在其他变量不变的情况下，年龄越大，睡眠时长越短；男女性别和不同户口类型在睡眠时长和睡眠质量上没有显著差异；受教育程度越高、家庭月收入和财富（本地房产）越多，睡眠时长越长，睡眠质量越好；商业人员的睡眠时长显著短于不便分类者（以自由职业为主），睡眠质量显著差于负责人、专业技术人员和生产工人。变换职业的参照变量发现，除生产工人的睡眠时长显著短于不便分类者以外，其他职业的睡眠时长和睡眠质量没有显著差异。因此，虽然存在个别特殊情况，但总的来说，似乎是社会经济地位越高的群体的睡眠状况越好。

表 2　个体变量对睡眠状况的预测作用

| 变量 | 全部样本 （$N = 5878$） | | 有工作者 （$N = 2807$） | |
|---|---|---|---|---|
| | 睡眠时长 | 睡眠质量 | 睡眠时长 | 睡眠质量 |
| 常数 | 5.646 *** | 2.803 *** | 5.286 *** | 2.635 *** |
| 年龄（中心化） | - 0.015 *** | 0 | - 0.021 *** | 0.001 |
| 年龄中心化的平方 | 0 | 0 * | 0 | 0 * |
| 女性（男性 = 0） | 0.133 *** | - 0.015 | 0.06 | 0.021 |
| 城市（农村 = 0） | - 0.035 | - 0.008 | - 0.067 | 0.02 |
| 乡镇（农村 = 0） | - 0.135 | - 0.068 * | - 0.107 | - 0.049 |
| 非农户口（农业户口 = 0） | - 0.182 *** | - 0.028 | - 0.112 * | - 0.045 |
| 外地户口（本地户口 = 0） | - 0.054 | - 0.009 | - 0.02 | - 0.058 |
| 初中（小学及以下 = 0） | 1.047 *** | 0.411 ** | 1.267 ** | 0.555 ** |
| 高中（小学及以下 = 0） | 1.129 *** | 0.393 ** | 1.384 *** | 0.401 * |
| 本专科（小学及以下 = 0） | 1.294 *** | 0.512 *** | 1.486 *** | 0.514 ** |
| 研究生（小学及以下 = 0） | 1.241 *** | 0.521 *** | 1.474 *** | 0.493 ** |
| 家庭月收入 | 0.016 * | 0.014 *** | 0.028 ** | 0.015 * |
| 有 1 套房（无房 = 0） | 0.186 *** | 0.008 | 0.196 *** | 0.078 * |
| 有 2 套房及以上（无房 = 0） | 0.176 * | 0.057 | 0.196 * | 0.124 ** |
| 有工作（无工作 = 0） | 0.108 * | - 0.033 | | |
| 负责人（商业人员 = 0） | | | 0.115 | 0.168 ** |

续表

| 变量 | 全部样本（$N = 5878$） | | 有工作者（$N = 2807$） | |
|---|---|---|---|---|
| | 睡眠时长 | 睡眠质量 | 睡眠时长 | 睡眠质量 |
| 专业技术人员（商业人员 = 0） | | | 0.123 | 0.133 *** |
| 办事人员（商业人员 = 0） | | | 0.096 | 0.075 |
| 服务人员（商业人员 = 0） | | | 0.153 | 0.071 |
| 生产工人（商业人员 = 0） | | | 0.052 | 0.119 ** |
| 农业生产者（商业人员 = 0） | | | 0.035 | − 0.075 |
| 不便分类者（商业人员 = 0） | | | 0.31 ** | 0.098 |
| $R^2$ | 0.03 | 0.015 | 0.04 | 0.029 |
| $F$ 值 | 1.297 *** | 3.919 *** | 3.953 *** | 3.056 *** |

*** $p < 0.01$, ** $p < 0.05$, * $p < 0.1$。

### 8. 睡眠状况和睡眠不平等分类

综合以上结果，根据睡眠时长和睡眠质量的平均值与标准差的关系可以将群体分为四类：第一类是睡眠状况较差（包括睡眠时长较短或/和睡眠质量较差），标准差较小，这部分群体的睡眠状况普遍较差；第二类是睡眠状况较差，标准差较大，这部分群体睡眠状况较差且内部睡眠不平等程度较高；第三类是睡眠状况较好，标准差较小，这部分群体的睡眠状况普遍较好；第四类是睡眠状况较好，标准差较大，这部分群体睡眠状况虽然较好但内部睡眠不平等程度较高。四个分类所包括的群体可见表3。需注意的是，表3中睡眠状况和睡眠不平等都是相比较而言的结果，因此对于二分类变量来说，斜对角线是一对群体，如男性的睡眠时长较短且睡眠不平等程度较高，而女性的睡眠时长较长且睡眠不平等程度较低。但是对于多分类变量来说，表中仅呈现了睡眠状况和睡眠不平等处于较高或较低水平的群体分类。

从表3所总结的结果来看，似乎睡眠较差但内部睡眠不平等程度也较高的群体有三类：第一类是社会地位较低的群体，他们受教育程度较低、月收入较低；第二类是工作不稳定性较强的群体，如商业人员；第三类是睡眠受生理状况影响较大的群体，如年轻和年长群体。相反，睡眠状况普遍较好的是社会地位较高、工作较稳定的群体和青年群体。而睡眠普遍较差的是中年、非农户口和本地无房的群体。睡眠较好但内部睡眠不平等程度较高的是农业户口和本地有房群体。因此，睡眠不平等可能与社会经济状况和生活质量有关，以下对此进行了分析。

表 3　睡眠状况和睡眠不平等四联表

| 维度 | 群体内部睡眠不平等程度较高 | 群体内部睡眠不平等程度较低 |
|---|---|---|
| 睡眠状况较差 | 18～19 岁居民的睡眠时长；<br>60～71 岁居民的睡眠时长；<br>男性的睡眠时长；<br>小学及以下受教育程度的居民；<br>家庭月收入在 6000 元以下的居民；<br>商业人员 | 40～49 岁居民的睡眠时长；<br>非农业户口居民的睡眠时长；<br>本地无房的居民 |
| 睡眠状况较好 | 农业户口居民的睡眠时长；<br>本地房产在一套及以上的居民 | 20～29 岁居民的睡眠时长；<br>女性的睡眠时长；<br>本专科以上受教育程度的居民；<br>家庭月收入在约 6 万元以上的居民；<br>专业技术人员 |

注：未特殊说明是睡眠时长还是睡眠质量的地方，指的是既包括睡眠时长也包括睡眠质量。

### （二）影响睡眠不平等的宏观因素

#### 1. 经济发展水平与睡眠不平等

以下笔者分析了影响睡眠不平等的因素，以各省份睡眠时长和睡眠质量的标准差为指标，标准差越大，代表该省份内睡眠不平等程度越高。经济发展水平以 2020 年末各省份人均地区生产总值（以下简称省份人均 GDP，取对数）和地区生产总值指数（以下简称省份 GDP 指数，上年 = 100）为指标，数据来源于 2021 年《中国统计年鉴》。由表 4 可以看到，省份内睡眠时长不平等与睡眠质量不平等呈显著正相关，但是睡眠时长越长、睡眠质量越好的省份，省份内睡眠时长和睡眠质量不平等程度越低，也就是说，各省份居民的睡眠更倾向于朝向"普遍的好"和"差异性的差"两个方面发展。省份内睡眠时长和睡眠质量不平等与省份人均 GDP 呈显著负相关，而与省份 GDP 指数呈显著正相关，省份人均 GDP 与省份 GDP 指数呈显著负相关。可见，在 2020 年，经济发展水平较高的省份，经济增长速度相对较慢，省份内居民的睡眠呈现"普遍的好"；而经济发展水平较低的省份，经济增长速度相对较快，省份内居民的睡眠呈现"差异性的差"。

表 4　省份内睡眠不平等程度与睡眠状况和经济发展水平的相关情况

| 类别 | 1 | 2 | 3 | 4 | 5 |
|---|---|---|---|---|---|
| 1. 睡眠时长省份内不平等 | 1 | | | | |

续表

| 类别 | 1 | 2 | 3 | 4 | 5 |
|---|---|---|---|---|---|
| 2. 睡眠质量省份内不平等 | 0.446 *** | 1 | | | |
| 3. 睡眠时长省份平均 | − 0.308 *** | − 0.574 *** | 1 | | |
| 4. 睡眠质量省份平均 | − 0.411 *** | − 0.617 *** | 0.373 *** | 1 | |
| 5. 省份人均 GDP（对数） | − 0.259 *** | − 0.141 *** | 0.004 | 0.450 *** | 1 |
| 6. 省份 GDP 指数 | 0.396 *** | 0.051 *** | 0.076 *** | − 0.206 *** | − 0.093 *** |

*** $p < 0.01$，** $p < 0.05$，* $p < 0.1$。

然而，因为经济发展水平不同的省份的居民在社会结构，如家庭收入等方面可能存在差异，如前所述，这些差异也可能影响睡眠不平等。因此，接下来，笔者控制了个体层面的变量，采用多元线性回归方法，分析省份人均GDP 和省份 GDP 指数对睡眠不平等的预测作用。结果发现，省份人均 GDP对睡眠时长和睡眠质量具有显著正向预测作用，但是对睡眠时长和睡眠质量不平等具有显著负向预测作用；省份 GDP 指数对睡眠时长和睡眠时长不平等具有显著正向预测作用，但是对睡眠质量具有显著负向预测作用，而对睡眠质量不平等没有显著预测作用。因为省份人均 GDP 和省份 GDP 指数相关，故将两者同时纳入回归方程（模型 3），但是结果并没有发生变化。可见，经济发展水平较高的省份，人们的睡眠时长普遍更长、睡眠质量普遍更好；经济增速更快的省份，人们的睡眠时长更长但质量更差，睡眠时长不平等程度也较高。这可能是因为经济增速较快的省份，是目前经济发展水平较低的省份，因为它们正处于快速发展中，所以人们睡眠状况的差异较大。

表 5　经济发展水平对睡眠状况的预测作用

| 变量 | 参照变量 | 睡眠时长 | | | 睡眠质量 | | |
|---|---|---|---|---|---|---|---|
| | | 模型 1 | 模型 2 | 模型 3 | 模型 1 | 模型 2 | 模型 3 |
| 常数 | | 6.609 *** | 5.762 *** | 5.347 *** | 2.308 *** | 4.314 *** | 3.314 *** |
| 年龄（中心化） | | 0 | 0.001 ** | 0.001 ** | 0.001 *** | 0.001 ** | 0.001 *** |
| 年龄（中心化）的平方 | | 0 | 0 | 0 | 0 | 0 | 0 |
| 女性 | 男性 | − 0.001 | − 0.001 | − 0.001 | 0 | 0 | 0 |
| 城市 | 农村 | 0.021 *** | 0.022 *** | 0.022 *** | 0.002 | 0.002 | 0.001 |
| 乡镇 | 农村 | − 0.001 | 0.002 | 0 | − 0.004 | − 0.002 | − 0.005 |
| 非农户口 | 农业户口 | − 0.005 | − 0.003 | − 0.004 | − 0.002 | − 0.001 | − 0.003 |

续表

| 变量 | 参照变量 | 睡眠时长 | | | 睡眠质量 | | |
|---|---|---|---|---|---|---|---|
| | | 模型 1 | 模型 2 | 模型 3 | 模型 1 | 模型 2 | 模型 3 |
| 外地户口 | 本地户口 | -0.004 | -0.002 | -0.004 | 0.002 | 0.007 ** | 0.001 |
| 初中 | 小学及以下 | 0.014 | 0.021 | 0.019 | 0.004 | 0.005 | 0.001 |
| 高中 | 小学及以下 | 0.03 | 0.035 * | 0.034 * | 0.002 | 0.001 | -0.001 |
| 本专科 | 小学及以下 | 0.036 * | 0.042 ** | 0.04 ** | 0.001 | 0.002 | -0.002 |
| 研究生 | 小学及以下 | 0.04 * | 0.047 ** | 0.044 ** | 0.005 | 0.008 | 0.001 |
| 家庭月收入 | | 0 | 0 | 0 | 0 | 0.002 *** | 0 |
| 1 套房 | 无房 | 0.011 *** | 0.01 ** | 0.01 ** | 0 | 0.001 | 0 |
| 2 套房及以上 | 无房 | 0.011 * | 0.011 * | 0.009 | 0.003 | 0.009 ** | 0.005 |
| 有工作 | 无工作 | -0.01 ** | -0.011 ** | -0.012 *** | -0.003 | 0 | -0.002 |
| 省份人均 GDP（对数） | | 0.036 *** | | 0.037 *** | 0.089 *** | | 0.088 *** |
| 省份 GDP 指数 | | | 0.012 *** | 0.012 *** | | -0.01 *** | -0.009 *** |
| $R^2$ | | 0.026 | 0.024 | 0.037 | 0.158 | 0.027 | 0.172 |
| $F$ 值 | | 9.635 *** | 9.072 *** | 13.327 *** | 68.364 *** | 10.026 *** | 71.318 *** |

*** $p < 0.01$，** $p < 0.05$，* $p < 0.1$。

**表 6 经济发展水平对睡眠不平等的预测作用**

| 变量 | 参照变量 | 睡眠时长不平等 | | | 睡眠质量不平等 | | |
|---|---|---|---|---|---|---|---|
| | | 模型 1 | 模型 2 | 模型 3 | 模型 1 | 模型 2 | 模型 3 |
| 常数 | | 1.733 *** | -2.274 *** | -1.926 *** | 3.453 *** | 3.216 *** | 3.519 *** |
| 年龄（中心化） | | -0.001 *** | -0.001 * | -0.001 ** | 0 | 0 | 0 |
| 年龄（中心化）的平方 | | 0 | 0 | 0 | 0 | 0 | 0 |
| 女性 | 男性 | 0.002 | 0.002 | 0.002 | 0.004 | 0.003 | 0.004 |
| 城市 | 农村 | -0.003 | -0.001 | 0 | -0.023 ** | -0.024 ** | -0.023 ** |
| 乡镇 | 农村 | 0.004 | 0.006 | 0.008 | 0.004 | 0.003 | 0.004 |
| 非农户口 | 农业户口 | 0.001 | 0.004 | 0.004 | 0.009 | 0.008 | 0.009 |
| 外地户口 | 本地户口 | 0 | 0 | 0.002 | -0.008 | -0.01 | -0.008 |
| 初中 | 小学及以下 | -0.077 *** | -0.064 *** | -0.063 *** | -0.047 | -0.049 | -0.048 |
| 高中 | 小学及以下 | -0.06 *** | -0.049 *** | -0.048 *** | -0.074 ** | -0.075 ** | -0.074 ** |
| 本专科 | 小学及以下 | -0.07 *** | -0.061 *** | -0.06 *** | -0.077 ** | -0.079 ** | -0.077 ** |
| 研究生 | 小学及以下 | -0.083 *** | -0.073 *** | -0.07 *** | -0.118 *** | -0.12 *** | -0.118 *** |

续表

| 变量 | 参照变量 | 睡眠时长不平等 | | | 睡眠质量不平等 | | |
|---|---|---|---|---|---|---|---|
| | | 模型 1 | 模型 2 | 模型 3 | 模型 1 | 模型 2 | 模型 3 |
| 家庭月收入 | | $-0.001$ * | $-0.001$ ** | $-0.001$ | 0.001 | 0.001 | 0.001 |
| 有 1 套房 | 无房 | 0.009 ** | 0.006 | 0.006 | 0.007 | 0.007 | 0.007 |
| 有 2 套房及以上 | 无房 | 0.008 | 0 | 0.001 | 0 | $-0.002$ | 0 |
| 有工作 | 无工作 | 0.011 *** | 0.006 | 0.007 * | 0.018 ** | 0.017 ** | 0.018 ** |
| 省人均 GDP（对数） | | $-0.032$ *** | | $-0.031$ *** | $-0.027$ *** | | $-0.027$ *** |
| 省 GDP 指数（上年 = 100） | | | 0.034 *** | 0.034 *** | | | $-0.001$ |
| $R^2$ | | 0.022 | 0.118 | 0.128 | 0.012 | 0.01 | 0.012 |
| $F$ 值 | | 8.314 *** | 48.989 *** | 50.514 *** | 4.441 *** | 3.673 *** | 4.183 *** |

*** $p < 0.01$，** $p < 0.05$，* $p < 0.1$。

### 2. 生存质量与睡眠不平等

生存质量采用《世界卫生组织生存质量测定量表简表（WHOQOL-BREF）》进行测量，共分为生理健康、心理健康、社会关系和居住环境四个维度，分数越高，表示生存质量越好。将各省份的生存质量平均分与睡眠不平等进行相关分析，结果发现，生存质量越好的省份，睡眠不平等程度总体来说越低。由上可知，睡眠不平等程度越高，睡眠状况越差。因此，生存质量越好的省份，其民众的睡眠状态更倾向于"普遍的好"。

表 7　生存质量与睡眠不平等的相关情况

| 类别 | 1 | 2 | 3 | 4 | 5 | 6 |
|---|---|---|---|---|---|---|
| 1 睡眠时长不平等 | 1 | | | | | |
| 2 睡眠质量不平等 | 0.446 *** | 1 | | | | |
| 3 生理健康 | $-0.300$ *** | $-0.278$ *** | 1 | | | |
| 4 心理健康 | $-0.287$ *** | $-0.276$ *** | 0.803 *** | 1 | | |
| 5 社会关系 | $-0.166$ *** | $-0.010$ | 0.701 *** | 0.737 *** | 1 | |
| 6 居住环境 | $-0.226$ *** | $-0.307$ *** | 0.761 *** | 0.740 *** | 0.757 *** | 1 |
| 7 生存质量 | $-0.275$ *** | $-0.275$ *** | 0.910 *** | 0.910 *** | 0.848 *** | 0.921 *** |

*** $p < 0.01$，** $p < 0.05$，* $p < 0.1$。

同样，因为不同省份的社会结构不同，故控制了个体变量后，进一步分析省份平均生存质量对睡眠状况和睡眠不平等的影响。结果发现，各省份居民的人口学变量不变，省份平均生存质量均对睡眠时长和睡眠质量有显著正向预测作用，而对睡眠时长和睡眠质量不平等有显著负向预测作用。可见，生存质量越好的省份，其居民的睡眠状况越倾向于"普遍的好"。

表8　生存质量对睡眠不平等的预测作用

| 变量 | 参照变量 | 睡眠时长 | 睡眠质量 | 睡眠时长不平等 | 睡眠质量不平等 |
|---|---|---|---|---|---|
| 常数 | | 5.051 *** | 1.223 *** | 2.375 *** | 4.973 *** |
| 年龄（中心化） | | 0 | 0 | − 0.001 *** | 0 |
| 年龄（中心化）的平方 | | 0 | 0 | 0 | 0 |
| 女性 | 男性 | 0 | 0 | 0.002 | 0.002 |
| 城市 | 农村 | 0.018 *** | 0 | − 0.001 | − 0.016 |
| 乡镇 | 农村 | − 0.001 | − 0.003 | 0.01 | 0.009 |
| 非农户口 | 农业户口 | − 0.003 | 0.001 | 0.002 | 0.009 |
| 外地户口 | 本地户口 | 0.001 | 0.011 *** | − 0.004 | − 0.012 |
| 初中 | 小学及以下 | 0.022 | 0.027 | − 0.121 *** | − 0.054 |
| 高中 | 小学及以下 | 0.037 * | 0.021 | − 0.102 ** | − 0.082 ** |
| 本专科 | 小学及以下 | 0.044 ** | 0.021 | − 0.112 ** | − 0.089 ** |
| 研究生 | 小学及以下 | 0.048 ** | 0.026 * | − 0.129 *** | − 0.13 *** |
| 家庭月收入 | | 0 | 0.001 ** | − 0.002 ** | 0.001 |
| 有 1 套房 | 无房 | 0.009 ** | − 0.001 | 0.009 ** | 0.01 |
| 有 2 套房及以上 | 无房 | 0.013 * | 0.009 * | 0.008 | 0.002 |
| 有工作 | 无工作 | − 0.011 ** | − 0.002 | 0.009 * | 0.023 ** |
| 生存质量（省份平均） | | 0.569 *** | 0.593 *** | − 0.276 *** | − 0.529 *** |
| $R^2$ | | 0.102 | 0.203 | 0.033 | 0.032 |
| F 值 | | 26.232 *** | 49.829 *** | 7.934 *** | 5.940 *** |

*** $p < 0.01$，** $p < 0.05$，* $p < 0.1$。

## （三）睡眠不平等与社会心态

### 1. 睡眠不平等与社会公平感

社会公平感采用一道题测量："总的来说，您觉得当今的社会是否公平"。被调查者从 1（非常不公平）到 7（非常公平）间进行选择，分数越高，代表社会公平感越强。由表 9 可见，睡眠时长和睡眠质量不平等程度越高的省份，其居民的社会公平感越弱。在控制了个体变量后，睡眠不平等对社会公平感没有显著影响。

**2. 睡眠不平等与社会信任**

社会公平感采用一道题测量："社会上大多数人信任陌生人"。被调查者从 1（非常不同意）到 7（非常同意）间进行选择，分数越高，代表社会信任度越高。由表 9 可见，睡眠时长和睡眠质量不平等程度越高的省份，其居民的社会信任度越低。在控制了个体变量后，睡眠不平等仍然能显著负向预测社会信任。

**3. 睡眠不平等与流动感知**

流动感知采用一道题测量："我们出生的社会环境决定了我们的一生"。被调查者从 1（非常不同意）到 7（非常同意）间进行选择，再对选项进行反向计分，分数越高，代表流动感知越强。由表 9 可见，睡眠时长和睡眠质量不平等程度越高的省份，其居民的流动感知越弱。在控制了个体变量后，睡眠不平等仍然能显著负向预测流动感知。

**4. 睡眠不平等与地位焦虑**

地位焦虑采用一道题测量："在当今社会，如果不努力就会被淘汰"。被调查者从 1（非常不同意）到 7（非常同意）间进行选择，分数越高，代表地位焦虑水平越高。由表 9 可见，睡眠时长和睡眠质量不平等程度越高的省份，其居民的地位焦虑水平越高。在控制了个体变量后，睡眠不平等仍然能显著正向预测地位焦虑，这可能是因为流动感知越强，地位焦虑水平越高。但是在一个流动率较低的地区，部分人因为感知到流动率较低，反而减少了地位焦虑，即人们所说的"躺平"。

表 9 睡眠不平等与社会心态的相关情况

| 类别 | 1 | 2 | 3 | 4 | 5 |
|---|---|---|---|---|---|
| 1 睡眠时长不平等 | 1 | | | | |
| 2 睡眠质量不平等 | 0.446 *** | 1 | | | |
| 3 社会公平感 | − 0.176 *** | − 0.175 *** | 1 | | |
| 4 社会信任 | − 0.313 *** | − 0.215 *** | 0.287 *** | 1 | |
| 5 流动感知 | − 0.116 *** | − 0.258 *** | 0.273 *** | − 0.299 *** | 1 |
| 6 地位焦虑 | − 0.259 *** | − 0.383 *** | 0.091 *** | 0.034 *** | 0.389 *** |

*** $p < 0.01$，** $p < 0.05$，* $p < 0.1$。

表10　睡眠时长不平等对社会心态的预测作用

| 变量 | 参照变量 | 社会公平感 | 社会信任 | 流动感知 | 地位焦虑 |
|---|---|---|---|---|---|
| 常数 | | 4.225*** | 3.856*** | 4.164*** | 6.281*** |
| 年龄（中心化） | | 0.001** | 0* | 0 | -0.001 |
| 年龄（中心化）的平方 | | 0* | 0 | 0** | 0 |
| 女性 | 男性 | 0 | 0.001 | -0.002 | 0 |
| 城市 | 农村 | -0.007 | -0.011** | 0.014** | 0.028*** |
| 乡镇 | 农村 | -0.009 | -0.008 | -0.009 | 0 |
| 非农户口 | 农业户口 | -0.002 | 0 | -0.012*** | -0.009* |
| 外地户口 | 本地户口 | -0.004 | 0.005 | -0.015*** | -0.035*** |
| 初中 | 小学及以下 | -0.029* | 0.02 | -0.025 | -0.038 |
| 高中 | 小学及以下 | -0.003 | 0.02 | 0.001 | -0.014 |
| 本专科 | 小学及以下 | -0.012 | 0.014 | -0.005 | -0.004 |
| 研究生 | 小学及以下 | -0.014 | 0.02 | -0.002 | 0.006 |
| 家庭月收入 | | 0.001 | 0.001** | -0.002** | -0.004*** |
| 有1套房 | 无房 | -0.003 | -0.008*** | 0.004 | 0.017*** |
| 有2套房及以上 | 无房 | -0.012* | 0.001 | -0.007 | 0.011 |
| 有工作 | 无工作 | -0.002 | 0.004 | -0.013** | -0.01 |
| 睡眠时长不平等 | | -0.037* | -0.127*** | -0.299*** | -0.584*** |
| $R^2$ | | 0.005 | 0.038 | 0.081 | 0.176 |
| $F$ 值 | | 1.459 | 3.688*** | 8.395*** | 24.301*** |

*** $p < 0.01$，** $p < 0.05$，* $p < 0.1$。

表11　睡眠质量不平等对社会心态的预测作用

| 变量 | 参照变量 | 社会公平感 | 社会信任 | 流动感知 | 地位焦虑 |
|---|---|---|---|---|---|
| 常数 | | 4.219*** | 3.835*** | 4.382*** | 6.648*** |
| 年龄（中心化） | | 0.001** | 0.001** | 0 | 0 |
| 年龄（中心化）的平方 | | 0* | 0 | 0* | 0 |
| 女性 | 男性 | 0 | 0.001 | -0.002 | 0 |
| 城市 | 农村 | -0.007 | -0.012** | 0.011 | 0.022*** |
| 乡镇 | 农村 | -0.009 | -0.009* | -0.01 | -0.002 |
| 非农户口 | 农业户口 | -0.002 | 0.001 | -0.01** | -0.007 |
| 外地户口 | 本地户口 | -0.004 | 0.005 | -0.016*** | -0.037*** |

续表

| 变量 | 参照变量 | 社会公平感 | 社会信任 | 流动感知 | 地位焦虑 |
|---|---|---|---|---|---|
| 初中 | 小学及以下 | − 0.026 * | 0.033 ** | 0.001 | 0.013 |
| 高中 | 小学及以下 | 0 | 0.028 * | 0.015 | 0.015 |
| 本专科 | 小学及以下 | − 0.009 | 0.023 | 0.01 | 0.028 |
| 研究生 | 小学及以下 | − 0.011 | 0.029 * | 0.011 | 0.033 |
| 家庭月收入 | | 0.001 | 0.001 ** | − 0.002 * | − 0.003 ** |
| 有 1 套房 | 无房 | − 0.003 | − 0.009 *** | 0.003 | 0.015 ** |
| 有 2 套房及以上 | 无房 | − 0.012 * | 0 | − 0.008 | 0.007 |
| 有工作 | 无工作 | − 0.002 | 0.004 | − 0.011 ** | − 0.006 |
| 睡眠质量不平等 | | − 0.015 | − 0.051 ** | − 0.204 *** | − 0.38 *** |
| $R^2$ | | 0.004 | 0.023 | 0.119 | 0.241 |
| $F$ 值 | | 1.379 | 3.441 *** | 11.731 *** | 29.909 *** |

*** $p < 0.01$，** $p < 0.05$，* $p < 0.1$。

# 四 讨论

## （一） 社会经济地位越高的群体，睡眠状况越好

本研究发现，在其他个体变量不变的情况下，年龄越大，睡眠时长越短；女性的睡眠时长显著长于男性；非农户口居民的睡眠时长显著短于农业户口居民；受教育程度越高，睡眠时长越长，睡眠质量越好；家庭月收入越高，睡眠质量越好；本地有 1 套房的民众的睡眠时长显著长于无房者。虽然存在个别特殊情况，但总的来说似乎是社会经济地位越高的群体，睡眠状况越好。本研究的结论与王琪延和韦佳佳（2017）的研究结论有一致的地方，都发现女性的睡眠时长更长，年长者的睡眠时间偏短；但是也有不一致的地方，他们发现收入越高的群体睡眠时间越短，但是本研究更倾向于证实睡眠的收入效应，而非替代效应。这可能与两个研究所用样本的差异有关，也可能与两个研究所代表的时期不同有关。笔者的其他研究发现，近年来多数影响因素变得更有利于社会经济地位较高的群体或优势群体，收入和受教育程度对睡眠状况的影响也可能如此。因而，在他们 2016 年以前的研究中，睡眠可能更呈现替代效应；但在 2021 年的本研究中，却可能更呈现收入效应。

这可能与近年来社会地位较低群体或弱势群体所面临的生活压力有关，因此需要关注这部分人群的生活压力和睡眠状况。

### （二）各省份居民的睡眠表现为"普遍的好"和"差异性的差"两个方面

本研究发现，平均睡眠时长越长、睡眠质量越好的省份，省份内睡眠时长和睡眠质量不平等程度越低，也就是说各省份居民的睡眠更倾向于向"普遍的好"和"差异性的差"两个方面发展。对此可以从两个角度进行解读。一方面，这说明我国民众的睡眠状况总体较好，关于这一点，从睡眠质量的平均得分中可以得到证实，平均分为 3.29 分（最高 4 分），说明总体较好。另一方面，这说明我国睡眠不平等程度较高，睡眠状况好的民众和睡眠状况差的民众差距可能较大。在本研究中，睡眠质量的变异系数高于睡眠时长的变异系数，说明民众在睡眠质量上的不平等程度高于睡眠时长。研究发现，睡眠质量差（不仅是睡眠时间短）可以预测近 90000 名被试的心理健康结果不佳；改善睡眠状况可以帮助预防和治疗精神疾病（Ma，2021）。因此，如何通过睡眠科普、改善睡眠环境、缓解生活压力等措施提高民众的整体睡眠质量，是更需要关注的方面。

### （三）经济发展状况和生存质量是影响睡眠不平等的两个因素

本研究通过总结睡眠状况和睡眠不平等的四联表发现，睡眠状况和睡眠不平等可能与社会经济状况和生活质量有关。但是，不同于以往研究仅关注影响睡眠状况的个体变量，本研究探讨了宏观变量中的经济发展状况和生存质量对睡眠的影响。结果发现，经济发展水平较高、生存质量较好的省份，人们的睡眠时长普遍更长、睡眠质量普遍更好；但是对于经济增速更快的省份，人们的睡眠时长更长但质量更差，睡眠时长不平等程度也较高。这可能是因为经济增速较快的省份，是目前经济发展水平较低的省份，它们正处于快速发展中，所以人们睡眠状况的差异较大。因此，这些经济增速较快省份民众的睡眠状况其实处于一直调整当中，当它们的经济发展到较高水平后，可以预测，其民众的睡眠状况也可能变得普遍较好。因此，改善我国民众的睡眠状况，除了从个体层面入手以外，大力发展经济和提高人们的生活质量，也是一个方法或策略。从这个角度来看，本研究为共同富裕提供了实证支持，它不仅有助于建设美好中国，它的副产品也将有助于改善民众睡眠状况。

**（四）睡眠不平等程度越高的省份，其民众社会公平感、社会信任度和流动感知越弱，越表现出"躺平"心态**

本研究还探讨了睡眠不平等对社会心态的影响，结果发现，类似于经济不平等（李培林，2020），睡眠不平等也将带来消极心态：睡眠不平等程度越高的省份，其民众的社会公平感、社会信任度和流动感知越弱，但是地位焦虑也越少。这可能是因为部分人感到流动率较低，反而减少了地位焦虑，即人们所说的"躺平"。由此说来，近年来网络上流行的"内卷""躺平"等讨论，是人们对社会不平等的一种反应，这种社会不平等不仅包括经济、收入和财富不平等，还包括睡眠不平等。王俊秀（2021）基于共享现实理论认为，"内卷"是人们共同感受到了强大的压力，并选择了同样的"内卷"生活方式。笔者认为，"躺平"也是基于此种强大压力，只是人们选择了不作为来消极对抗。因而，改善人们的社会心态，形成"自尊自信、理性平和、积极向上"的社会心态，降低社会不平等程度，促进共同富裕才是根本。而这种富裕不仅应包括物质层面的富裕，还应包括精神层面的富裕。

**参考文献**

李培林，2020，《我国改革开放以来社会平等与公正的变化》，《东岳论丛》第 9 期。

王俊秀，2021，《"冷词热传"反映的社会心态及内在逻辑》，《人民论坛》第 15 期。

王琪延、韦佳佳，2017，《睡眠时间的经济与统计分析》，《调研世界》第 9 期。

Kohyama, J. 2021. Which is more important for health: Sleep quantity or sleep quality? *Children* 8: 1 – 13.

Ma, L. 2021. The link between sleep and mental illness mental health relies on quality rest, new research confirms. *Psychology Today* . https://www. psychologytoday. com/us/blog/the-truth-about-exercise-addiction/202110/the-link-between-sleep-and-mental-illness.

# 家庭寝具的选择：以床垫为例

**摘　要：** 随着人们对睡眠问题的日益了解和重视，寝具越来越受到人们的关注。本研究采用定性访谈和定量问卷相结合的方法对人们对寝具之一——床垫的选择进行了研究。结果发现，人们较为认可床垫和睡眠作息的重要性，并为提升睡眠质量和为家人而更换床垫，41.61%的被调查者认为床垫的更换年限是4~6年，约一半的被调查者认为要根据年龄段更换使用合适的床垫。在更换床垫时，人们最看重的是材质，其次是功能，尤其在意抗菌及静音抗干扰功能。本研究对未来寝具市场以及睡眠相关产品领域的发展提供了参考和建议。

**关键词：** 睡眠质量　睡眠环境　床垫

## 一　引言

近几年，国内外学者都在关注影响睡眠的环境因素，寝具作为一个人们每天和睡眠打交道的载体，也成为研究的热点之一。寝具对人体的作用不只是为人们提供一个睡眠环境，其还是提升睡眠质量的关键。2017年，尼克·利特尔黑尔斯在《睡眠革命》一书中指出："在影响睡眠的因素中，睡眠环境位居第一，卧室不应该是生活空间的延伸，如果可以的话，把它重新命名为你的身心修复室。"

睡眠环境直接影响一个人每晚的睡眠质量，想要拥有好的睡眠，营造良好的睡眠环境非常必要。流行病学的研究表明，环境、家庭、社会凝聚力、安全、噪声和邻里混乱的社会特征可以塑造或者影响睡眠模式。国外睡眠研究学者Hume等（2012）指出，光、噪声、交通、污染等会影响睡眠，并与成人和儿童的睡眠障碍有关。

在影响睡眠质量的环境因素中，床垫是重要因素之一。美国国家睡眠基金会指出①，影响睡眠的四个要素有：合适的寝具、安静的环境、合适的灯光和适宜的身体温度。曾新颖等（2018）指出，因为手机、电脑的广泛使用，人们的日常运动减少，造成脊椎病发病率急剧上升，仅次于流感，成为中国首要的致残疾病，并呈现全龄化、年轻化的特征。在找寻如何快速入睡以及睡得好的方式上，人们做了很多的尝试。因此，如何更好地应用人体工程学，成为床垫技术研究的方向。

床垫是直接与身体接触的寝具，其材质、软硬度、透气性、舒适度直接影响全身肌肉的张力，进而影响睡眠质量。好的床垫能让脊椎在夜间保持自在轻松的状态。因此，一个合适的床垫和枕头对脊椎的重要性不言而喻。

国外睡眠研究学者 Altevogt 和 Colten（2006）的研究表明，人体和床垫界面接触的压力关系，被认为是触觉舒适度的指标，例如，硬床垫表面的材质和硬度，容易使身体局部压力过大，导致不适和局部血液供应不良，每日睡硬床垫容易使身体更加不适。

国外研究表明，新的床垫可以使每晚的睡眠质量提升 20%，帮助人们更好地快速入睡。床垫对人的睡眠健康有着不可言喻的重要性（Jacobson et al.，2009）。因此，本研究以床垫为例，分析了中国民众的寝具选择倾向和观念，以期为未来寝具市场以及睡眠相关产品领域的发展提供参考和建议。

## 二 研究方法

本研究采用文献研究、定性访谈和定量问卷多种方法对人们对寝具之一——床垫的选择进行了研究。定性访谈中，研究者采用半结构化访谈方式访谈了 35 位受访者，了解了与床垫相关的内容信息。定量研究的数据来源于中国社会科学院社会学研究所于 2021 年 11 月开展的中国居民睡眠状况线上调查，本次调查共收回全部作答问卷 6037 份，通过性别和受教育程度筛选，去掉缺失值后，最终得到床垫调查有效问卷 6034 份，其中男性 3330 人（55.19%）、女性 2704 人（44.81%）。中专及以下受教育程度被调查者 868 人（14.39%），大学专科被调查者 1253 人（20.77%），大学本科被调查者

---

① "The Bedroom Environment"，https://www.sleepfoundation.org/bedroom-environment。

3393 人（56.23%），研究生被调查者 520 人（8.62%）。

## 三　研究结果与分析

### （一）对床垫和睡眠作息的观念

#### 1. 对床垫的观念

通过定性访谈结果可以发现，受访者普遍认为床垫对睡眠发挥着重要的作用，"易入睡""释压""提升睡眠质量"等，受访者认为床垫对睡眠有着至关重要的作用（见表1）。

**表1　受访者认为床垫对睡眠的重要性描述关键词**

| 受访者编号 | 职业 | 年龄 | 描述床垫对睡眠重要性的关键词 |
| --- | --- | --- | --- |
| 受访者 1 | 人事主管 | 29 岁 | 提升睡眠质量，睡得好 |
| 受访者 2 | 会计 | 42 岁 | 全身包裹，轻松，舒适 |
| 受访者 3 | 转运部长 | 44 岁 | 释压，睡得快 |
| 受访者 4 | 经理助理 | 30 岁 | 护背椎，好入睡 |
| 受访者 5 | 销售 | 31 岁 | 软硬适合，睡得沉 |
| 受访者 6 | 个体 | 38 岁 | 支撑性好，易入睡 |

好的床垫能够给脊椎一个最基本的支撑力，减少脊椎的受力。脊椎作为身体重要的组成部分，其健康程度对睡眠质量具有较大的影响。西野精治（2018）在研究快速眼动睡眠（REM）与非快速眼动睡眠（NREM）时发现，良好的睡眠可以帮助受损脊椎修复，例如，一个好的床垫可以促进人们更好地入睡，而入睡后的"黄金 90 分钟"能有效增加深度睡眠时长，在夜间促进生长激素的高效分泌。生长激素的有效分泌，能帮助脊椎获得充分的修复。

#### 2. 对睡眠作息的观念

随着社会经济的发展和人们生活习惯的变迁，人们的生活作息也随之改变，上床睡觉时间延后。为了提升人们的睡眠质量，我们倡导"118 睡眠"，即 11 点前睡、睡够 8 小时。此外，注重床垫更换的频率，重视健康睡眠，养成良好的睡眠习惯，这将有助于良好的睡眠。在 2021 年的调查中，针对此倡导，课题组也进行了研究，发现有 54.28% 的被调查者认同这样的作息方式（见图 1）。这表明，越来越多的民众逐渐意识到睡眠作息的重要性。

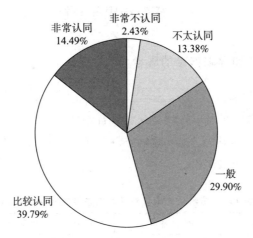

**图 1　被调查者对"11 点前睡、睡够 8 小时"的认同程度**

### （二）对更换床垫的观念

#### 1. 为提升睡眠质量更换床垫

在各种提升睡眠质量的方式中，更换寝具成为人们提升睡眠质量最有效的方式之一。一方面，民众生活水平逐渐提高，越来越追求健康舒适的睡眠环境和高质量的睡眠；另一方面，民众对寝具与睡眠的科学性的认知度也在逐年提升，通过更换新床垫提升睡眠质量的方法被越来越多的人应用。

我们以前的研究发现[1]，除了生活作息、压力及个人因素外，影响人们入睡的主要因素是寝具不舒适，占 23.93%（见图 2）。在无法改变生活作息规律的前提条件下，更换舒适的寝具成为人们获得良好睡眠最便利的选择。

不同的身体需要不同的床垫，没有一个床垫可以不试就入手。在床垫的选择上，"合适"一定是选择的基石。

> 更换的原因可能是原来睡得不舒服，床垫脏了，首先自己要有更换的需求，才会去关注降价等活动。（受访者 6）

---

[1] 《2021 喜临门中国睡眠指数》，https://www.sleemon.cn/web/sleep_guide.html。

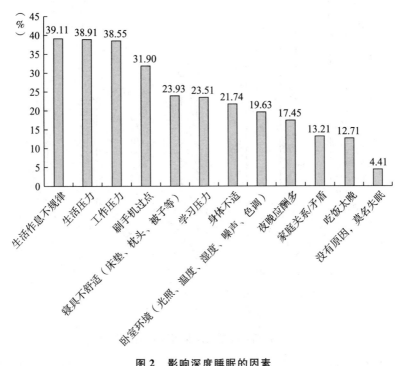

**图 2  影响深度睡眠的因素**

资料来源：《2021 喜临门中国睡眠指数》，https：//www. sleemon. cn/web/sleep_guide. html。

目前睡的床垫是因为结婚换新的床品而购买，购买的品牌是自己之前就知晓的品牌，在购买床垫方面比较关注品牌和材质，同时也希望舒适度可以适合自己。由于疫情期间受困武汉，对抗菌性也比较关注，目前自己会购买日本的床垫除菌喷液来喷洒床垫。（受访者 4）

**2. 为家人更换床垫**

根据本次调查结果，74.51% 的被调查者换床垫的主要原因是为家中小孩更换；其次为为家中长辈更换，占比为 68.97%；新房装修或旧房改造占比为 56.93%（见图 3）。综合表明，被调查者更换床垫的意识已经大幅增强，通过更换床垫可以更好地提升生活质量和睡眠质量。

**3. 床垫更换频率**

以前的研究发现①，41.61% 的被调查者认为床垫的更换年限是 4～6 年；

---

① 《2021 喜临门中国睡眠指数》，https：//www. sleemon. cn/web/sleep_guide. html。

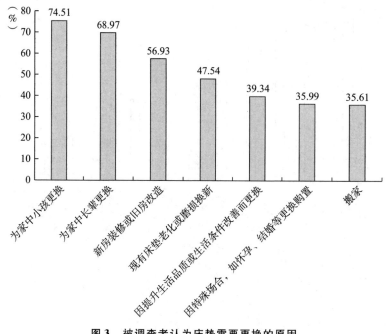

**图 3　被调查者认为床垫需要更换的原因**

其次是 3 年就要更换床垫，占比 37.37%；而认为 7~9 年更换床垫的占比为
11.66%；认为超过 10 年更换床垫的占比最低，为 9.36%。这说明随着人们
生活水平的提高和居住环境的改善，床垫不再被认为是一个经久耐用的
商品。

定性调研的结果也进行了佐证，有被调查者认为床垫是有一定的保质期
的，到了一定的年份，例如 3~6 年就要更换一次。

自己的床垫是在红星美凯龙现场购买的，5800 元，现场看过两三次
就买了。个人觉得床垫有保质期，大概 3~4 年，有条件就可以换一换，
弹簧过几年支撑性就不好了。更换的时候先看重舒适度（软硬），然后
看口碑，包括身边人的评价。（受访者 6）

房子中的床垫是购新房装修后在实体店购买的，购买这个床垫的原
因是比较软，可以包裹全身。床垫是有保质期的，最多也就 6 年，之后
也要重新再换。（受访者 2）

### 4. 不同人生阶段对于床垫的需求不同

我们以前的研究发现①，人的一生分为八个不同的人生阶段（见表2），在不同的人生阶段人们有着不同的睡眠需求以及床垫选购标准。美国国家睡眠基金会专家的研究表明，不同年龄段人群有不同的睡眠时间。② 定期更换床垫，遵循科学睡眠的原则，有利于保障充足的睡眠。

研究结果发现，被调查者对不同年龄段更换适合的寝具以获得更好的睡眠比较认同的占比最高，为49.91%，有18.59%的被调查者表示非常认同此观念，不认同（包括非常不认同和不太认同）的占比为9.98%（见图4）。这表明被调查者对寝具影响睡眠这一事实有一定的认知，对更换寝具这一观念的认识也在逐步变得深刻。

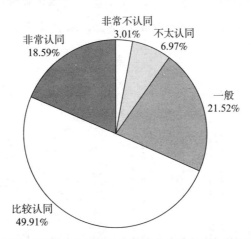

**图4 被调查者对不同年龄段更换适合的寝具以获得良好的睡眠的认同程度**

**表2 人生八个阶段的床垫选购标准**

| 人生阶段 | 睡眠类型 | 床垫选购标准 |
|---|---|---|
| 婴幼儿（0~3岁） | 启能觉 | 安全环保、软硬度合适、减少婴儿头颅变形 |
| 儿童（3~12岁） | 补能觉 | 舒展、放松、减压、矫正身姿 |
| 少年（12~18岁） | 优能觉 | 抗菌除螨、降低噪声、保护脊椎 |
| 青年（18~30岁） | 蓄能觉 | 快速释压、环保、保护脊椎 |
| 成年（30~50岁） | 聚能觉 | 分区抗干扰、智能床垫、保护脊椎 |

① 《2021喜临门中国睡眠指数》，https://www.sleemon.cn/web/sleep_guide.html。
② 《2015美国全国睡眠基金会：睡眠时长推荐意见》，https://m.medlive.cn/guide/1/8304，最后访问日期：2022年1月21日。

续表

| 人生阶段 | 睡眠类型 | 床垫选购标准 |
|---|---|---|
| 中年（50~65 岁） | 复能觉 | 腰部支撑、安全环保、有品质、分区抗干扰 |
| 乐活年（65~85 岁） | 养能觉 | 快速入睡、分区抗干扰、保护脊椎 |
| 颐养年（85~110 岁 +） | 续航觉 | 保护脊椎、入睡监测、便于晚上起夜 |

## （三）购买床垫时的考虑因素

根据本次调查结果，被调查者表示购买床垫时主要的考虑因素是床垫的材质（如乳胶垫、海绵、棕榈等），占比 75.22%；其次为床垫功能（如护脊、软硬调节、抗菌防螨等），占比 70.07%；价格占比 56.09%（见图 5）。综合表明，被调查者更加看中床垫的性价比，以及其是否可以为自己带来更好的睡眠和舒适感。

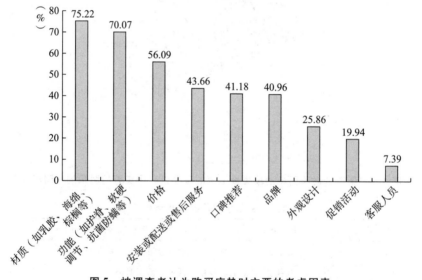

**图 5 被调查者认为购买床垫时主要的考虑因素**

对孩子床垫的主要要求是要环保（为此比较不信任椰棕），以及利于生长发育（目前孩子发育状况一般，比同龄孩子轻）；对成人床垫的要求是舒适度要高，舒适度主要体现在软硬程度，但是丈夫与自己需求点有差异，丈夫喜欢软的，自己认为睡硬一点会更好。（受访者 5）

我们在购买床垫问题方面，主要考虑的是价格预算，预算是在 5000 元以内，然后再去考虑品牌等因素，但是对新事物、科技的功能接受度比较高，如果床垫带按摩等功能也许会考虑放宽预算，因为平常有按摩需求，但是一般的按摩椅占地面积大，也可能闲置，使用频率不高，但床垫带按摩功能就可以提升使用频率。（受访者 4）

在购买床垫方面，未来希望购买乳胶床垫，但对材质的关注是建立在满足护脊需求的基础之上的，如果有其他材质的床垫可以达到护脊的功能也会比较关注。（受访者 2）

### （四）对床垫的未来期待

通过工艺与设计，让床垫完全贴合人的身体，均衡人的受力面，这是床垫行业一直在努力的，而消费者的需求也在与时俱进。我们以前的研究发现①，民众更换床垫的首选是抗菌床垫，其次为护脊床垫，然后是助深睡床垫，分别占比 37.45%、37.17%、35.52%。这表明民众除了关注床垫的基本功能外，更加注重床垫的功能性表现，例如，能够起到保护脊椎的作用，帮助更好地进入深睡。一个好的床垫可以有效地为脊椎提供良好的支撑，促进血液循环，修复白天身体对脊椎的压迫，从而促进更好的深度睡眠。

与此同时，在民众对床垫更加细节性的关注点的研究中可以发现，被调查者表示最看重床垫的静音抗干扰功能，占比达 61.87%；其次为支撑性（防塌陷），占比 47.62%；抗菌防螨占比 46.93%；透气性占比 39.62%（见图 6）。综合表明，被调查者使用床垫的主要目的是想要拥有一个好的睡眠，能够在结束一天疲惫的工作后，让身体得到放松和休息。

未来偏向于更换护脊的、抗菌的，尤其是有了宝宝之后，更关注抗菌。比较在意个人情绪对睡眠的影响，开心睡得就会更好一些。（受访者 6）

未来购买床垫，主要还是看重舒适度及抗菌性，自己平常也比较重视床垫抗菌，目前会购买专业进修床垫除菌除螨团队的服务，一般三四个月一次，每次三百元左右，通过公众号下单，也是通过朋友推荐知晓

---

① 《2021 喜临门中国睡眠指数》，https://www.sleemon.cn/web/sleep_guide.html。

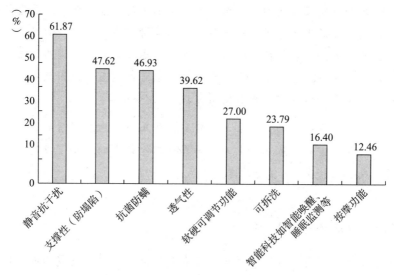

**图 6　被调查者认为寝具最重要的功能**

的。抗菌主要体现在不让皮肤过敏，不会引起鼻炎等不舒适的状况。（受访者 5）

## 四　总结与建议

良好的睡眠是我们健康的保障，良好的睡眠环境是能够获得优质睡眠不可或缺的条件（杨中华，2020）。同时。寝具又是影响睡眠质量的因素之一。而从国家、社会和企业层面，都需要进一步让更多的人意识到寝具的作用，以推动行业的创新，满足更多消费者对美好生活品质的需要。

第一，国家层面，制定相关的行业体系标准，增强大众对寝具与睡眠的科学认知。从床垫的原材料到生产标准的制定，除了目前的生产要符合中国轻工业标准外，对于生产中的材质保质期，使用规则、规范，对床垫正确使用的划分，要有一套相应的床垫生产标准流程体系，方便消费者对照使用，同时提高企业生产标准。

第二，企业层面，床垫企业要不断加强科技创新，增加研发资金和人员投入。科技创新是永恒的生产力和核心竞争力，床垫企业在大市场竞争的环境下，面对智能科技的快速发展，如何将传统床垫的生产加工以及后期维护做到全智能化生产、销售、维护等，如何读懂消费者心智，掌握未来床垫智能生产创新的切入口，是决定床垫企业在市场中的竞争力以及市场份额的核心能力。

第三，社会层面，第三方以及权威的行业协会要持续向社会大众进行睡眠知识的科普教育。协会以及相关的公益组织机构需要定期为民众普及基础睡眠知识，培养民众对床垫和睡眠的基础性认知，养成科学更换床垫的意识，具备良好的卫生学习能力。

第四，引导行业龙头企业践行社会责任，为满足不同人群的需求开发更多适配的产品。从行业角度，要不断地推动领军企业的创新，履行社会责任，推动科学健康的睡眠。

可以预见的是，在未来，寝具不论是在科技创新、材质创新还是在工艺创新层面，都会为人们带来更舒适、更高质量的睡眠。

## 参考文献

利特尔黑尔斯，尼克，2017，《睡眠革命——如何让你的睡眠更高效》，王敏译，北京联合出版公司。

西野精治，2018，《斯坦福高效睡眠法》，君风竹译，文化发展出版社。

杨中华，2020，《某新型通风寝具的人体睡眠热环境研究》，硕士学位论文，华北电力大学。

曾新颖、齐金蕾、殷鹏，2018，《1990～2016 年中国及省级行政区疾病负担报告》，《中国循环杂志》第 12 期。

Altevogt, B. M., & Colten, H. R. (Eds.). 2006. Sleep disorders and sleep deprivation: an unmet public health problem. National Academies Press, 19 – 31.

Hume, K. I., Brink, M., & Basner, M. 2012. Effects of environmental noise on sleep. Noise and health, 14 (61), 297.

Jacobson, B. H., Boolani, A., & Smith, D. B. 2009. Changes in back pain, sleep quality, and perceived stress after introduction of new bedding systems. *Journal of chiropractic medicine*, 8 (1), 1 – 8.

# IV
## 附　录

# 附录：喜临门中国睡眠指数研究 10 年综述

喜临门家具股份有限公司（以下简称"喜临门"）从 2012 年开始启动中国人睡眠状况调查，连续 10 年发布"喜临门中国睡眠指数"。喜临门中国睡眠指数研究在不同年度针对不同人群开展专题性调查，采用多种手段采集数据，综合反映中国人的睡眠概况。此外，该研究根据睡眠调查数据，建立指标体系进行综合评价，历年睡眠指数的指标从一个侧面反映出中国的社会经济变化。喜临门中国睡眠指数，是迄今为止国内采用定量方法持续时间最长的一项睡眠研究，为研究中国人睡眠状况积累了珍贵的数据。近年来，为了更加科学地研究睡眠，喜临门成立了行业内第一个公益研究机构——喜临门睡眠研究院，并在 2021 年发起主编"睡眠研究丛书"。

附表 1　喜临门中国睡眠指数历年调查情况

| 发布年份 | 2013 | 2014 | 2015 | 2016 | 2017 | 2018 | 2019 | 2020 | 2021 | 2022 |
|---|---|---|---|---|---|---|---|---|---|---|
| 调查时间 | 2012年11月至12月 | 2013年10月至12月 | 2015年1月至2015年2月 | 2016年1月至2016年3月 | 2016年12月至2017年1月 | 2017年12月至2018年1月 | 2018年12月至2019年1月 | 2019年12月至2020年1月 | 2020年12月至2021年1月 | 2021年11月 |
| 调查方式 | 专家德尔菲方法+非方法+入户调查 | 入户调查+线上调查结合 | 入户调查+线上调查结合 | 线上调查 | 入户调查+典型拦截调查+线上调查 | 线上调查 | 线上调查 | 深度访谈+线上调查 | 深度访谈+线上调查 | 深度访谈+线上调查 |
| 抽样方法 | 多阶段随机抽样 | 多阶段随机抽样 | 多阶段随机抽样 | 在线样本库随机抽样 | 入户采用多阶段随机抽样、拦截访问采取隔5抽1，网络调查采取在线样本库随机抽样 | 在线样本库随机抽样 | 在线样本库随机抽样+丁香医生平台大数据 | 在线样本库随机抽样+小米手环+小米手机+OTT睡眠相关数据 | 在线样本库随机抽样 | 多阶段随机抽样 |
| 调查对象 | 18~65岁 | 18~65岁 | 18~65岁 | 18~65岁 | 18~65岁 | 19~28岁 | 15~64岁 | 18~65岁 | 18~65岁 | 18~65岁 |
| 样本量 | 10736 | 8286 | 9000 | 7000 | 7116 | 2550 | 2600 | 2100 | 2600 | 6037 |
| 调查范围 | 全国20个城市、20个小城镇（县级市）和20个农村 | 全国43个一线二线城市 | 全国43个一线二线城市 | 全国30个省/自治区/直辖市 | 全国30个省/自治区/直辖市 | 全国16个城市 | 全国13个城市全网数据 | 全国13个城市 | 全国13个一线二线三线城市 | 全国35个城市，覆盖27个省/自治区/直辖市 |
| 调查主题 | 国人睡眠质量全面透视 | 科学睡眠，好梦中国 | 民生问题下的睡眠 | 情感与睡眠关系披露 | 梦想与睡眠 | 年轻人的睡眠 | 建国70年，7代人的睡眠 | 大数据下的睡眠 | 深睡时代到来 | 中国人睡眠质量调查 |

续表

| 发布年份 | 2013 | 2014 | 2015 | 2016 | 2017 | 2018 | 2019 | 2020 | 2021 | 2022 |
|---|---|---|---|---|---|---|---|---|---|---|
| 主要发现 | 睡眠指数得分为64.3分，24.6%的居民的睡眠与公众的睡眠"良好"水平存在差距 | 睡眠指数得分为66.5分，36.2%的居民的睡眠质量得分低于60分 | 睡眠指数得分为66.7分，三年来，女性睡眠指数得分首次超过男性。睡眠障碍问题已经影响了越来越多的中青年人 | 睡眠指数得分为69分，随着婚龄的增加，睡眠质量呈现稳定上升趋势 | 睡眠指数得分为74.2分，首次超过70分。创业人群的睡眠情况相比于普通公众要差 | 1990~1999年出生人群的睡眠得分为66.26分。研究发现，手机等电子产品带来了睡眠干扰 | 睡眠指数得分71.24分。13.8%的人得分为91~100分，26.3%的人得分为76~90分，33.1%的人得分为66~75分，16.1%的人得分为51~65分，10.7%的人得分低于50分 | 平均睡眠时长为6.92小时，接近六成的人每周熬夜超过3次，失眠群体在不断增加 | 2020年平均睡眠时长为6.69小时，平均起床时间为7点19分，41.0%的中国人表示虽然醒来得早，但是睡醒后状态不是很好 | 睡眠指数得分64.78分，睡眠质量指标得分为71.51分，睡眠环境指标得分为68.54分，睡眠信念和行为指标得分为54.73分 |

附表 2　喜临门中国睡眠指数 2012~2021 年中国居民睡眠状况变化

| 年份 | 2012 | 2013 | 2014 | 2015 | 2016 | 2017 | 2018 | 2019 | 2020 | 2021 |
|---|---|---|---|---|---|---|---|---|---|---|
| 睡眠指数（100分制） | 64.3 | 66.5 | 66.7 | 69.0 | 74.2 | 63.8 | 70.0 | 69.2 | 67.5 | 64.8 |
| 睡眠时长（小时） | 8.5 | 7.5 | 8.2 | 8.45 | 8.2 | 7.5 | 7.65 | 6.92 | 6.69 | 7.06 |
| 入睡时间 | 22：30 | 23：14 | 22：39 | 23：09 | 22：42 | 23：43 | 23：13 | 23：55 | 0：37 | 0：33 |
| 起床时间 | 7：00 | 6：44 | 6：40 | 7：39 | 6：54 | 7：13 | 6：52 | 6：30 | 7：19 | 7：37 |

# 后 记

睡眠是每个人日常生活的一部分，平常得就像每天都要呼吸的空气、沐浴的阳光，但当很多人在经受睡眠障碍的痛苦时，医学、心理学等领域开始关注这一健康问题。当越来越多的人感受到并开始激烈讨论"996""鸡娃"等现象时，睡眠问题就已经不是一个单纯的健康问题了，而成为一个广受关注的社会问题。

尽管我们从大量的信息中已经能够感受到社会普遍存在的睡眠问题，但研究结果在很多方面还是超出了我们的预料。我们希望睡眠问题能够受到全社会，特别是政府部门、社会组织、企业等的重视。

本报告是中国社会科学院社会学研究所社会心理学研究中心研究团队完成的第一部关于睡眠问题的研究报告，这部报告从社会学、社会心理学的视角出发对睡眠质量与人们的心理健康、幸福感、生存质量等的关系进行了初步探讨，对睡眠问题进行了比较全面的综合研究，并编制了睡眠指数来综合衡量民众的睡眠状况，希望通过持续的研究来考察睡眠问题的变化。

在本报告出版之际，我特别感谢社会科学文献出版社对这一选题的重视，在这么短的时间内使得我们的研究能够与读者见面。

很高兴喜临门家具股份有限公司意识到睡眠问题的重要性，十年如一日地关注民众睡眠状况及其变化，持续进行睡眠调查，积累了宝贵的资料，并与我们研究团队达成共识，关注睡眠问题，我们对此表示感谢。

我们也感谢中国睡眠研究会和睡眠医学领域的几位专家对这一研究的支持和指导。

此外，我们还感谢肖明超总经理在这个报告的立项、研究和出版过程中付出的努力，这使我们的合作项目又增加了一个。

当然，更要感谢我们的研究团队的高效和用心，这使得这部报告能够以这么快的速度完成，并保持了较高的水准。

各篇文章的作者如下：

《2021 年中国睡眠指数报告》：王俊秀（中国社会科学院社会学研究所研究员，中国社会科学院大学教授、博士生导师）、张衍（中国社会科学院社会学研究所博士后、助理研究员）

《中国居民睡眠状况的变化（2010～2018 年）》：刘洋洋（中国社会科学院大学社会学博士，山东交通职业学院副教授）

《睡眠质量和心理健康的关系》：王玥然（伦敦大学国王学院心理学硕士研究生）、张衍

《睡眠质量和幸福感的关系》：刘娜（中国社会科学院大学博士研究生）

《睡眠时长和睡眠质量对生存质量的影响》：刘洋洋、王玥然

《睡眠拖延和睡眠质量的关系》：刘娜

《睡眠不平等及其影响》：张衍

其余文章均由睡眠指数课题组集体完成。

王俊秀

2022 年 1 月

**图书在版编目（CIP）数据**

中国睡眠研究报告. 2022 / 王俊秀等著. -- 北京：
社会科学文献出版社，2022.3（2022.8 重印）
（睡眠研究丛书）
ISBN 978 - 7 - 5201 - 9737 - 3

Ⅰ.①中… Ⅱ.①王… Ⅲ.①睡眠 - 研究报告 - 中国
- 2022 Ⅳ.①R338.63

中国版本图书馆 CIP 数据核字（2022）第 022642 号

**睡眠研究丛书**

**中国睡眠研究报告 2022**

著　　者／王俊秀　张　衍　刘洋洋 等

出 版 人／王利民
责任编辑／杨桂凤　庄士龙
责任印制／王京美

出　　版／社会科学文献出版社·群学出版分社（010）59366453
　　　　　　地址：北京市北三环中路甲 29 号院华龙大厦　邮编：100029
　　　　　　网址：www. ssap. com. cn
发　　行／社会科学文献出版社（010）59367028
印　　装／三河市龙林印务有限公司

规　　格／开本：787mm×1092mm　1/16
　　　　　　印张：15.25　字数：257 千字
版　　次／2022 年 3 月第 1 版　2022 年 8 月第 4 次印刷
书　　号／ISBN 978 - 7 - 5201 - 9737 - 3
定　　价／118.00 元

读者服务电话：4008918866